Patañjali

Yogasūtra

Los aforismos del yoga

Traducción, introducción y comentarios de Òscar Pujol Riembau

editorial Kairós

Esta obra ha recibido una ayuda a la edición del Ministerio de Educación, Cultura y Deporte.

GOBIERNO DE ESPAÑA
MINISTERIO DE EDUCACIÓN, CULTURA Y DEPORTE

Numancia 117-121, 08029 Barcelona, España
www.editorialkairos.com

Traducción del catalán: Laia Villegas

Fotocomposición: Grafime. 08014 Barcelona
Diseño cubierta: Katrien Van Steen
Imagen cubierta: Socrates Geens
Impresión y encuadernación: Romanyà-Valls. 08786 Capellades

Primera edición: Junio 2016
Octava edición: Mayo 2023
ISBN: 978-84-9988-498-1
Depósito legal: B 6.653-2016

Este libro ha sido impreso con papel certificado FSC, proviene de fuentes respetuosas con la sociedad y el medio ambiente y cuenta con los requisitos necesarios para ser considerado un «libro amigo de los bosques»

Sumario

Abreviaturas

BhG: *Bhagavadgītā*
BUp: *Bṛhadarāṇyaka Upaniṣad*
ChUp: *Chāndogya Upaniṣad*
Mn: *Manusmṛti* de Manu
MuṇḍUp: *Muṇḍaka Upaniṣad*
MaiUp: *Maitrāyāṇīya Upaniṣad*
MP: *Maṇiprabhā* de Rāmānanda Sarasvatī
RM: *Rājamārtaṇda* de Bhoja
TUBh: *Taittirīya Upaniṣad Bhāṣya* de Śaṃkara
TV: *Tattvavaiśāradī* de Vācaspati Miśra
VBh: *Vyāsabhāṣya* de *Vyāsa*
VedS: *Vedāntasara* de Sadānanda
VP: *Vāyupurāṇa*
YKSṬ: *Yogakārikāsaralāṭīkā* de Hariharānanda
YSĀ: *Yogasudhākara* de Sadāśivendra Sarasvatī
YV: *Yogavārttika* de Vijñānabhikṣu

Introducción

Propósito de la obra y aclaraciones

El objetivo de este libro es ofrecer una traducción fiel de los *Yogasūtra* de Patañjali, acompañada de un breve comentario basado principalmente en los textos clásicos de la tradición sánscrita. El texto va destinado al público no especializado, aunque somos conscientes de sus dificultades, puesto que hemos preferido no ahorrar los tecnicismos para hacer justicia al libro de Patañjali, que expone un sistema filosófico completo. Esto hará que nos encontremos a menudo con cuestiones que podrían tener poca relación con lo que hoy en día entendemos por yoga.

Esta traducción también va especialmente destinada a aquellas personas que se interesan por el sánscrito. Para acercar el texto original a este tipo de lector, la edición incluye un análisis de los aforismos por palabras, con su traducción literal, para que el lector se pueda hacer una idea del orden y significado de las palabras en el sánscrito original. Por ejemplo, el primer *sūtra*, traducido como «Ahora la enseñanza del yoga», equivale al sánscrito *atha yogānuśāsanam* y se desglosa de la siguiente manera: «*atha*: ahora; *yoga-*: del yoga; *-anuśāsanam*: la enseñanza». Así, el lector puede identificar cada palabra sánscrita y el orden en que aparece cuando se compara con la traducción castellana.

Sin embargo, a veces resulta difícil saber lo que quería decir Patañjali, porque la brevedad del estilo sútrico deja espacio para la ambigüedad. Para hacer más comprensibles los aforismos, se escribían comentarios que ampliaban la información. En el caso de los *Yogasūtra* de Patañjali, el primer comentario que tenemos es el de Vyāsa. No sabemos exactamente el tiempo que transcurrió entre la composición de los *sūtra* y el comentario de Vyāsa, pero ¡fácilmente podríamos estar hablando de un intervalo de cien años! Un siglo puede parecer mucho tiempo, pero, como en el caso de otras grandes obras, la tradición de comentarios de los *Yogasūtra* se extiende a lo largo de más de 1.500 años e incluso podemos afirmar que todavía hoy se siguen escribiendo comentarios. De hecho, el libro que el lector tiene entre las manos es un comentario más de los *Yogasūtra*, en este caso en lengua castellana. Más adelante hablaremos de estos comentaristas, pues son protagonistas importantes de nuestro texto y es necesario que el lector se familiarice con sus nombres, dado que el libro sigue de cerca sus opiniones y son la primera guía para su interpretación.

Ahora bien, los comentaristas no siempre aciertan. Escriben sus comentarios muchos años después de la composición del texto y la transmisión a menudo se ve interrumpida, por lo cual tienen que recurrir a la interpretación. Una prueba de esto es la diferencia de opinión y las versiones diferentes de un mismo *sūtra* que pueden ofrecer. Cuando esto sucede se ha intentado que quede reflejado en el comentario, aunque hemos evitado una exposición exhaustiva de las diferencias para no caer en una prolijidad innecesaria. Por lo tanto, a pesar de que los comentaristas son una fuente importante para la comprensión del texto, no tenemos que creer que sean infalibles, y ellos mismos cometen anacronismos al atribuirle a Patañjali opiniones de su propia época.

En algunos casos, los comentaristas se apartan de una lectura literal de los aforismos y apuestan por interpretaciones nada intuitivas, incluso retorcidas, que no parecen respetar el sentido llano y directo de los *sūtra* de Patañjali. A veces, los comentaristas pueden tener motivos para apartarse de una lectura directa, pero otras veces no. En estos casos, hemos preferido alejarnos de la opinión de los comentaristas tradicionales y dejarnos guiar por la luz de nuestra propia razón, e intentar ser fieles al «espíritu original» de Patañjali. Aun así, esto lo hemos hecho en contadas ocasiones, ya que para un lector moderno es demasiado fácil caer en todo tipo de anacronismos y superponer ideas actuales en un texto antiguo. De hecho, existe un peligro muy grande de perderse, en nombre de una falsa razón, en divagaciones personales que son fruto de la imaginación argumentativa más que del rigor del pensamiento racional. Nuestra actitud, pues, quiere adoptar una posición intermedia entre la reverencia tradicional hacia los comentaristas y el uso de la razón desnuda y desvinculada de la tradición en la cual se inscribe el texto.

Hay otra fuente para interpretar los *sūtra* de Patañjali. Nos referimos a las fuentes budistas del texto, especialmente en lengua pali. La influencia budista sobre el texto de Patañjali es bastante profunda. Gran parte de su terminología procede directamente de las fuentes palis.

Aunque esto se sabe desde los trabajos del indólogo francés Louis de la Vallée Poussin, nos da la impresión de que nunca se ha hecho un uso consistente de las fuentes budistas como guía para la interpretación de los *Yogasūtra*. La importancia de los textos budistas reside en el hecho de que son anteriores a Patañjali y, aunque este cambia a menudo el significado original de los términos budistas para adaptarlos a su sistema, creemos que estas fuentes pueden aclarar considerablemente el significado de ciertos aforismos. Un ejemplo de lo que queremos decir lo encontramos en el *sūtra* 1.31, donde se ofrece una interpretación en clave budista que nada tiene que ver con la de los comentaristas posteriores, pero que aclara notablemente el significado del aforismo.

De hecho, los *Yogasūtra* de Patañjali se podrían incluir, en un sentido amplio, en lo que se ha denominado la tradición del *abhidhamma*, los textos de cariz más filosófico del triple canon budista en pali o *Tipiṭaka*. Estos textos recogen los resultados de la práctica sistemática de la meditación, basada en la observación de los procesos mentales, y destinada a demostrar la inexistencia del yo y la transitoriedad de todos los fenómenos mentales. La tradición del *abhidhamma* incluye, pues, no solo los textos budistas, sino también textos jainistas, del budismo *mahāyana* y de diversas tradiciones hindúes.

El yoga de hoy y el yoga de Patañjali

Evidentemente, hay una gran diferencia entre el yoga de Patañjali y lo que hoy conocemos como yoga. Los orígenes del yoga pueden remontarse hasta los *Yogasūtra*, pero el yoga actual es una forma de *haṭha-yoga* que se acerca más al yoga descrito en textos medievales como la *Haṭhayogapradīpika* y la *Gheraṇḍasaṃhitā*. El yoga de Patañjali se corresponde más con lo que posteriormente se ha denominado *rāja-yoga*, un yoga más mental y no tan físico como el *haṭha-yoga*.

De hecho, tal como ha mostrado Mark Singleton en su libro *Yoga Body: The origins of modern posture practice*, publicado en 2010 por la Oxford University Press, el yoga postural contemporáneo fue inventado en el India en el siglo XIX. Según Singleton, un yoga transnacional compuesto de elementos muy diversos –la tradición india mezclada con el culturismo británico, la gimnasia sueca, el transcendentalismo americano, la naturopatía y la cultura física de la Young Men's Christian Association (YMCA)– fue configurando una forma de yoga postural adaptada específicamente para una audiencia occidental. En las últimas dos décadas del siglo XIX se preparó el terreno para rescatar el yoga físico de la mala fama que tenía entre la alta sociedad india, que identificaba la práctica de esta forma de yoga con los faquires y los ascetas marginales y extravagantes. Como hemos indicado, la pasión inglesa por la cultura física ayudó a restablecer la respetabilidad del yoga postural, pero también las traducciones de S.C. Vasu al final del siglo XIX y el trabajo de personas como Swami Kuvalayananda, que ayudaron a ofrecer una visión más racional de las posturas yóguicas.

En la última década del siglo XIX, Swami Vivekananda ofrece una síntesis de diferentes tipos de yoga para el hombre moderno y consigue que esta práctica se convierta ya en una actividad totalmente respetable, a pesar de que el yoga postural tal como lo conocemos hoy todavía está ausente. La reivindicación final de un yoga basado principalmente en la realización de posturas físicas empieza a partir de los años veinte del siglo pasado, bajo la guía de un maestro fundamental para la historia del yoga contemporáneo. Nos referimos a T. Krishnamacharya, llamado el padre del yoga moderno, que entre 1930 y 1950 desarrolló una nueva secuencia de movimientos, influenciados por la tradición gimnástica de la corte de Mysore, que allanó el camino para la estandarización de la práctica moderna del yoga. T. Krishnamacharya también entrenó a los tres maestros fundacionales del yoga contemporáneo: T.K.V. Desikachar, B.K.S. Iyengar y K. Pattabhi Jois. La publicación del libro de Iyengar en 1966, *Light on Yoga*, acabó de asentar las bases del yoga postural tal como lo conocemos hoy.

Hay, por lo tanto, una gran diferencia entre el yoga de Patañjali, que es más bien una forma de meditación, y el yoga actual, basado en una secuencia de posturas.

Singleton habla del yoga actual como de un yoga transnacional, que se practica en todo el mundo y que se identifica, justamente, con un ejercicio físico basado en determinadas posturas y que no está necesariamente ligado a una posición filosófica o religiosa. Esta visión del yoga hubiera sorprendido mucho a Patañjali y a los comentaristas sánscritos, para quienes las posturas ocupan un lugar muy secundario y no son necesarias para quienes tienen una mente tranquila y contemplativa (*samāhitacitta*). De hecho, ha habido un giro considerable en la concepción del yoga desde los tiempos de Patañjali, pero resulta interesante que, a pesar de ello, la mayoría de los practicantes de este yoga transnacional, en cualquiera de sus modalidades y en cualquier país, siguen considerando los *Yogasūtra* de Patañjali como el texto fundacional, el cordón umbilical que liga el yoga actual con la tradición sánscrita.

Autor y texto

Cuando hablamos de la historicidad de Patañjali, la primera cuestión que se plantea es la de la identidad de los dos Patañjalis. Existen dos autores conocidos con el nombre de Patañjali. El primero es un gramático; de hecho, uno de los tres gramáticos más importantes de la tradición india, que compuso un tratado denominado *Gran Comentario* (*Mahābhāṣya*) en el siglo II a.C. Por otro lado, las fechas de composición de los *Yogasūtra* se asignan generalmente entre los siglos II y V d.C., por lo que parece improbable que los dos autores sean la misma persona, a pesar de que la tradición india los identifica sin lugar a dudas.

No sabemos prácticamente nada de este Patañjali histórico, pero ofreceremos aquí una visión tradicional, no histórica, de la figura de Patañjali. Curiosamente, la tradición, al menos desde el siglo x d.C., no habla solo de dos, sino de tres Patañjalis, ya que hay un tercero que compuso un tratado de medicina. Así pues, tendríamos no solo el Patañjali gramático y el yogui, sino también el médico. Estos tres Patañjalis abarcan de una forma perfecta la conocida distinción de palabra, mente y cuerpo. En efecto, identificando los tres Patañjalis en uno solo obtenemos una figura mítica en la que se condensa la purificación de la palabra a través de la gramática, la de la mente a través del yoga y la del cuerpo a través de la medicina. En cierto modo se reproduce la triple distinción de palabra, pensamiento y obra, tan apreciada por el pensamiento tradicional no solo de la India, sino también de Occidente.

Es posible que en el origen de estas identificaciones tardías se halle el deseo sistematizador del pensamiento indio de unir en una sola figura simbólica los aspectos de una terapéutica convergente, dirigida al lenguaje mediante la recitación de mantras, hacia la mente mediante la meditación y al cuerpo mediante la realización de posturas corporales. Así, el nombre *Patañjali*, que según una interpretación significa «persona a la cual se le hace (*pat*) el gesto de namasté (*añjali*)», sería, como en el caso de Vyāsa el Compilador, una etiqueta conveniente, una identidad o marca literaria propia para asignar ciertas obras a un autor de prestigio.

Cabe también señalar la relación de Patañjali con la simbología de la serpiente. Se considera que Patañjali es una encarnación del Señor de las Serpientes o la Serpiente del Infinito, Ananta, también denominada «el Residuo Primordial» o Adiśeṣa. Antes de crear el mundo, Viṣṇu descansa sobre la Serpiente del Infinito, la naturaleza primordial o la materia primera de la que surgirá el cosmos.

Según la leyenda, Patañjali es una encarnación de esta serpiente y se le representa como un ser medio humano y medio ofidio, con el torso de un hombre que emerge de los anillos de una serpiente, saludando con las manos unidas (*añjali*) en la forma tradicional india. En este sentido, y a diferencia de la etimología presentada anteriormente, el significado del nombre *Patañjali* sería «el que hace el *añjali* o el que saluda con las manos unidas». En la actualidad, aún Patañjali es adorado en la India el mismo día que se rinde culto a las serpientes, en Naga Pañcamī, habitualmente en el mes de agosto.

En el yoga, y especialmente en el yoga medieval tántrico, la serpiente es un conocido símbolo de la energía psicofísica que yace dormida en la base de la columna vertebral, la llamada *kuṇḍalinī*. Esta energía, cuando se purifica de sus aspectos más toscos mediante la luz del conocimiento, asciende por la columna vertebral hasta rebasar la estrecha prisión del cuerpo y salir por la coronilla. En otras palabras, la energía sensorial, encarnada por la serpiente, se transforma en energía espiritual gracias a la purificación del conocimiento.

Por otro lado, también es muy conocido el simbolismo de

la serpiente en la medicina: de la víbora se extrae el veneno que se convertirá en antídoto gracias a la ciencia médica. La transmutación del veneno en néctar, de la comida en medicina, de la energía sensorial en energía del conocimiento, es un objetivo común de la medicina y del yoga que está estrechamente relacionado con el tantrismo.

Vemos, pues, cómo la tradición podría tener un interés especial en identificar el Patañjali yogui con el médico y el gramático, obteniendo así la triple purificación mencionada. Poco importa que la asociación de la serpiente con el yoga no se encuentre en el mismo texto de Patañjali, haciendo patente la influencia posterior del tantrismo: la explicación tradicional es holística y no histórica. Tiende a crear significado superponiendo y uniendo diferentes niveles de interpretación hasta formar un conglomerado hermenéutico dotado de significado propio, ajeno a los avatares de la historia, puesto que el icono tradicional no representa «hechos», sino «arquetipos», y por definición no resiste ni acepta el análisis histórico. Por lo tanto, la identificación de los distintos Patañjalis, artículo de fe en los medios tradicionales, no puede ni debe responder a una realidad histórica.

El texto, como hemos dicho, puede ser asignado a un periodo entre los siglos II y V del primer milenio. Hay diferentes argumentos para esta asignación, pero no entraremos ahora en los detalles. El texto es de una brevedad ejemplar: unas 1.200 palabras repartidas a lo largo de cuatro secciones (*pāda*), en un número total de 194 o 195 aforismos. Las secciones versan según sus títulos sobre la contemplación (*samādhi-pāda*), la práctica (*sādhana-pāda*), los poderes (*vibhūti-pāda*) y la liberación (*kaivalya-pāda*).

Según la opinión de algunos autores, y también la nuestra, la cuarta sección, «Sobre la liberación», no es obra de Patañjali, sino un añadido posterior, quizás por parte del mismo Vyāsa. Hay diferentes tipos de argumentos, pero aquí solo mencionaremos dos. Desde el punto de vista del contenido, la cuarta sección no ofrece nada nuevo, sino que presenta un conjunto de notas o aclaraciones a las tres secciones precedentes. Por otro lado, y presentamos aquí un argumento nuevo, hay cuestiones terminológicas que también nos hacen sospechar de la autoría de Patañjali. Términos como *citi*, *citi-śakti*, *tadākārāpatti*, *apratisaṃkramā*, *pratiyogin* e, incluso, *buddhi* o *sva-buddhi*, que son comunes en la obra de Vyāsa, no aparecen en las tres primeras secciones de los aforismos, pero sí en la cuarta. Patañjali prefiere *dṛśi* a *citi*, *dṛś-śakti* a *citi-śakti* y *sattva* en lugar de *buddhi*.

Cabe remarcar también que el estilo propio de los *sūtra* revela una forma tardía de redactar los aforismos. En efecto, los *Yogasūtra* nos muestran un estilo sútrico relajado, donde se transgreden continuamente las estrictas normas de brevedad y economía lingüística, permitiéndose el lujo de repetir palabras con un mismo valor sintáctico en aforismos consecutivos y concatenar diversas oraciones en un mismo *sūtra*. Este estilo relajado y redundante hace que los aforismos de Patañjali se puedan leer de una forma relativamente inteligible sin la ayuda de un comentario, especialmente si los comparamos con otros tipos de *sūtra* como los aforismos de Pāṇini, si bien, para una lectura integral, los comentarios son absolutamente imprescindibles.

Los comentaristas

Abrimos ahora al tema de los comentarios tradicionales en torno a los *Yogasūtra*, tan importante, como hemos dicho, para una lectura integral de la obra de Patañjali. Los principales comentaristas son, en orden cronológico: Vyāsa (siglos IV-V), Vācaspati Miśra (siglo IX), Bhoja (siglo XI), Vijñānabhikṣu (siglo XVI), Rāmānanda Sarasvatī (siglo XVII), Sadāśivendra Sarasvatī (siglo XVIII) y Hariharānanda (siglos XIX-XX). Antes de entrar en los detalles de estos comentarios, será útil recordar el contexto y el método pedagógico en los que se desarrolla dicha tradición.

La transmisión del conocimiento en la antigua India, e incluso todavía hoy en la India moderna dentro de los medios tradicionales sánscritos, se hace a través de una tradición oral fuertemente basada en la memorización de textos y en la explicación que el maestro hace de estos textos a su discípulo. El maestro tiene que tirar literalmente del hilo del *sūtra* y tejer una explicación para que el aforismo sea del todo inteligible para el discípulo. La génesis de un comentario a menudo se puede explicar de este modo: un maestro famoso compone un comentario donde se encuentran reflejadas todas las explicaciones necesarias para entender adecuadamente el contenido de los aforismos. No es extraño, por otro lado, que el comentario tenga tanto éxito que devenga él mismo canónico y se le escriba un subcomentario. Tenemos entonces una estructura de tres niveles: el texto original, el comentario y el subcomentario.

Este es justamente el caso de los *Yogasūtra*, el texto original. El comentario es el de Vyāsa, conocido con el nombre de *Comentario de Vyāsa* (siglos IV-V), aunque su título original es *Sāṃkhyapravacana* o *Exposición del sāṃkhya*. El subcomentario es el de Vācaspati Miśra, titulado *Tattvavaiśāradī* o *El conocimiento infalible de la verdadera doctrina* (siglo IX). Este último no es, por lo tanto, un comentario al texto de Patañjali, sino al *Comentario de Vyāsa*: un comentario del comentario o subcomentario. La lectura conjunta de estos tres textos –los *sūtra* de Patañjali, el comentario de Vyāsa y el subcomentario de Vācaspati Miśra– ofrece la visión más antigua y completa de los *Yogasūtra*. La importancia de estos tres textos ha hecho que autores como Gerald Larson los denominen «la evidencia textual nuclear» (*core textual evidence*) de los *Yogasūtra*.

No sabemos quién era este Vyāsa. La tradición sánscrita afirma que fue Vyāsa quien dividió o editó los *veda* en sus cuatro libros: *Ṛgveda*, *Sāmaveda*, *Yajurveda* y *Atharvaveda*. Vyāsa, por otro lado, es considerado el autor del *Mahābhārata* y también de la extensa literatura de los *purāṇa*. Como hemos dicho más arriba, el nombre de Vyāsa llegó a convertirse en una firma literaria de prestigio. No sabemos, por lo tanto, quién fue exactamente el sabio que bajo el nombre de Vyāsa firmó el comentario canónico a los *Yogasūtra* en los alrededores del siglo v, e incluso se ha llegado a especular que Vyāsa y Patañjali eran una misma persona, aunque parece que no hay evidencias suficientes para identificar a los dos autores.

Tenemos algo más de suerte con Vācaspati Miśra. Sabemos que era un brahmán de Mithila, en el actual Bihar. Vācaspati Miśra es una de las grandes figuras de la literatura filosófica de la India. De hecho, escribió comentarios a casi todas las grandes escuelas filosóficas indias: *vedānta, mīmāṃsā, sāṃkhya, yoga* y *nyāya*, y fue capaz de exponer fielmente los diferentes puntos de vista de estas escuelas divergentes. De hecho, muchos de sus comentarios, incluyendo la *Tattvavaiśāradī*, se convirtieron en obras fundamentales de estos sistemas filosóficos. Estamos, pues, ante uno de los grandes autores de la tradición sánscrita y su comentario, junto con el de Vyāsa, es una pieza esencial para la comprensión de los *Yogasūtra*. Recientemente ha sido acusado por algunos occidentales modernos de ser demasiado escolástico y de no ser quizás él mismo un practicante de yoga. Estas observaciones están seguramente fuera de lugar, puesto que se hacen desde las presunciones de un yoga postural moderno que tiene poco que ver con el de Patañjali. El practicante moderno construye una visión del yoga centrada en las posturas, y quizás olvida que la práctica (*abhyāsa*) mencionada por Patañjali era muy diferente de la actual y estaba más basada en la meditación y en la recitación de textos (*svādhyāya*) que en la ejecución de posturas.

El siguiente comentarista importante es Bhoja, que compuso su comentario, *Rājamārtaṇḍavṛtti* o *Comentario del Rey*

Sol, en el siglo XI. Como indica el título, Bhoja no era solo un gran erudito, autor de tratados de yoga, medicina, veterinaria, tiro con arco, gramática, filosofía y poética, sino que también fue un rey conquistador de la dinastía de los Paramāra, que supo expandir sus dominios más allá del territorio heredado. Sus contribuciones a la teoría poética sánscrita, en libros como *Sarasvatīkaṇṭhabharaṇa* y *Śṛṅgāraprakāśa*, son muy reconocidas y tienen una importancia capital en la historia de la poesía sánscrita. El *Comentario del Rey Sol* no es un comentario a Vyāsa, sino directamente al texto de Patañjali. Aunque en líneas generales Bhoja sigue de cerca a Vyāsa, de vez en cuando ofrece observaciones interesantes e interpretaciones alternativas. Su comentario constituye, pues, una fuente importante que debemos tener en cuenta a la hora de leer los aforismos.

El siguiente comentarista, Vijñānabhikṣu, redactó uno de los comentarios más extensos, al *Comentario de Vyāsa*, la *Yogavārttika* o *Glosa al Yoga* (siglo XVI). Vijñānabhikṣu, igual que Vācaspati Miśra, compuso tratados para otras escuelas, como el *vedānta* y el *sāṃkhya*. A diferencia de Miśra, que sabía adoptar una actitud más imparcial y no dejaba filtrar sus opiniones personales al escribir sobre las diferentes escuelas filosóficas, Vijñānabhikṣu es un autor más apasionado, que deja entrever sus preferencias e intenta armonizar el *vedānta* y el *sāṃkhya*. Introduce un elemento teísta y devocional muy importante en su interpretación y es un yogui militante y comprometido que a menudo contempla el *vedānta* y el *sāṃkhya* desde el punto de vista del *yoga*. Al mismo tiempo, enriquece la tradición yóguica con conceptos propios del *vedānta* y con importantes contribuciones personales.

Después de Vijñānabhikṣu, tenemos un par de comentaristas estrechamente relacionados que destacan, más que por su originalidad, por su capacidad explicativa y por el hecho de ofrecer un comentario conciso que presenta con claridad los temas principales de los *Yogasūtra*. Nos referimos, en primer lugar, al comentario de Rāmānanda Sarasvatī, *Maṇiprabhā* o *La luz diamantina* (siglo XVII). *La luz diamantina*, a pesar de no ser un comentario muy original, tiene la virtud de aportar explicaciones interesantes sobre los aforismos que esclarecen mucho su significado. Del mismo modo, Sadāśivendra Sarasvatī, con su *Yogasudhākara* o *El néctar inagotable del yoga* (siglo XVIII), sigue de cerca a Rāmānanda Sarasvatī y nos ofrece un comentario breve y práctico que constituye una buena introducción a los *Yogasūtra*. Sadāśivendra Sarasvatī es un maestro muy respetado en el sur de la India y se le recuerda especialmente por las canciones de música carnática que compuso, y que todavía hoy en día forman parte del repertorio de los cantantes clásicos de la India del sur.

Finalmente, el último comentarista, Hariharānanda Āraṇya (1869-1947), fue un asceta bengalí considerado el último representante del *sāṃkhya-yoga* tradicional. Hariharānanda vivió mucho tiempo en completa reclusión dentro de una cueva. En sus últimos 25 años, sus discípulos solo podían contactar con él a través de una ventanilla. Se trata, pues, de un personaje moderno expuesto al pensamiento occidental, pero que al mismo tiempo vivió como un renunciante tradicional. Sus comentarios tienen la ventaja de estar plenamente arraigados en la tradición clásica de los comentaristas, pero son más fáciles de entender para una mentalidad moderna. Aquí hemos utilizado especialmente la excelente edición hindi de su comentario en bengalí, *Kapilāśramīyapātañjalayogadarśana*, realizada por Rama Shankar Bhattacharya con valiosas notas, pero también hemos tenido en cuenta el comentario en sánscrito *Bhāsvatī* del mismo Hariharānanda.

Para entender el yoga de Patañjali: el contexto filosófico

Para entender el yoga de Patañjali es necesario situarlo en el contexto filosófico al que pertenece, en este caso en el marco del *sāṃkhya-yoga*, dos de las escuelas filosóficas más antiguas de la India. De hecho, Patañjali con los *Aforismos del Yoga* (*Yogasūtra*) establece los fundamentos de la escuela filosófica ortodoxa del *yoga*, que se muestra estrechamente asociada con el *sāṃkhya*. En el *Mahābhārata* ya aparecen mencionados el *sāṃkhya* y el *yoga* como dos métodos contrapuestos: el primero implica una forma de análisis de tipo intelectual y el segundo, una disciplina práctica. Posteriormente, cuando se van formando las grandes escuelas filosóficas del pensamiento clásico hindú, el *sāṃkhya* y el *yoga* constituirán una pareja en la que supuestamente el *sāṃkhya* proporcionará la teoría y el *yoga* la práctica. Sin embargo, los *Aforismos* muestran también una ontología y una epistemología propias y el *sāṃkhya* ofrece, asimismo, una vía práctica diferente a la del yoga de Patañjali.

Patañjali nos presenta en sus *Aforismos* mucho más que los principios de una técnica, ya que incluye en ellos todos los ingredientes propios de un sistema filosófico: una ontología o ciencia del ser, una epistemología o ciencia del conocimiento, una ética y, especialmente, una psicología, que no solo trata sobre la mente y los procesos mentales, sino que también nos habla de la necesidad de detener estos procesos mentales y disolver finalmente la mente en su causa originaria, la materia primera, cuya primera manifestación es la mente.

El cosmos de los *Yogasūtra*

Tanto el *sāṃkhya* como el *yoga* son sistemas dualistas que reducen la realidad a dos principios esenciales: el espíritu o conciencia (*puruṣa*) y la materia primera o naturaleza primordial (*prakṛti*). El espíritu es consciente pero inmutable e inactivo. Es como un ojo que todo lo ve, pero que no hace nada. Por eso se lo denomina también «el vidente» o «el testigo» (*draṣṭṛ*). No hay un único espíritu, sino muchos, que corresponden a cada una de las almas encarnadas que se identifican con un cuerpo y una mente. Como iremos viendo, el objetivo del yoga es precisamente extraer este espíritu que está incrustado en la materia, concretamente en la mente.

La materia, por el contrario, es una sola. Es inconsciente pero activa. A diferencia del espíritu, la materia es mutable. Se encuentra en un estado de constante transformación. La materia es ciega, no ve nada, pero paradójicamente lo hace todo, al contrario que el espíritu, que todo lo ve, pero nada hace. Por eso se dice que el espíritu es el vidente o el perceptor, el sujeto. La materia, por el contrario, es el objeto percibido, el mundo perceptible (*dṛśya*). Por este motivo, en el verso 59 de las *Sāṃkhyakārikā* se afirma que la materia es como una bailarina y el espíritu como el espectador que contempla su exhibición de danza. La creación del mundo es como un espectáculo y la naturaleza es la bailarina que con sus movimientos revela el esplendor de la creación material.

El *sāṃkhya* emplea la conocida metáfora del ciego y el cojo para explicar la interdependencia entre la materia y el espíritu. La materia es ciega y no puede avanzar hacia su destino. El espíritu, en cambio, es cojo y, a pesar de ver por dónde tiene que andar, no puede dar ni un solo paso. La solución reside en la colaboración: el espíritu cojo se sube en las espaldas de la materia y guía sus pasos hacia el destino deseado. Del mismo modo opera la creación del mundo. Cuando la mirada del espíritu cae sobre la materia dormida, la despierta de su sueño, altera su equilibrio, es decir, el equilibrio de las tres energías básicas que la componen, que se ponen en movimiento y en diferentes combinaciones van creando el mundo, desde lo más sutil hasta lo más tosco. La materia solo abandona su estado de transformación continua cuando es destruida y regresa al estado de equilibrio primordial, que coincide con el estado previo a la creación del mundo, dado que la destrucción y la creación del mundo son cíclicas. En este estado previo a la creación del universo, el estado más sutil de la materia, todavía «no hay nada», solo el magma indiferenciado e indistinto: el gran océano de la nada que precede a la creación.

Las tres energías o constituyentes de la materia: los *guṇa*

Así pues, la materia está compuesta por tres energías o constituyentes (*guṇa*): *sattva*, *rajas* y *tamas*. Estos tres constituyentes de la naturaleza pueden ser entendidos como tres hilos que trenzan la cuerda del universo. Estos tres hilos son las energías básicas o modos elementales de la materia primordial. Por lo tanto, el universo está íntimamente conformado por estos tres constituyentes o energías. En el nivel de los *guṇa* veríamos el mundo como una combinación de esta energía tripartita, como un flujo de tres hilos que se combinan incesantemente. No hay nada en el mundo creado que no esté formado por estos tres constituyentes.

Como ya hemos dicho, cuando estas energías se encuentran en estado de reposo o equilibrio, la materia primordial se halla en su estado no manifiesto, indeterminado, informe, guardando en sí todas las potencialidades y reteniendo todas las acciones. Antes de que el mundo exista, todas las posibilidades de la existencia permanecen dormidas en el magma indiferenciado de la materia primera. En concordancia con cosmogonías más antiguas, y como también hemos apuntado anteriormente, para que la creación se produzca hace falta que sobre la materia primordial caiga la mirada del espíritu (*puruṣa*), lo que produce un tipo de agitación en la naturaleza indeterminada que rompe el equilibrio de las energías. A partir de aquí, las diferentes combinaciones de *sattva*, *rajas* y *tamas* crearán la diversidad del universo, ordenado ontológicamente en 24 principios que van desde lo más sutil a lo más tosco, o desde lo más inespecífico hasta lo más específico.

¿Cómo son estas tres energías básicas de la naturaleza? *Sattva*, simbolizado por el color blanco, posee cualidades como la transparencia, la luminosidad, la claridad, la ligereza, el conocimiento, el movimiento ascendente, la felicidad y la bondad. *Rajas*, simbolizado por el color rojo, posee cualidades como la movilidad, la actividad, el estímulo, el esfuerzo, la fuerza, la expansión horizontal, el deseo, la pasión, el dolor y la enfermedad. *Tamas*, simbolizado por el color negro, posee cualidades como la pesadez, la solidez, la oscuridad, la indiferencia, la negligencia, el movimiento descendente, la ofuscación, la embriaguez, el sueño y la inconsciencia. Como veremos más adelante, la práctica del yoga es de dos tipos. El primero es una purificación de la mente mediante la obstrucción de *rajas* y *tamas*; en este caso, la mente tiene que quedar llena de *sattva*, de claridad y transparencia. El segundo tipo conduce al cese de la mente, y no solo a su purificación. Esto se consigue mediante la supresión del mismo *guṇa sattva*, que en definitiva no deja de ser material igual que *rajas* y *tamas*. La renuncia a la transparencia de la materia es la renuncia más grande y solo es posible mediante el desapego supremo (véase 1.16).

La materia o el mundo perceptible

Para entender mejor lo que queremos decir podríamos utilizar el aforismo 2.18 que, con la brevedad y elegancia propias de Patañjali, define con tres grandes rasgos las características del mundo perceptible (*dṛśya*):

> El mundo perceptible tiene tendencia a la iluminación, la acción y la estabilidad, está formado por los elementos y los sentidos y tiene por objeto la experiencia y la liberación.

La materia perceptible (*dṛśya*) tiene una triple naturaleza que se corresponde con cada uno de estos tres constituyentes o energías: la iluminación con *sattva*, la acción con *rajas* y la estabilidad con *tamas*. La naturaleza de estos constituyentes es el cambio continuo. «Agitado es el comportamiento de las energías» (*calaṃ guṇavṛttam*) es una frase que Vyāsa repite constantemente. Esta agitación creativa de las energías básicas de la naturaleza llevará a la creación del universo en orden descendente, desde lo más sutil a lo más tosco, a través de un proceso de cambio continuo (*pariṇāma*). Gerald Larson ha concebido este cambio continuo de los *guṇa* como un «proceso tripartito» en el que los tres constituyentes se presuponen los unos a los otros de forma dialéctica. El proceso tripartito constituye, pues, el mismo flujo del devenir que constituye el mundo real y que se estructura gracias a la actividad de *rajas*, a la solidez o estabilidad de *tamas* y a la inteligibilidad de *sattva*.

El aforismo afirma también que el mundo perceptible es dual y que está formado, por un lado, por un mundo físico formado por los elementos y los objetos físicos y, del otro, por un mundo mental formado por la mente y los sentidos. De hecho, hay un gran paralelismo entre estas dos manifestaciones de la naturaleza primordial. No hay que olvidar, sin embargo, que desde el punto de vista del *sāṃkhya-yoga* tanto el mundo físico como el mundo mental son materiales.

La creación del mundo empieza a partir de la materia indiferenciada (*avyakta*) y sin forma, el gran océano de la nada al que nos referíamos más arriba. La primera manifestación de esta masa indiferenciada es el intelecto en su forma universal (*mahat*). A partir de este intelecto universal, la creación se bifurcará en las dos direcciones mencionadas en el párrafo anterior. Por un lado, se producirá la creación propiamente material y física, con la aparición en primer lugar de los cinco elementos sutiles y, después, de los cinco elementos toscos. Por el otro lado, se producirá la creación del individuo, una creación psicológica que se inicia con la aparición del sentido del yo. Hay, por lo tanto, una correspondencia entre los dos polos de esta dualidad. La creación se podrá entender desde el punto de vista de los elementos (*bhūta)* o desde el punto de vista de las facultades psicológicas (*indriya*). La primera opción produce la creación del universo físico mediante la combinación atómica de los cinco elementos, y la segunda produce la creación del sujeto empírico, el yo psicofísico, perceptor de los objetos materiales creados por los cinco elementos. Ambas creaciones son el resultado de los *guṇa* y, por lo tanto, las propiedades de los *guṇa* se pueden entender tanto desde el punto de vista material (ligereza, movilidad, pesadez), como desde el punto de vista mental (felicidad, dolor, confusión).

Además, la materia perceptible (*dṛśya*) tiene un doble objetivo, ya que no existe sin motivo, sino que halla su razón de ser en función de su finalidad. De hecho, la creación material está dedicada a la experiencia consciente (*bhoga*) y, posteriormente, a la conclusión (*apavarga*) o liberación de dicha experiencia. Por un lado, la conciencia tiene una doble finalidad interna, que es en primer lugar la experiencia de la diversidad material y, a continuación, el aislamiento (*kaivalya*). En este sentido, la conciencia es autoteleológica (*svārtha*), es decir, tiene su objetivo en sí misma y no en otra cosa, mientras que la finalidad de la materia es externa, mostrarse a la conciencia con el fin de ser gozada. La materia es aloteleológica (*parārtha*), es decir, tiene una finalidad fuera de sí misma. No podría ser de otra forma porque, valga la redundancia, la conciencia es consciente, mientras que la materia es inerte y no puede tener un objetivo propio.

Hay que insistir, pues, en la interdependencia del espíritu y la materia. El *puruṣa* necesita la materialidad para ser capaz de observar toda la diversidad de la creación. La materia necesita la mirada del espíritu para ponerse en marcha. Sin el espíritu, la materialidad primordial no hallaría su sentido, que es precisamente el de desplegarse y replegarse ante la conciencia que lo observa. En sentido figurado, podríamos referirnos al descenso del espíritu en la materia o la encarnación de la conciencia en la materialidad de la mente.

El mundo mental

El tema principal de los *Yogasūtra* es sin duda la mente (*citta*), y concretamente la detención de los procesos mentales (*vṛtti*). Como veremos, la mente tiene una doble naturaleza. Una naturaleza estática, formada por las impresiones latentes (*saṃskāra*), y otra naturaleza activa, formada por las cogniciones o percepciones (*pratyaya*). Las impresiones latentes forman el depósito de la mente donde se guardan los recuerdos y toda la información almacenada. Las impresiones latentes son imperceptibles y se conocen por sus efectos, los procesos mentales. Por el contrario, las cogniciones son directamente perceptibles y se manifiestan en forma de percepciones y otros procesos mentales (*vṛtti*). Los procesos mentales son cinco: el conocimiento, el error, la conceptualización, el sueño y la memoria. Patañjali dedica siete aforismos (1.5-11) a explicar estos procesos mentales.

El concepto de *mente* o *citta* en los *Yogasūtra* es el de una entidad material y, por lo tanto, inconsciente, compuesta por diferentes elementos. Los elementos que componen la mente son el intelecto (*sattva, buddhi*), el sentido del yo (*asmitā*), las impresiones latentes (*vāsanā, saṃskāra*), *manas* (o *citta*, cuando entra en contacto con objetos de percepción) y los sentidos (*indriya*), o proyecciones externas de la mente que se encargan de captar los objetos de percepción.

No deja de ser curioso que, para los *Yogasūtra*, como para la mayoría de las otras escuelas, la mente es una entidad puramente material, aunque hecha de una materia sutil no perceptible por parte de los sentidos, es decir, una materia que no es física en el sentido que le damos habitualmente a esta palabra. Hay que tener en cuenta que el concepto de materia en la India antigua incluye también el de energía, que se manifiesta en la materia cuando recibe la mirada del espíritu de la que hemos hablado: la materia queda energizada cuando el espíritu la mira. Para entender de qué forma una entidad material e inconsciente como la mente puede parecer consciente y realizar operaciones cognitivas, podemos emplear la metáfora del diamante.

La mente es como un diamante. El diamante no brilla en la oscuridad, pero cuando un rayo de luz lo atraviesa puede romper el haz de luz blanca en un abanico de colores. El rayo de luz blanca y neutra procede de la conciencia (*puruṣa*). La policromía del diamante es la policromía del mundo. El diamante no brilla con luz propia, pero es capaz de mostrar la diversidad de colores de la materia a través de sus reflejos. La mente es como el diamante, porque es transparente y porque tiene la capacidad de llenar de contenido la conciencia neutra o pura del *puruṣa*, del mismo modo que el diamante descompone el haz de luz blanca en un espectro de colores.

Por lo tanto, la mente realiza simultáneamente una *diversificación* de la conciencia neutra del *puruṣa*, y una *limitación*, al vincular la libertad de la conciencia con la contingencia de la materia. Estos son, como hemos dicho, los dos objetivos de la existencia de la materia. Por un lado, permitir que el *puruṣa* tenga la experiencia de la multiplicidad (*bhoga*) y, por el otro, conseguir también que este *puruṣa* se desligue de la materia y se aísle de sus impurezas (*kaivalya*). Observamos, pues, que esta doble finalidad se corresponde en cierto modo con lo que la materia hace con la conciencia cuando entra en contacto con ella de una forma puramente fenoménica. La asignación de un contenido diversificado que posibilita la experiencia de la diversidad se corresponde a *bhoga*. La identificación de la conciencia con la materia que la ata en sentido figurado a la materia, y genera, por lo tanto, la necesidad de su liberación, se relaciona con la retirada (*apavarga* o *kaivalya*).

El funcionamiento de la mente

La mente es, en efecto, una máquina eficiente, capaz de captar los datos externos, procesarlos, guardarlos en la memoria y emitir respuestas calculadas a los estímulos externos. Para calcular estas respuestas, la mente necesita dotarse de una identidad autorreflexiva (*asmitā*), que se reconozca a sí misma como unidad permanente detrás de las percepciones mentales siempre cambiantes. Los *Yogasūtra*, y de forma más explícita el comentario de Vyāsa, rebaten los argumentos budistas sobre la transitoriedad de la mente. La mente existe y mantiene su unidad no solo en un mismo nacimiento, sino a lo largo de las diversas transmigraciones. La mente, al estar compuesta por las tres energías o *guṇa*, tiene ella misma una triple naturaleza. Por un lado, el *guṇa sattva* con su transparencia proporciona la luminosidad (*prakhyā*) que permitirá el conocimiento. El *guṇa rajas* proporcionará la actividad mental (*pravṛtti*), la capacidad que tiene la mente de impulsarse a sí misma y producir cogniciones. Finalmente, el *guṇa tamas* aportará a la mente su estabilidad y será la materia prima que formará las impresiones latentes (*saṃskāra*). En cuanto a la influencia de los *guṇa* en los estados mentales, véase más abajo la sección «Los cinco niveles de la mente».

No olvidemos que la mente es una sustancia sutil material. Para que se produzca una percepción hace falta que se produzca un contacto entre los sentidos y sus correspondientes objetos. Tanto los sentidos como sus objetos son materiales y, por lo tanto, el contacto no plantea ningún problema. La sustancia material de la mente se derrama literalmente a través de los sentidos para aprehender (*grahaṇa*) los objetos externos y formar un molde o una imagen sutil que luego será interiorizada. En un texto vedántico posterior se afirma que la mente adopta la forma del objeto externo, igual que el agua que sale de un depósito adopta la forma de la acequia. A continuación, dentro de la mente se produce una ordenación de los datos proporcionados por los sentidos. Para poder ordenar estos datos, la mente precisa de las impresiones latentes (*vāsanā* o *saṃskāra*), donde se guardan los recuerdos de las experiencias pasadas. Estas impresiones latentes son como marcas o huellas impresas sobre la materia plástica de la mente, como los surcos de los antiguos discos de vinilo. ¿Qué es lo que produce estas marcas? ¿Cómo se imprimen las huellas? Las percepciones (*pratyaya*) están coloreadas por las propiedades del objeto (*grāhyoparakta*); es decir, nuestra percepción es azul cuando percibe un objeto azul y es roja cuando percibe un objeto rojo.

De hecho, las percepciones producen un doble resultado. Por un lado, presentan a la mente la imagen del objeto percibido (*pratyaya*), por ejemplo, un gato, y por el otro dejan una impronta en la mente en forma de recuerdo: el *saṃskāra*, el recuerdo del gato. Para poder reconocer los datos de los sentidos, la mente se encargará de emparejar la percepción (*pratyaya*) con la impresión correspondiente (*saṃskāra*) almacenada en la memoria. La impresión latente del recuerdo solo se activará cuando encuentre su estímulo externo correspondiente (*svavyañjaka*). Por ejemplo, una percepción visual (*pratyaya*) en forma de gato será llevada al lugar de la memoria donde se encuentren las percepciones visuales previas que coincidan con la forma del gato. Cuando el molde de la imagen captada en el exterior coincida con la que está grabada en la memoria en forma de impresión latente (*saṃskāra*), entonces se reconocerá la imagen como la de un gato y se recuperará también el contenido emocional del recuerdo, el *kleśa* (véase 2.3), según si el recuerdo es placentero (*rāga*) o desagradable (*dveṣa*).

La impresión latente del recuerdo es *sva-vyañjaka-añjana*: solo se manifiesta (*añjana*) cuando encuentra su propia causa de manifestación (*sva-vyañjaka*). Es decir, solo se aviva el recuerdo cuando se percibe el recordatorio, igual que la magdalena es la causa de la manifestación del recuerdo de Proust. En la terminología sánscrita, la magdalena sería el *vyañjaka* (causa de la manifestación) o el estímulo (*udbodhaka*). Como podemos comprobar en esta explicación, no necesitamos la conciencia para nada. Podemos explicar cómo una mente material es capaz de clasificar y ordenar los datos externos proporcionados por los sentidos. Nos hallamos en el terreno de las funciones mentales, que pueden ser explicadas en términos fisicalistas y computacionales. Sin embargo, para que el reconocimiento se produzca y el acto de conocimiento sea completo, el «yo sé que esto es un gato», será necesaria la intervención del intelecto (*sattva, buddhi*) y del sentido del yo (*asmitā*).

El intelecto es la parte más refinada de la mente y constituye su esencia (*citta-sattva*). Aunque la mente esté compuesta por los tres constituyentes (*sattva, rajas* y *tamas*), al ser un órgano cognitivo es de naturaleza sáttvica; por lo tanto, cuanto más libre esté de la influencia de *rajas* y *tamas*, más se hallará en estado puro. En tal caso se afirma que la mente está establecida en su propia naturaleza (*svarūpa-pratiṣṭha*), puesto que el *sattva* es realmente la materia primera de la mente, su componente esencial (*sattva*). El intelecto, como es puro *sattva*, es la lámina más fina de la materia, la que mejor refleja la luz del *puruṣa*. Para que el acto cognoscitivo se produzca en toda su plenitud, y tengamos la experiencia del «yo conozco el gato», es necesaria la intervención de esta materia translúcida, capaz de absorber la conciencia del *puruṣa*, igual que el hierro candente toma su rojez del fuego (véase 1.4). El intelecto toma prestada del *puruṣa* la luz de la conciencia.

Por otro lado, y como ya hemos indicado más arriba, en los surcos de las impresiones latentes no solo hay la percepción, sino también el color o el contenido emocional de la percepción. Por ejemplo, si la primera vez que vimos un gato nos dio un arañazo, es muy posible que hayamos asociado a la imagen del gato el valor negativo y desagradable del dolor del arañazo. Quizás, esta primera experiencia la tuvimos en la infancia y no la recordemos, pero ahora siempre que veamos un gato tendremos una sensación desagradable y reconoceremos sentir aversión (*dveṣa*) por estos animales. Pero quizás ahora el gato no nos ha arañado, sino que nos ha lamido la mano, y esto nos complace, añadiendo un valor positivo al surco de las percepciones del gato. Si esta percepción positiva se repite a menudo, podremos incluso cambiar el valor original de la impresión latente y conseguir que nos gusten los gatos. Esto explica el proceso de aprendizaje, puesto que al repetir una serie de percepciones homogéneas mediante la práctica continuada el surco de una impresión latente determinada se va haciendo más profundo, es decir, contiene una información muy detallada que permite una reacción muy rápida y precisa. De aquí la importancia que Patañjali da a la práctica para conseguir los frutos del yoga. La práctica y el desapego (*vairāgya*), que no es otra cosa que la forma más elevada de conocimiento, son los dos pilares fundamentales del yoga.

Los cinco niveles de la mente

Vyāsa elabora una teoría de los cinco niveles de la mente (*citta-bhūmi*), que no se encuentra en Patañjali, sobre la base de las diferentes proporciones de las energías o constituyentes (*guṇa*). Los cinco niveles son los de la mente dispersa (*kṣipta*), concentrada (*vikṣipta*), confusa (*mūḍha*), contemplativa (*ekāgra*) y detenida o parada (*niruddha*). La *mente dispersa* es la mente en su estado habitual, cuando percibe una multitud de cosas sin fijarse en ninguna en especial y fluye libremente siguiendo el curso de las asociaciones provocadas por los objetos percibidos. En la mente dispersa predomina el *guṇa rajas*; por el contrario, en la mente confusa predominará el *guṇa tamas*. Los estados de la *mente confusa* no son solo los de perplejidad y confusión, sino también los estados de inconsciencia, embotamiento, intoxicación y somnolencia. En el caso de la mente concentrada hay una mezcla de los *guṇa sattva* y *rajas*, pero el *tamas* se encuentra en estado latente. El estado de la mente concentrada es el que podemos observar cuando nos aplicamos con mucha atención a una tarea: estudiar, jugar una partida de ajedrez o conducir un coche con los cinco sentidos. Estos tres estados mentales son estados ordinarios que se experimentan en el transcurso de la experiencia cotidiana. Por este motivo, no son útiles para el yoga, puesto que no se llega a producir un grado de concentración suficientemente intenso para producir estados elevados de contemplación. Además, en el caso de la mente *vikṣipta* la concentración está subordinada al objetivo externo que se pretenda conseguir (el estudio, el juego o la conducción) y no sirve para el yoga.

Los dos niveles restantes, el de la mente contemplativa y el de la mente detenida, sí que son objeto del yoga y, de hecho, representan las dos divisiones principales del yoga de Patañjali. En el caso de la *mente contemplativa* se buscan estados elevados de contemplación que impliquen una purificación de los tres constituyentes hasta que solo quede el *guṇa sattva* con toda su pureza. Patañjali nos habla de cuatro estados contemplativos diferentes, del más tosco al más elevado, que representan un refinamiento progresivo de la mente hacia sus estados más sáttvicos. Ya hemos visto cómo la mente descansa en su propia esencia cuando en ella solo predomina el *guṇa sattva*.

Hemos querido evitar expresiones como «estados elevados de conciencia» o «estados extraordinarios de conciencia». Desde el punto de vista de la terminología del yoga, hablar de estados de conciencia es una contradicción en los términos, un oxímoron o *contradictio in terminis*. Solo se podría emplear esta expresión de una forma figurada, puesto que la conciencia no tiene estados. Es inmutable. La conciencia solo tiene un estado y es el de la autoconsciencia pura sin contenido. La mente cambiante sí que tiene estados diferentes y podemos hablar, por lo tanto, de estados mentales extraordinarios.

El último nivel de la mente, la *mente detenida*, implica el cese total de las funciones mentales. Se trata de la contemplación no germinal (*nirbīja-samādhi*) o también llamada contemplación no cognitiva (*asaṃprajñāta-samādhi*), la que no tiene ningún apoyo externo y reduce la mente a su estado no germinal (véase 1.18 y 1.51). Como veremos más adelante, si la contemplación cognitiva (1.17) no deja de ser una operación mental que requiere un esfuerzo y una práctica, la contemplación no cognitiva no dependerá ya de una operación mental y no requerirá un esfuerzo, sino más bien un cese de todos los esfuerzos en un último acto cognitivo que produzca la desidentificació definitiva entre mente y conciencia.

Para acabar esta pequeña introducción, conviene aclarar que este cese de los procesos mentales no tiene nada que ver con la inconsciencia, como parecen afirmar algunos autores. La idea de que la detención de la mente conduce a la pérdida de la conciencia proviene de la vieja confusión entre conciencia y mente. No hay nada que sea más contrario al espíritu del *sāṃkhya-yoga*, para el cual, como ya hemos indicado en numerosas ocasiones, la conciencia es una propiedad del *puruṣa* y no de la mente. Como hemos dicho en el comentario al último *sūtra* del primer libro:

> El cese de la mente implica, en cualquier caso, una purificación y un mayor resplandor de la conciencia, que se mani-

fiesta prístina en toda su cristalina pureza libre de los lazos oscuros de la materia. Brilla, entonces, la energía de la conciencia del *puruṣa*, establecido en la cúspide del mundo, eterno, ilimitado, libre, sin ningún dolor o impedimento, gozando de su propia grandeza, en un estado de excelsa beatitud (*atiśobhana*).

Òscar Pujol Riembau
7 de septiembre de 2015
Botafogo, Río de Janeiro

Yogasūtra

Los aforismos del yoga

समाधिपादः

SAMĀDHIPĀDAḤ

De la contemplación

1.1

अथ योगानुशासनम्॥ १.१ ॥

atha yogānuśāsanam

Ahora la enseñanza del Yoga.

atha: ahora **yoga-:** del yoga **-anuśāsanam:** la enseñanza

Este es el primer aforismo de los *Yogasūtra* de Patañjali, de carácter introductorio. En él se enuncia el tema que se va a tratar: el yoga. La palabra *atha*, «ahora», tiene una gran riqueza semántica y una notable importancia simbólica. A menudo aparece al inicio de un libro de aforismos, como el del *vedānta* (*Brahmasūtra*), el de la *mīmāṃsā* (*Mīmāṃsāsūtra*), o el del mismo yoga. Se utiliza para indicar el comienzo (*ārambha*) de un tratado o de un tema (*adhikāra*), o bien la contigüidad (*ānantarya*) con un tema anterior. También se emplea en el sentido de duda (*saṃśaya*), interrogación (*praśna*), opción (*vikalpa*), agrupación (*samuccaya*), etcétera.

Ahora bien, sea cual sea su significado contextual, la palabra *atha* se utiliza siempre para invocar la buena fortuna (*maṅgala*), especialmente al inicio de una nueva tarea. De hecho, la palabra *atha* es casi tan importante como el monosílabo *om*, y un verso muy conocido afirma que tanto el *om* como el *atha* surgieron directamente de la garganta de Brahmā, el creador. El simple hecho de escuchar el sonido de la voz *atha* trae buena suerte.

El aforismo habla de la enseñanza del yoga, y esta enseñanza se refiere a la transmisión gradual (*anuśāsana*) desde Hiraṇyagarbha, el iniciador de la escuela, hasta Patañjali. Por lo tanto, para la tradición india, Patañjali no fue el descubridor del yoga, sino quien lo hizo accesible a nuestra época. El yoga que se enseña en estos aforismos tiene un método (*sādhana*), que se expondrá en el libro, y un fruto (*phala*), que es el aislamiento (*kaivalya*) o la liberación del espíritu/conciencia (*puruṣa*) que se encuentra prisionero en la naturaleza/materia (*prakṛti*).

Llegados a este punto, sería conveniente considerar cuál es el significado de la palabra *yoga* en general y qué significado tiene para Patañjali. Patañjali lo definirá en el siguiente aforismo, lo que indica que estaba proponiendo una definición del yoga diferente a la de otras escuelas. Es importante recordar que Patañjali no utiliza la palabra yoga en el sentido de «unión». Es más, podemos afirmar que originariamente la palabra *yoga* no significaba «unión» y que solo posteriormente, a partir del *Mahābhārata* y el *Rāmāyaṇa*, se empezó a utilizar con este significado que, por otro lado, es secundario. Todavía hoy la lengua sánscrita, para expresar el concepto de «unión», prefiere palabras como *saṃyoga* o *saṃghaṭana* en lugar de *yoga*. El significado original de la palabra *yoga* es «la acción de uncir o poner el yugo al buey». De hecho, la palabra castellana *yugo* se corresponde etimológicamente con el sánscrito *yoga*. Para Patañjali la palabra *yoga* no tiene, pues, el sentido de unión con la divinidad o el espíritu universal, como afirmarán posteriormente los seguidores del *vedānta*, sino el de poner la mente bajo el yugo de la práctica del yoga, con el fin de controlarla y purificarla. De hecho, uno de los significados más comunes de la palabra *yoga* es el de «aplicación», y de ahí «recurso, técnica, método, práctica, disciplina». El *yoga* es, pues, una práctica o técnica determinada, una aplicación de la mente y del cuerpo a una disciplina para conseguir un resultado. En el yoga de Patañjali, este resultado no es la unión con Dios, sino todo lo contrario, el aislamiento de la conciencia que se consigue al abolir la identidad entre el espíritu (*puruṣa*) y la materia primordial (*prakṛti*).

1.2

योगश्चित्तवृत्तिनिरोधः ॥ १.२ ॥

yogaś cittavṛttinirodhaḥ

Yoga es la detención de los procesos mentales.

yogaś: yoga **citta-:** de la mente **-vṛtti-:** de los procesos **-nirodhaḥ:** detención, obstrucción, supresión

Patañjali considera que para conseguir el fruto del yoga es necesario detener el funcionamiento de la mente. El yoga es, pues, la detención, obstrucción o supresión (*nirodha*) de los procesos (*vṛtti*) de la mente (*citta*). A primera vista, nos puede sorprender que el objetivo del yoga sea tan negativo como para buscar la detención o supresión de la mente. Sin embargo, como veremos más adelante, hay que entender el *nirodha* de una forma positiva, como la fuerza mental más elevada.

En este aforismo, Patañjali introduce nuevos conceptos que pronto definirá, como por ejemplo el de proceso mental (*vṛtti* o *citta-vṛtti*) y el de detención (*nirodha*). En cambio, no define en ninguna parte el concepto de mente o *citta*. En buena parte, esto se debe a que Patañjali hereda de los budistas el concepto de *citta*. Sin embargo, se ve obligado a definir *vṛtti* y *nirodha*, conceptos que también se encuentran en el budismo, pero que él empleará con un nuevo significado.

Los comentaristas posteriores a Patañjali, empezando por Vyāsa, sostienen que el significado de la palabra *yoga* es el de «contemplación» o *samādhi*. La palabra *samādhi* significa «acción de poner junto, de reunir, de recoger» y, por lo tanto, el *samādhi* sería un tipo de recogimiento mental en el cual la mente se repliega y queda concentrada o recogida en un solo punto, en lugar de dispersarse entre muchos objetos diferentes, como sucede en el estado de atención habitual. De hecho, el *samādhi* es un estado de concentración tan profundo que la mente se encuentra plenamente fusionada con el objeto de contemplación (*tad evārthamātranirbhāsaṃ svarūpaśūnyam iva samādhiḥ* YS 3.3) y no es posible distinguir entre el sujeto y el objeto de la contemplación. Esta concentración profunda es denominada «contemplación» porque se contempla el objeto en toda su pureza y con las mínimas interferencias de la mente.

Hay muchas maneras de traducir la palabra *samādhi* y una bastante frecuente es la de «concentración», pero también puede traducirse por «meditación», «absorción», «absorción meditativa», «tránsito», «éxtasis», etcétera. Muchos prefieren no traducir la palabra y hablar directamente de *samādhi*, para no introducir categorías ajenas al pensamiento indio. En todo caso, como veremos al inicio del tercer libro, Patañjali se esfuerza mucho en definir el *samādhi*, que estrictamente hablando comprende tres etapas diferenciadas, pero que tampoco se pueden separar drásticamente, puesto que todas ellas forman parte, como en un único movimiento, de aquello que se denomina *samādhi* o absorción contemplativa. Estas tres partes son la concentración (*dhāraṇā*), la meditación (*dhyāna*) y la contemplación (*samādhi*).

Ahora podemos empezar a entender en qué consiste esta obstrucción de los procesos mentales. La mente pierde la dispersión habitual de los tres primeros niveles de la mente (véase el apartado «Los cinco niveles de la mente» en la Introducción) y entra en un estado de recogimiento en el que toda su energía se concentra en un único lugar determinado. De hecho, las palabras *yoga*, *nirodha* y *samādhi* acaban siendo casi sinónimos en los comentaristas posteriores a Patañjali. El yoga es la detención (*nirodha*) de los procesos mentales que conduce a la contemplación perfecta (*samādhi*) y al conocimiento pleno (*saṃprajñāta*) del objeto contemplado. Pero la contemplación es un estado mental que pertenece a todos los niveles de la mente (*yogaḥ samādhiḥ sa ca sārvabhaumaś cittasya dharmaḥ* VBh 1.1). El problema es que los estados contemplativos que se pueden lograr en estos niveles comunes de atención son circunstanciales y fluctuantes, y están sometidos al capricho de una mente dispersa.

En un conocido verso del *Mahābhārata,* se dice que no existe una fuerza similar a la del yoga (*nāsti yogasamaṃ balam* 12.304.2). En este caso, si el yoga, tal como lo define Patañjali, no es otra cosa que el *nirodha*, podremos decir que la capacidad de concentrar o inmovilizar voluntariamente la mente en un lugar determinado (es decir, el *nirodha*) es una de las habilidades más difíciles y requiere de una gran fortaleza mental. Esta capacidad de concentración proporciona estabilidad mental (*sthiti*), que es uno de los primeros objetivos de la práctica del yoga. Esta estabilidad permite liberarse de las fluctuaciones mentales que nos convierten en víctimas de nuestras pasiones, deseos y sentimientos. Por lo general, es la mente la que nos arrastra y nos hace sentir contentos o tristes, animados o deprimidos, interesados o aburridos. El control yóguico de la mente nos libera de los estados de ánimo y de las dependencias emocionales y confiere libertad a la conciencia testimonial o luz interior que ilumina todas las percepciones.

Patañjali menciona dos tipos de *samādhi*, según el grado de obstrucción de los procesos mentales. En la contemplación cognitiva (*saṃprajñāta-samādhi*) se conoce plenamente el objeto de meditación y la mente funciona con un elevado grado de lucidez, alcanzando un tipo de transparencia que no es posible sin la práctica del yoga. Se suprimen los procesos mentales afectados por *rajas* (inestabilidad y desazón mental) y *tamas* (torpeza e ignorancia), pero no se obstruye el proceso mental dominado por la claridad de *sattva (sāttvikī cittavṛttir)*. Por lo tanto, se trata de una obstrucción parcial y no total de los procesos mentales, un tipo de purificación o refinamiento de la mente, que hace que esta sea muy eficiente y feliz.

En el segundo tipo de contemplación, en cambio, se opera una obstrucción completa de los procesos mentales o *sarva-nirodha*. En este caso, incluso el funcionamiento *sāttvika* de la mente deja de ser operativo y cesan todas las funciones mentales. La mente no desaparece como tal (*pralaya*), sino que entra en un estado residual (*laya*) en forma de impresiones latentes que ya no fructifican y que, por lo tanto, no ocasionan nuevos procesos mentales. Se podría pensar que si la mente deja de funcionar completamente, caeríamos en la inconsciencia y en un estado muy parecido a la muerte. Para el yoga de Patañjali, esto no es así porque, como ya hemos dicho, conciencia y mente no son sinónimos (véase la Introducción). Al contrario, la mente es como un filtro que oscurece la luz diáfana de la conciencia. El conocimiento mental es siempre un conocimiento indirecto y le corresponde un cierto grado de oscuridad.

1.3

तदा द्रष्टुः स्वरूपेऽवस्थानम्॥ १.३ ॥

tadā draṣṭuḥ svarūpe'vasthānam

Entonces, el testigo se establece en su propia naturaleza.

tadā: entonces **draṣṭuḥ:** del testigo **sva-rūpe:** en su propia forma **avasthānam:** el establecimiento

Cuando se produce el *sarvanirodha*, u obstrucción de todos los procesos mentales, la conciencia testimonial, el que ve *(draṣṭṛ)*, se establece en su propia naturaleza. Este vidente es como un ojo que todo lo ve, por eso es llamado «testigo» o «conciencia testimonial». Sin embargo, no es solo el ojo que todo lo ve, sino también la luz que todo lo ilumina, puesto que él mismo es la luminosidad de la conciencia que hace posible el conocimiento. Cuando esta conciencia testimonial está establecida en su propia naturaleza, como explica este aforismo, es conciencia pura *(śuddhā)* sin ningún tipo de contenido y está desligada de una mente material, que es la que posibilita, en cuanto instrumento, las percepciones diferenciadas del mundo de la diversidad. En su forma esencial, la conciencia brilla en toda su pureza sin implicarse en los procesos mentales de la materia. La mente es una materia pensante, pero, al fin y al cabo, materia y no espíritu.

Este *sūtra* nos habla, junto al siguiente, de dos «establecimientos» (*avasthāna*) o estados de la conciencia. En el primer caso, se encuentra en su propia naturaleza *(svarūpa)* y en el segundo asume la forma de los procesos mentales es decir, se convierte en la mente de un individuo. Pero si la conciencia es inmutable, ¿cómo podemos hablar de dos estados o condiciones diferentes? En realidad, hablamos de dos estados diferentes de una forma figurada, puesto que lo que cambia es simplemente el reflejo o la sombra de la conciencia en el intelecto y no la conciencia en sí misma. Es como el cristal transparente que parece rojo, al colocarlo sobre una flor roja. Cuando quitamos la flor, el cristal deja de parecer rojo, aunque en realidad el cristal no ha sufrido ninguna modificación. Lo único que ha cambiado es la perspectiva de la visión, que ahora no tiene un trasfondo rojo para crear la ilusión de la rojez en el cristal. Esta perspectiva de la visión pertenece propiamente al intelecto, el instrumento de la visión, y no a la conciencia, que, como el cristal, no ha sufrido ningún tipo de cambio.

Por eso Vyāsa, el gran comentador de Patañjali, afirma que incluso cuando la conciencia testimonial parece asumir la forma de los procesos mentales, como se explica en el siguiente aforismo, en realidad está siempre establecida en su propia naturaleza, ya que la conciencia es inmutable y siempre plena.

1.4

वृत्तिसारूप्यमितरत्र ॥ १.४ ॥

vṛttisārūpyam itaratra

En caso contrario, [el testigo] asume la forma de los procesos mentales.

vṛtti-: con los procesos mentales **sārūpyam:** la conformidad **itaratra:** en otro caso

Cuando se produce la obstrucción de todos los procesos mentales, la conciencia testimonial puede descansar en su propia naturaleza, tal como hemos explicado en el aforismo anterior. En caso contrario, se produce la identificación de la conciencia con la mente. Por otro lado, la mente, que en sí misma es inconsciente, parece encenderse con la luz de la conciencia y asumir sus funciones como si fuera una entidad inteligente, cuando en realidad no lo es (*cf.* 4.19). Cuando se produce esta conformidad con los procesos mentales (*sārūpya*, «correspondencia, adecuación, similitud» o, literalmente, «hecho de tener una forma similar»), el intelecto *(sattva, buddhi)* presenta a la conciencia los objetos de la percepción *(darśita-viṣaya)* y esta los contempla como un espectador, sin implicarse en el proceso, aunque parezca estar implicado. La metáfora que explica esto se basa una vez más en la ilusión óptica del reflejo. Del mismo modo que la Luna, reflejada en las aguas de un estanque, parece que tiembla por efecto de las olas, así también la conciencia, reflejada sobre la superficie translúcida del intelecto, parece afectada por las percepciones, los pensamientos y los sentimientos del intelecto, que en realidad son solo su reflejo. El resultado inmediato de esta conformidad es la identificación de la conciencia testimonial *(puruṣa-samāropa)* con los procesos mentales. Estas fluctuaciones mentales se caracterizan por el placer y el dolor, y así parece que la conciencia experimente placer y dolor, cuando en realidad el placer y el dolor son propiedades de la mente y no de la conciencia. A causa de esta conformidad se producen dos resultados diferentes pero complementarios, que hacen posible la percepción ordinaria.

Por un lado, la conciencia, pese a ser inmutable, parece cambiar de forma bajo la influencia del flujo mental. Por el otro, el intelecto –que es inconsciente y material, pero capaz de reflejar la luz de la conciencia– absorbe esta luminosidad de la conciencia y se convierte en una entidad aparentemente inteligente, igual que el hierro al rojo vivo adopta el brillo y el calor del fuego.

¿Cuál es la diferencia entre el conocimiento de la conciencia y el conocimiento del intelecto? La diferencia consiste en que, para conocer los objetos materiales externos, el intelecto, compuesto por una materia sutil, adopta a través de los sentidos la forma de dichos objetos para crear representaciones mentales de ellos. Es decir, la mente está formada por una materia flexible que se amolda a la forma externa de los objetos y la reproduce dentro de la mente. Por lo tanto, la mente está en un estado de cambio continuo con el fin de representar tanto los objetos internos como los externos en aquello que denominamos «el flujo mental».

Ahora bien, la conciencia no entra en contacto directamente con los objetos a través de los sentidos, sino indirectamente a través del reflejo de dichos objetos en el intelecto. El *puruṣa* es, pues, un conocedor reflexivo *(pratisaṃvedin)* del intelecto, que le muestra los objetos ya representados *(darśita-viṣaya),* sin que la conciencia tenga que entrar en contacto ni verse sometida a ningún tipo de transformación. La conciencia no ve objetos, sino los reflejos de esos objetos en el espejo de la mente. Por eso, el conocimiento de la conciencia es un conocimiento reflejado. Como ya hemos dicho, este conocimiento reflejo no altera la conciencia del *puruṣa*, como en los dos ejemplos del cristal y del reflejo de la Luna.

1.5

वृत्तयः पञ्चतय्यः क्लिष्टा अक्लिष्टाः ॥ १.५ ॥

vṛttayaḥ pañcatayyaḥ kliṣṭā akliṣṭāḥ

Hay cinco tipos de procesos mentales y pueden estar sujetos a las aflicciones o verse libres de ellas.

vṛttayaḥ: los procesos mentales **pañcatayyaḥ:** de cinco tipos **kliṣṭā:** afligidos **akliṣṭāḥ:** no afligidos

Este *sūtra* es esencial para entender la práctica del yoga. Podríamos incluso afirmar que, si Patañjali no hubiera incluido este aforismo, el yoga sería imposible de practicar. La paradoja es que se nos dice que el objetivo del yoga es el cese de los procesos mentales, pero al mismo tiempo la concentración y la meditación son actividades mentales. Por lo tanto, ¿cómo es posible eliminar los procesos mentales con la propia mente?

Patañjali afirma que los procesos mentales pueden verse libres de aflicción, en cuyo caso, en lugar de atarnos más a la materia, nos liberan. Más abajo veremos qué son exactamente las «aflicciones» (*kleśa*), concepto clave que Patañjali toma prestado de los textos budistas en pali.

Así pues, una primera parte del yoga consiste en cultivar los procesos mentales no afligidos. De hecho, los procesos mentales afligidos contribuyen a la formación de karma, mientras que los procesos mentales no afligidos fomentan la visión intelectiva que permite separar la mente de la conciencia y, en general, contribuyen a debilitar la carga kármica.

Hemos visto, pues, que el yoga soluciona el problema de cómo liberarse de la mente mediante ejercicios mentales, postulando la existencia de unos procesos mentales positivos que no solo no generan karma, sino que incluso llegan a debilitar su influencia. En la segunda etapa, la que conduce a la contemplación no cognitiva, se producirá finalmente la detención de todos los procesos mentales por medio de un proceso que no es únicamente mental.

De hecho, en la mayor parte de las escuelas que buscan la liberación de un alma o espíritu de cualquier tipo de contingencia o atadura, existe siempre una paradoja básica (*cf.* también 1.50 y 3.9) que consiste en que el mismo camino de liberación acaba siendo una contingencia o atadura. Así, según el *vedānta* debemos liberarnos de la ilusión de la dualidad, pero para hacerlo tenemos que seguir una disciplina de variables dualistas. Para el budismo el yo no existe, sin embargo existe una disciplina ética cuyo objeto es purificar este yo inexistente; y para muchas escuelas, como el mismo *sāṃkhya-yoga,* hay que liberar una conciencia o espíritu que en realidad ¡nunca ha estado esclavizado!

1.6

प्रमाणविपर्ययविकल्पनिद्रास्मृतयः ॥ १.६ ॥

***pramāṇaviparyayavikalpanidrāsmṛtayaḥ* (1.6.)**

[Los cinco tipos de procesos mentales son] el conocimiento, el error, la conceptualización, el sueño y la memoria.

pramāṇa-: conocimiento **-viparyaya-:** error **-vikalpa-:** conceptualización **-nidrā-:** sueño **-smṛtayaḥ:** memoria

Los procesos o fluctuaciones mentales (*vṛtti*) son la parte activa de la mente, impulsada por el *guṇa rajas*. La parte pasiva de la mente, formada por el *guṇa tamas,* consiste en las impresiones latentes, en las que se almacena la información (*sthitiḥ saṃskārarūpā tāmasī […] tatra saṃkārā aparidṛṣṭāḥ stithidharmāḥ* YKSṬ 1.1). Las *vṛtti* son propiamente las percepciones (incluyendo las ilusorias), el pensamiento (incluido el error), la memoria y las emociones, tanto las positivas como las negativas. También son *vṛtti* los sueños, considerados como una forma de memoria, y el estado de sueño profundo en el cual, aunque parezca que no experimentemos nada, sentimos algo. De hecho, en los siguientes aforismos Patañjali trata sobre cada uno de estos cinco procesos.

1.7

प्रत्यक्षानुमानागमाः प्रमाणानि ॥ १.७ ॥

pratyakṣānumānāgamāḥ pramāṇāni

El conocimiento es la percepción, la inferencia y el testimonio verbal.

pratyakṣa-: percepción **-anumāna-:** inferencia **-āgamāḥ:** testimonio verbal **pramāṇāni:** los medios de conocimiento

Los *pramāṇa* son medios de conocimiento válido que producen un nuevo conocimiento (*pramā*) verificable y no sujeto a contradicción. El número de *pramāṇa* o medios válidos de conocimiento es motivo de disensión y polémica entre las diferentes escuelas. Según la escuela materialista, el único medio de conocimiento válido es la percepción directa (*pratyakṣa*). El *sāṃkhya-yoga* reconoce tres medios de conocimiento, que son los mencionados en este aforismo. El budismo solo admite la percepción directa y la inferencia (*anumāna*). A menudo, el medio de conocimiento (*pramāṇa*) se confunde con el resultado o el mismo conocimiento (*pramā*).

Los tres medios mencionados no requieren muchas más aclaraciones. La percepción es básicamente la percepción a través de los cinco sentidos, pero también, a otro nivel, se habla de una percepción extraordinaria (*alaukika*), propia de los yoguis que llegan a estados elevados de la mente y que permite un uso extraordinario de los sentidos. La inferencia y la autoridad verbal son una parte indispensable de nuestra experiencia cotidiana. Vemos la sonrisa de una persona, deducimos que está contenta, y actuamos en consecuencia. Del mismo modo, dependemos en gran medida de lo que nos dicen los demás para llevar a cabo las tareas más comunes.

1.8

विपर्ययो मिथ्याज्ञानमतद्रूपप्रतिष्ठम्॥ १.८॥

viparyayo mithyājñānam atadrūpapratiṣṭham

El error es un conocimiento falso que no corresponde a la forma del objeto conocido.

viparyayo: el error **mithyā-:** falso **-jñānam:** conocimiento
atadrūpa-: en lo que no tiene aquella forma
-pratiṣṭham: establecido

Gracias a la primera *vṛtti*, el conocimiento válido, podemos aprehender el mundo con un cierto grado de certeza objetiva y tener también una percepción de nuestra propia subjetividad. Sin embargo, con la segunda *vṛtti*, se produce un conocimiento erróneo del mundo. El error no es simplemente una falta de conocimiento, sino un algo más añadido. Se añade una cierta información inexistente. El error tiene un poder creador. Se crea una mentira, una ilusión (*moha*).

El error es una función mental y no una simple ausencia de conocimiento. Una de las «virtudes» del error es crear una proyección ficticia de una cosa que no existe, como un espejismo en el desierto. En la India, la comparación clásica es la de la plata y la concha. Vemos el brillo de una concha plateada y parece plata, pero no lo es. Otro ejemplo clásico es la confusión, a causa de la distancia y la penumbra, de un poste con la figura de un hombre. De ahí la definición del *sūtra*, que dice que el error es un conocimiento falso que no se corresponde con la forma del objeto conocido.

En ambos casos, el error no solo consiste en la dificultad de discernir la presencia del poste y de la concha –la no correspondencia–, sino también en la percepción ficticia del hombre y de la plata, el conocimiento falso. Por lo tanto, el error es una entidad en cierto modo positiva. De hecho, según Patañjali la ignorancia se divide en cinco tipos: la ignorancia, el sentido del yo, la pasión, el odio y el instinto de supervivencia o miedo a la muerte.

1.9

शब्दज्ञानानुपाती वस्तुशून्यो विकल्पः ॥ १.९ ॥

śabdajñānānupātī vastuśūnyo vikalpaḥ

La conceptualización es consubstancial al conocimiento lingüístico y carece de referente externo.

śabda-: de palabras **-jñāna-:** al conocimiento
-anupātī: que sigue, consubstancial **vastu-:** de cosas,
de objetos o referentes externos **-śūnyo:** vacío, desprovisto
vikalpaḥ: conceptualización

Desde el punto de vista humano, la conceptualización es una función mental indispensable para conseguir ordenar un mundo de percepciones sensoriales infinitas. La conceptualización permite cosas tan simples como clasificar objetos similares, crear conceptos abstractos, como el de infinitud o el de ausencia, y analizar cualquier proceso. De hecho, como veremos más adelante (3.52), el tiempo mismo es un *vikalpa*. Para ordenar la realidad, la mente humana utiliza una serie de conceptualizaciones que no se corresponden con ningún objeto real, sino que dependen de un conocimiento lingüístico.

Por ejemplo, cuando decimos «el poder de combustión del fuego» estamos construyendo un *vikalpa*, porque el poder de combustión no es una cosa separada del fuego. Sin embargo, en la frase, «el poder de combustión» y «el fuego» parecen dos cosas diferentes y separables, aunque en realidad se trata solo de una abstracción. El ejemplo clásico que dan los comentaristas es el de «la conciencia del *puruṣa*». Si el *puruṣa* es solo conciencia, ¿de qué estamos hablando entonces? Asimismo, otro ejemplo clásico: «la cabeza de Rāhu». Rāhu, el demonio del eclipse, es solo una cabeza sin cuerpo; entonces, ¿cómo podemos establecer la distinción entre la cosa poseída, la cabeza y el sujeto poseedor, Rāhu? Hay diferentes tipos de *vikalpa*, pero lo dejaremos aquí para no extendernos demasiado.

1.10

अभावप्रत्ययालम्बना वृत्तिर्निद्रा ॥ १.१० ॥

abhāvapratyayālambanā vṛttir nidrā

El sueño es un proceso mental que depende de la percepción de la ausencia.

abhāva-: de la ausencia **-pratyaya-:** la percepción **-alambanā:** cuyo soporte es **vṛttir:** un proceso mental **nidrā:** el sueño

Cuando hablamos del sueño nos referimos al sueño profundo, aquel estado en que parece que no se percibe nada ni se tiene ningún sueño. Según Patañjali, la aparente inconsciencia del sueño profundo no significa que este no sea una forma de pensamiento. El sueño profundo es un proceso mental activo que está basado en la percepción de la ausencia de objetos físicos y mentales. Según los comentaristas, se percibe la oscuridad (*vastvabhāvaḥ pratīyate yasminn āvārake tamasi sati, tat tamo 'bhāvapratyayaḥ / taṃ viṣayīkurvatī vṛttir nidrā* YSĀ 1.10). El sueño es, pues, la percepción de la oscuridad mental, puesto que la mente también está formada por el constituyente *tamas*.

Según los comentaristas, la prueba de que el sueño es una percepción positiva de la ausencia en forma de oscuridad es que al despertar tenemos el recuerdo de dicha experiencia, cuando decimos: «he dormido bien, estoy muy despierto» (sueño sáttvico), o «he dormido mal, estoy inquieto» (sueño rajásico), o «he dormido pesadamente, tengo la mente espesa» (sueño tamásico). Si el sueño no fuera un proceso mental, no tendríamos este recuerdo.

Dado que es un proceso mental, el sueño tiene que ser obstruido si se quiere conseguir la contemplación yóguica, igual que los otros procesos mentales. La victoria sobre el sueño, que conlleva un estado de vigilia permanente en el que la mente no se cansa, porque descansa de forma natural en su estado contemplativo, es una de las prácticas más difíciles del yoga y de cualquier disciplina espiritual que aspire a una trascendencia de las limitaciones mentales. Esto se consigue mediante el cultivo del *guṇa sattva* (*sattva-saṃsevana*), el elemento más transparente y refinado de la mente.

1.11

अनुभूतविषयासंप्रमोषः स्मृतिः ॥ १.११ ॥

anubhūtaviṣayāsaṃpramoṣaḥ smṛtiḥ

La memoria es la no tergiversación de un objeto percibido.

anubhūta-: percibido **-viṣaya-:** de un objeto
-asaṃpramoṣaḥ: la no tergiversación **smṛtiḥ:** la memoria

El funcionamiento de la memoria está bastante estudiado en los *Yogasūtra* y en los comentarios posteriores. La memoria depende de las impresiones latentes producidas por las percepciones, tal como hemos explicado en la Introducción. Las impresiones latentes conservan el recuerdo de las experiencias pasadas, y este recuerdo se activa cuando la impresión latente del recuerdo encuentra su propia causa de manifestación (*sva-vyañjaka*). Por ejemplo, en el famoso ejemplo de la magdalena de Proust, el olor de la magdalena mojada en el té provoca que el escritor rememore su infancia. La memoria depende, pues, de un estímulo (*udbodhaka*) externo o interno, como cuando se produce una asociación de pensamientos que activa la impresión latente, que presenta su contenido a la mente. En el ejemplo anterior, la magdalena sería el *sva-vyañjaka* o *udbodhaka*.

Por lo tanto, una primera definición de la memoria podría ser que la memoria es la recuperación o la no pérdida (*asaṃpramoṣa*) del contenido recordado y que se actualiza mediante una impresión latente. Esta sería una primera interpretación del término *asaṃpramoṣa*, que aquí es clave para entender el aforismo. Hay, no obstante, otra interpretación de esta palabra, que es más interesante y que es la que seguimos aquí. Según Vācaspati Miśra, la palabra *asaṃpramoṣa* se refiere no solo a la capacidad de recuperar el contenido de una percepción pasada, sino también al hecho de no añadir nada al recuerdo, es decir, de no tergiversarlo. Como todos sabemos por experiencia, a menudo embellecemos los recuerdos con nuestros deseos, o confundimos los recuerdos al mezclar la información con otros recuerdos o impresiones mentales almacenadas en la memoria. Por lo tanto, la memoria no es solo el hecho de recordar, sino también el de no escamotear (*asaṃpramoṣa*) el contenido real de la experiencia pasada añadiéndole más información.

El recuerdo es la rememoración de una experiencia pasada (*anubhūta*). La palabra *anubhūta* es la otra palabra clave para entender el aforismo y marca una diferencia fundamental entre la memoria y todos los otros procesos mentales (*vṛtti)*. Toda las otras *vṛtti* son funciones mentales que producen una información nueva. Esta información puede ser cierta, como en el caso de los medios válidos de conocimiento, o errónea, como en el caso del conocimiento erróneo o *viparyaya*, o quizás simplemente conceptual, sin referente externo, como en el caso de los conceptos o *vikalpa*, pero siempre es una información nueva. El recuerdo, no. De hecho, el recuerdo depende de los otros procesos mentales.

1.12

अभ्यासवैराग्याभ्यां तन्निरोधः ॥ १.१२ ॥

abhyāsavairāgyābhyāṃ tannirodhaḥ

La detención [de los procesos mentales] se produce mediante la práctica y el desapego.

abhyāsa-: mediante la práctica
-vairāgyābhyāṃ: y el desapego **tan-:** de estos (procesos mentales) **-nirodhaḥ:** la detención, la obstrucción

Los dos medios para detener u obstruir la oscuridad de la mente –dado que la mente, al ser inconsciente, es esencialmente oscuridad– son la práctica y el desapego de los objetos de los sentidos, que nacen al observar los defectos intrínsecos de las cosas. El desapego es necesario para contrarrestar la tendencia innata de la mente a salir al exterior e interesarse por los objetos de los sentidos. Para alcanzar la contemplación es importante invertir el flujo mental, de forma que las funciones mentales descansen en su propia causa, que es la misma mente.

Por otro lado, mediante la práctica conseguimos la estabilidad del flujo mental, que produce una sensación de calma y, por lo tanto, de bienestar, que es muy importante para la práctica del yoga. Vyāsa, en este *sūtra*, emplea la metáfora del río. La mente es como un río que puede fluir en dos direcciones opuestas: hacia la liberación de la conciencia, o hacia la esclavitud de la materia. De nuevo vemos cómo la misma mente es el instrumento que sirve para deshacerse de toda forma de pensamiento condicionado, si bien no basta con la práctica para llegar a la contemplación no cognitiva, que finalmente depende del desapego supremo.

En lo que concierne a la práctica y el desapego la *Bhagavadgītā* se expresa exactamente de la misma manera. Arjuna duda mucho de la posibilidad de un yoga que consiste en el control de la mente y aspira a conseguir que el flujo mental sea tan estable como la llama de una lámpara en un lugar sin viento (*yathā dīpo nivātastho neṅgate sopamā smṛtā* BhG 6.19). La mente es inestable por naturaleza, extraordinariamente inquieta y poderosa y tan difícil de controlar como el viento (*cañcalaṃ hi manaḥ kṛṣṇa pramāthi balavad dṛḍham / tasyāhaṃ nigrahaṃ manye vāyor iva suduṣkaram* BhG 6.34). La respuesta de Kṛṣṇa es muy clara y va en la misma línea que los *Yogasūtra*. Ciertamente, la mente es difícil de controlar, pero mediante la práctica y el desapego es posible conseguirlo (*asaṃśayaṃ mahābāho mano durnigrahaṃ calam / abhyāsena tu kaunteya vairāgyeṇa ca gṛhyate* BhG 6.35).

1.13

तत्र स्थितौ यत्नोऽभ्यासः ॥ १.१३ ॥

tatra sthitau yatno'bhyāsaḥ

En este caso, la práctica es el esfuerzo para la consecución de la estabilidad [mental].

tatra: en este caso **sthitau:** para la estabilidad (mental)
yatno: el esfuerzo **abhyāsaḥ:** la práctica

La estabilidad mental (*sthiti*) es un concepto que ya aparece en la literatura budista en pali. Los comentaristas la definen como el flujo tranquilo de una mente en la que predomina el *guṇa sattva*. Otra imagen, que aparece en la *Bhagavadgītā* 6.19, y que ya hemos citado más arriba, es la llama que quema sin moverse ni oscilar, derecha, inamovible, en un lugar sin viento. El esfuerzo implica energía (*vīrya*), entusiasmo (*utsāha*) y un deseo de conseguir el objetivo (*saṃpipādayiṣā*). Este esfuerzo se basa también en un ejercicio repetitivo con la intención de fijar la mente una y otra vez en el lugar elegido. Este esfuerzo es asimismo una continua disposición mental a redirigir la mente hacia el interior, en contra de su tendencia innata hacia la extraversión. Esta tendencia extravertida de la mente se ilustra con una metáfora muy simple en la *Kathā Upaniṣad* 4.1, donde se dice que cuando el hombre fue creado se agujereó desde dentro como un saco, y por eso las aperturas de los sentidos miran hacia fuera. Así pues, la práctica del yoga es una actividad mental a contracorriente, a diferencia de las actividades ordinarias, como el estudio, el trabajo, etcétera; es, por lo tanto, extremadamente difícil, puesto que implica invertir la dirección del flujo mental y volverlo hacia su fuente: hacer que la mente deje de mirar hacia el exterior y pueda contemplarse a sí misma.

1.14

स तु दीर्घकालनैरन्तर्यसत्कारासेवितो दृढभूमिः ॥ १.१४ ॥

sa tu dīrghakālanairantaryasatkārāsevito dṛḍhabhūmiḥ

Esta [práctica] se afianza, cuando se cultiva durante largo tiempo, de forma ininterrumpida y con consideración.

sa: esta (práctica) **tu:** pero **dīrgha-kāla-:** durante mucho tiempo **-nairantarya-:** ininterrumpidamente **-satkāra-:** y con consideración **-āsevito:** practicada **dṛḍha-bhūmiḥ:** cuyo fundamento es estable

Las impresiones latentes del estado extravertido de la mente son tan fuertes, y están tan arraigadas, que a menudo la gente se pregunta si es realmente posible detener los procesos mentales mediante la práctica del yoga. Este aforismo es un intento de responder a esta pregunta planteando tres condiciones para que la práctica tenga éxito y permita lograr la estabilidad.

Estas tres condiciones para el éxito de la práctica del yoga son: ejecutarla durante largo tiempo, de una forma ininterrumpida y practicar con respeto y consideración. Las dos primeras condiciones son bastante obvias, pero la tercera no lo es tanto. Es importante que a la hora de practicar se haga con un cierto sentido de respeto y consideración por la tarea acometida; es decir, que no se practique rutinariamente o a disgusto, de un modo forzado, ni aplicando de una forma demasiado violenta el poder de la voluntad. Esto evita muchas desviaciones emocionales, como la frustración, la arrogancia o el agotamiento psicológico.

La estabilidad o fortaleza de la práctica (*dṛḍha-bhūmi*) significa, entre otras cosas, que, si experimentamos un dolor extremo o una fuerte sacudida, nuestra mente no se altera, sino que continúa inamovible, como en el ejemplo de la llama del comentario anterior. La ecuanimidad es, pues, uno de los primeros frutos de la práctica del yoga. También podría entenderse que el afianzamiento hace que la práctica se vuelva cada vez más natural y espontánea.

1.15

दृष्टानुश्रविकविषयवितृष्णस्य वशीकारसंज्ञा वैराग्यम्॥ १.१५॥

dṛṣṭānuśravikaviṣayavitṛṣṇasya vaśīkārasaṃjñā vairāgyam

El desapego es la conciencia de autodominio que tiene una persona cuando no está apegada ni a los objetos de este mundo ni a los del más allá.

dṛṣṭa-: de este mundo **-anuśravika-:** del más allá **-viṣaya-:** los objetos **-vitṛṣṇasya:** de la persona que no está apegada **vaśīkāra-saṃjñā:** la conciencia de autodominio **vairāgyam:** el desapego

Esta traducción corresponde a la versión de Bhoja. Otra traducción posible sería la siguiente:

> Al liberarse de la sed por las cosas vistas o reveladas, se consigue el desapego llamado «dominio».

En este caso hemos preferido la primera interpretación porque el desapego no tiene solo el sentido negativo de indiferencia hacia los objetos de los sentidos, sino el sentido positivo de conciencia de autodominio. Esta conciencia se caracteriza por el hecho de contemplar los objetos sin el deseo de poseerlos (*anābhogātmikā*), pero tampoco de rechazarlos (*heyopādeyaśūnyā*).

Cabe recordar aquí que el ser humano nunca está dispuesto a renunciar a nada, y que la verdadera renuncia a los placeres sensuales solo es posible cuando nos damos cuenta del dolor inherente a ellos, y cuando descubrimos la existencia de un gozo mayor, el de la contemplación. Por eso, esta renuncia no implica un sacrificio o abandonar algo realmente deseado, sino la consecución de algo mejor. Es como quien abandona un objeto viejo por uno nuevo, o como quien deja de fumar y empieza a disfrutar del placer de una respiración limpia y fresca sin tos ni mucosidades. Cuando llegue a disfrutar plenamente del placer de respirar, no volverá a fumar jamás.

Con «los objetos del más allá» se hace referencia a los placeres celestiales y a los placeres de los que han logrado el estado incorpóreo o la disolución en la naturaleza primordial (*cf.* 1.19). El desapego, como veremos en el próximo *sūtra*, es de dos tipos: supremo y ordinario. En este aforismo se define el desapego ordinario, que consiste en no apegarse a los objetos de este mundo o del más allá.

La mente siente inclinación por ciertos objetos sensoriales a causa de las impurezas mentales (*kaṣāya*). Estas impurezas mentales son deseos especialmente nocivos que, como una sustancia pegajosa (*kaṣāya*), se adhieren a la mente y enturbian su transparencia. Al erradicar estas impurezas, desaparece el deseo de los objetos correspondientes. Así pues, el desapego se concibe como el proceso de quemar o cocinar (*pācana*) estas impurezas. Este proceso a menudo se describe en cuatro etapas.

En primer lugar, se toma la determinación de quemar las impurezas. En segundo lugar, se llega a un estado en que ciertos vicios han sido erradicados pero otros, no: hemos dejado de beber, pero seguimos fumando. En un tercer momento, se consigue abandonar el vicio, pero todavía sentimos el deseo interior, como cuando pese a haber dejado de fumar perduran las ganas de encender un cigarrillo. Finalmente, en el cuarto estadio, no se siente ni siquiera un leve deseo por el objeto. La impresión latente que provocaba el deseo ya no está activa y podemos prescindir del objeto, aunque nos lo ofrezcan.

1.16

तत्परं पुरुषख्यातेर्गुणवैतृष्ण्यम् ॥ १.१६ ॥

tatparaṃ puruṣakhyāter guṇavaitṛṣṇyam

Más allá de este [desapego] se encuentra [el desapego supremo] o la ausencia de deseo hacia los constituyentes que nace de la misma visión del *puruṣa*.

tat-: de este **-paraṃ:** más allá **puruṣa-:** del *puruṣa* **-khyāter:** a causa de la visión **guṇa-:** hacia los constituyentes **-vaitṛṣṇyam:** la ausencia de deseo

Mientras que el desapego ordinario se refiere a los objetos sensuales o celestiales, el desapego supremo es una ausencia de deseo más profunda. No se dirige a los objetos sino a su raíz, a las energías constituyentes que los conforman y a las cualidades que los caracterizan: la ausencia de deseo por la dulzura del azúcar, la excitación del sexo o la euforia del éxito.

Según Vyāsa, este desapego se produce cuando el intelecto está tan satisfecho con la visión del *puruṣa* que no siente ni un asomo de deseo por ningún otro objeto o propiedad visible o invisible, de este mundo o de cualquier otro. Este desapego es para Vyāsa la culminación del conocimiento intelectual y hace que el yogui piense que ha conseguido todo lo que tenía que conseguir, que ha quemado todas las impurezas que había que quemar y ha destruido todas las aflicciones que tenía que destruir. Este tipo de desapego conduce inmediatamente a la liberación definitiva, el aislamiento respecto de la materia.

1.17

वितर्कविचारानन्दास्मितारूपानुगमात्संप्रज्ञातः ॥ १.१७ ॥

vitarkavicārānandāsmitārūpānugamāt saṃprajñātaḥ

La contemplación cognitiva asume formas distintas:
la tosca, la sutil, la gozosa y la referente al yo.

vitarka-: tosca **-vicāra-:** sutil **-ānanda-:** gozosa **-asmitā-:** del yo **-rūpa-:** la forma **-anugamāt:** por el hecho de seguir **saṃprajñātaḥ:** la contemplación cognitiva diferenciada

La contemplación cognitiva diferenciada (*saṃprajñāta-samādhi*) es una forma de meditación (*bhāvanā*) que conoce su objeto sin ningún tipo de duda y con toda claridad. Por eso se denomina diferenciada, porque es capaz de conocer su objeto con toda la particularidad del detalle. La meditación (*bhāvanā*), por otro lado, se define como el hecho de emplazar repetidamente un objeto dentro del foco de la atención mental. La contemplación cognitiva nos da, pues, una visión rigurosa y directa del objeto y solo es posible en el cuarto nivel mental, cuando la mente está plenamente concentrada (*ekāgra-bhūmi*) y no se ve afectada por las distracciones de la vida cotidiana.

Así pues, según cuál sea el objeto de meditación, tendremos una de las cuatro formas de contemplación cognitiva mencionadas en el aforismo. Si el objeto es tosco, como por ejemplo la respiración o la imagen de una divinidad, se producirá la contemplación *vitarka*; si es sutil, como en el caso de los elementos sutiles, se producirá la contemplación *vicāra*; si se centra en la propia mente y los sentidos, entonces tendremos la contemplación gozosa, puesto que el *sattva* o transparencia es la esencia de la mente y de los sentidos, y es por definición placentero *(sattvam sukham)*. En el cuarto caso, se centra en el sentido del yo, que no es otra cosa sino la reflexión de la conciencia del *puruṣa* en la materia; es decir, la misma *buddhi* como un «yo conocedor», como el centro autónomo e individualizado de la conciencia (*cf.* 1.41). Más adelante veremos como el yo (*aham*) y el sentido del yo (*asmitā*) son dos cosas diferentes (*cf.* 1.41). Todas estas formas contemplativas dependen de un objeto de contemplación (*sālambana*, *cf.* 1.46). En la contemplación no cognitiva (*asaṃprajñāta*) desaparece la necesidad de un objeto.

1.18

विरामप्रत्ययाभ्यासपूर्वः संस्कारशेषोऽन्यः ॥ १.१८ ॥

virāmapratyayābhyāsapūrvaḥ saṃskāraśeṣo'nyaḥ

La otra [contemplación, la no cognitiva] va precedida por la práctica de la detención [de los procesos mentales y se da cuando la mente] queda reducida a las impresiones latentes.

virāma-: la detención **-pratyaya-:** que tiene como causa **-abhyāsa-:** por la práctica **-pūrvaḥ:** va precedida **saṃskāra-:** a las impresiones latentes **-śeṣo-:** queda reducida **-anyaḥ:** la otra

Como hemos dicho antes, el grado de obstrucción es el que determina la naturaleza de la contemplación. En el caso de la contemplación cognitiva diferenciada, no se llegan a obstruir todos los procesos mentales, sino solo los que están condicionados por los *guṇa rajas* y *tamas*, pero no por *sattva*. En la contemplación no cognitiva, incluso la mente deja de funcionar, y por lo tanto no hay ni siquiera procesos mentales sáttvicos. Aquí, el grado de obstrucción es absoluto y se produce el *sarva-nirodha,* u obstrucción absoluta de todos los procesos mentales. Se trata del quinto estado de la mente, en que esta queda reducida a las impresiones latentes. Esto no quiere decir, como ya hemos apuntado en 1.2, que el yogui caiga en la inconsciencia. Todo lo contrario, al perder la oscuridad de la mente es capaz de conocer con más claridad la conciencia del *puruṣa* (*cf.* también 1.2 y 1.51).

La práctica de este tipo de contemplación no depende de un objeto de meditación, como en el caso previo, sino de cultivar la transformación de la mente detenida o aquietada (*cf.* 3.9), que se consigue potenciando la impresión mental del mismo signo. Esta impresión mental obstructiva es capaz de obstruir las impresiones mentales de la contemplación cognitiva y, finalmente, se autodestruye (1.50, 51). Así pues, hay dos tipos de práctica (*abhyāsa*): la que tiene un soporte objetivo, y la que no tiene ningún soporte, ya que la contemplación no cognitiva se produce simplemente a partir de la quietud de la conciencia cuando no está dirigida hacia los objetos (*tasmān nirālambanād eva jñānaprasādamātrāt tasyotpattir yuktā* TV 1.18).

1.19

भवप्रत्ययो विदेहप्रकृतिलयानाम्॥ १.१९॥

bhavapratyayo videhaprakṛtilayānām

[Esta contemplación] es innata para los «incorpóreos» y para «los que se reabsorben en la naturaleza primordial».

bhava-: el nacimiento **-pratyayo:** cuya causa es **videha-:** para los incorpóreos **-prakṛti-:** en la naturaleza primordial **-layānām:** para los que se reabsorben

La contemplación no cognitiva es de dos tipos: la innata, y la que requiere la práctica del yoga. Aquí, el *sūtra* nos habla de dos casos en que la contemplación no cognitiva es innata. Los llamados «incorpóreos», o *videha*, son propiamente una clase de divinidades que, desprovistas de cuerpo y con la mente reducida a las impresiones latentes, disfrutan de un estado parecido a la liberación, hasta que el karma acumulado en las impresiones latentes fructifica y vuelven a entrar en el *saṃsāra*. El caso de los que se absorben en la naturaleza primordial es similar. La mente en estado residual se absorbe en la naturaleza indeterminada hasta que vuelve a fructificar el depósito latente del karma, igual que con la llegada de las lluvias vuelven a germinar las semillas que yacían en la tierra seca.

1.20

श्रद्धावीर्यस्मृतिसमाधिप्रज्ञापूर्वक इतरेषाम्॥ १.२०॥

śraddhāvīryasmṛtisamādhiprajñāpūrvaka itareṣām

En todos los otros casos, [la contemplación] va precedida por la confianza, la energía, la atención, la concentración y la visión.

śraddhā-: por la confianza **-vīrya-:** la energía **-smṛti-:** la atención **-samādhi-:** la concentración **-prajñā-:** y la visión **-pūrvaka:** va precedida **itareṣām:** para los demás

Una vez más debemos buscar el origen de este *sūtra* en los textos palis que mencionan precisamente los mismos términos. Se enumeran aquí las etapas de la práctica que tienen que seguir los yoguis que no poseen de forma innata la contemplación no cognitiva. La confianza produce la energía o entusiasmo, gracias al cual la mente es capaz de estar atenta y despierta, lo que posibilita los estados elevados de concentración, que a su vez permiten la aparición de la visión llena de verdad (*cf.* 1.48), que allana el camino para la detención final de la mente (*cf.* 1.51).

1.21

तीव्रसंवेगानामासन्नः ॥ १.२१ ॥

tīvrasaṃvegānām āsannaḥ

[La contemplación] está más cerca para aquellos que son muy diligentes.

tīvra-: muy intenso **-saṃvegānām:** para los que son muy diligentes o enérgicos **āsannaḥ:** cerca

El tiempo necesario para conseguir la contemplación no cognitiva depende de dos factores: la energía o el entusiasmo del practicante, y la intensidad de la práctica. Este aforismo nos habla de la energía del practicante, y el siguiente nos hablará de la intensidad de la práctica.

Algunos comentaristas, como Vācaspati Miśra, interpretan *saṃvega* como «desapego» o *vairāgya*. La interpretación es, sin duda, un poco forzada, puesto que, como indica Bhoja, *saṃvega* es «diligencia» o la disposición firme a realizar una acción (*saṃvegaḥ kriyāhetur dṛḍhataraḥ saṃskāraḥ*). En ambos casos, el significado del aforismo es similar, puesto que este entusiasmo o energía puede entenderse como un resultado del desapego, que, en definitiva, es la verdadera causa de la contemplación no cognitiva.

1.22

मृदुमध्याधिमात्रत्वात्ततोऽपि विशेषः ॥ १.२२ ॥

mṛdumadhyādhimātratvāt tato'pi viśeṣaḥ

Se producen diferencias [en la cercanía de la contemplación] según el grado [de intensidad de la práctica] sea suave, medio o fuerte.

mṛdu-: suave **-madhya-:** medio **-adhimātratvāt:** según el grado de intensidad [de la práctica] sea fuerte **tato'pi:** también **viśeṣaḥ:** diferencia

1.23

ईश्वरप्रणिधानाद्वा ॥ १.२३ ॥

īśvarapraṇidhānād vā

O [la contemplación se produce] gracias a la meditación continuada en el Señor.

īśvara-: en el Señor **-praṇidhānād:** gracias a la meditación continuada **vā:** o

Se menciona aquí un método diferente para conseguir la contemplación yóguica, relacionado con la entrega al Señor. Se introduce, por lo tanto, un concepto totalmente nuevo: el de persona divina, Dios o Señor. Como veremos en el siguiente *sūtra*, en el yoga de Patañjali Dios no es un tercer principio, más allá de la naturaleza primera o de los *puruṣa*, sino que se trata de un *puruṣa* especial que no se ve afectado por las limitaciones que abruman a los otros *puruṣa* que se identifican con la materia.

El *praṇidhāna* es seguramente para Patañjali la acción de fijar la mente en Īśvara. La palabra aparece en los textos budistas en el sentido de dedicación o entrega a la práctica de la meditación. A menudo es descrito por los comentaristas como un tipo de devoción especial (*bhakti-viśeṣa*) y Vyāsa afirma que el Señor, propiciado por este tipo de devoción, da sus bendiciones al devoto para que consiga los favores deseados.

Los comentaristas también identifican el *īśvara-praṇidhāna*, especialmente en el *sūtra* 2.1, con el concepto de *karma-yoga* de la *Bhagavadgītā*: el hecho de renunciar al fruto de las acciones, pero no a las acciones, ofreciendo los resultados al Señor. Se trata de una acción eficiente pero impersonal, donde el que actúa se concentra en la acción, pero se despreocupa de sus resultados, ahorrándose de este modo la desazón producida por las expectativas y las frustraciones. La idea es que solo podemos controlar nuestros actos, pero que el resultado final no está en nuestras manos. Si nos apegamos a los resultados, formamos un vínculo kármico que nos mantiene perpetuamente en la ignorancia.

1.24

क्लेशकर्मविपाकाशयैरपरामृष्टः पुरुषविशेष ईश्वरः ॥ १.२४ ॥

kleśakarmavipākāśayair aparāmṛṣṭaḥ puruṣaviśeṣa īśvaraḥ

El Señor es un *puruṣa* especial que no se ve afectado ni por las aflicciones ni por sus actos; ni por la fructificación [de las acciones] ni por el depósito kármico [de las impresiones latentes].

kleśa-: por las aflicciones **-karma-:** por los actos **-vipāka-:** por la fructificación **-āṣayair:** por el depósito kármico **aparāmṛṣṭaḥ:** que no se ve afectado **puruṣaviśeṣa:** un *puruṣa* especial **īśvaraḥ:** el Señor, Dios

Aquí se describe el Señor (*īśvara*) como un *puruṣa* que no se ve afectado por las aflicciones (2.3), ni por las acciones (4.7) ni por el fruto del karma (2.13), ni por el depósito kármico donde se almacena el registro de las impresiones latentes (2.12). El lector podrá encontrar la definición de estos conceptos en los aforismos indicados.

Aquí conviene tener en cuenta que las aflicciones y los otros elementos mencionados en el *sūtra* en realidad solo afectan a la mente, pero no al *puruṣa*, que es inmutable por definición. De hecho, la experiencia del placer y el dolor se atribuye erróneamente al *puruṣa*. Ese es el origen de la ilusión fundamental que produce el espejismo del dolor en el alma encarnada. Cuando el *puruṣa* se libera de este error, puede disfrutar de la pureza de la conciencia.

Aquí habría que preguntarse en qué se diferencia Dios de un *puruṣa* normal liberado. La diferencia es que Dios no ha sido nunca esclavizado por la materia, no se ha identificado nunca con la mente, ni en el pasado ni en el presente ni en el futuro, y siempre ha estado y estará liberado, porque en la mente divina hay una preponderancia absoluta del *sattva* más refinado (*prakṛṣṭa-sattva)*, lo que hace que en Dios se halle el conocimiento más elevado, la semilla de la omnisciencia de donde surge todo el conocimiento, como indica el siguiente aforismo. De hecho, el concepto de *īśvara* conlleva la noción de grado máximo o máxima excelencia (*kāṣṭhāprāptir aiśvaryasya*). Se trata, pues, de un *puruṣa* filo-cósmico, que no crea el mundo, pero que lo observa y lo comprende íntegramente y en su totalidad. Dios es aquí el custodio de la sabiduría, el maestro de los maestros y la divinidad benevolente que otorga al devoto los beneficios del yoga.

1.25

तत्र निरतिशयं सर्वज्ञबीजम्॥ १.२५॥

tatra niratiśayaṃ sarvajñabījam

En Él se encuentra en grado sumo la semilla de la omnisciencia.

tatra: en Él **niratiśayaṃ:** en grado sumo
sarvajñabījam: la semilla de la omnisciencia

La semilla de la omnisciencia es el conocimiento extrasensorial (*atīndriya*) de todos los acontecimientos pasados, presentes o futuros, tanto individual como colectivamente, y se encuentra presente en Īśvara, porque en él se condensa el grado máximo del conocimiento intelectual: la omnisciencia.

1.26

स पूर्वेषामपि गुरुः कालेनानवच्छेदात्॥ १.२६ ॥

sa pūrveṣām api guruḥ kālenānavacchedāt

Él es el maestro de los [maestros] primordiales,

ya que no está sujeto a la limitación temporal.

sa: Él **pūrveṣām:** de los antiguos [maestros] **api:** incluso, hasta **guruḥ:** el maestro **kālena:** por el tiempo **anavacchedāt:** ya que no está limitado

Todo el mundo necesita un maestro, excepto Īśvara, que conserva su saber a lo largo de los ciclos de creación y destrucción de los mundos, dado que no está sujeto a las distinciones temporales. Īśvara es el maestro de los maestros y el maestro del primer sabio (*ādya-vidvan*), Kapila, que a su vez enseñó a Āsuri. De hecho, para Vyāsa Īśvara es el fundamento de las escrituras y, por lo tanto, de toda ciencia. Hay una relación de dependencia entre el conocimiento de Dios, que depende de las escrituras, dado que no se puede percibir a Dios con los sentidos, y las mismas escrituras cuya autoridad depende de la existencia de Dios. Según Vyāsa, el concepto de grado de máximo o máxima excelencia el conocimiento de las escrituras residen en el principio divino y tienen una relación inmemorial, sin principio y de dependencia mútua (*etayoḥ śāstrotkarṣayor īśvarasattve vartamānayor anādiḥ saṃbandhaḥ* VBh).

1.27

तस्य वाचकः प्रणवः ॥ १.२७ ॥

tasya vācakaḥ praṇavaḥ

La palabra que lo expresa es el *praṇava* (la sílaba «om»).

tasya: de él **vācakaḥ:** que expresa o denota, significante
praṇavaḥ: *praṇava*

Estamos ante un aforismo muy importante para la práctica, en que se indica que hay una palabra capaz de expresar a Dios o Īśvara. Dios es aquello que puede ser expresado (*vācya*) y la sílaba *om* es el medio para expresarlo (*vācaka*). Los comentaristas afirman que aquí la relación entre la palabra y aquello expresado por la palabra, es decir, entre *om* y Dios, es eterna y no arbitraria, al contrario que todas las demás palabras. Por este motivo, su repetición invoca literalmente la presencia de Dios y produce una actualización real del significado divino o de la experiencia divina, tal como afirma el siguiente aforismo.

1.28

तज्जपस्तदर्थभावनम् ॥ १.२८ ॥

tajjapas tadarthabhāvanam

La repetición de este («om») produce la comprensión de su significado.

taj-: de este **-japas:** la repetición **tad-:** de su **-artha-:** significado **-bhāvanam:** la comprensión, evocación, recreación

La comprensión a la que nos referimos aquí es una verdadera contemplación: la presencia continuada de la divinidad en la mente del yogui, producida por la repetición del *om*. Aquí traducimos el aforismo de una forma diferente a la tradicional, que normalmente entiende que Patañjali se refiere a dos prácticas paralelas: «la repetición del *praṇava* y la meditación sobre su significado», añadiendo la conjunción «y» (*ca*), que no se encuentra en el *sūtra*. Nuestra traducción es más literal y dice que «la repetición del *praṇava* es la comprensión o contemplación de su significado»; es decir, que mediante la repetición del *praṇava* se produce la comprensión o la clara actualización de Dios en la mente de la persona que medita.

La utilidad de esta práctica reside en que lleva a una concentración o recogimiento mental que es óptimo para conseguir la contemplación yóguica del *samādhi*. De hecho, hay una relación estrecha entre la práctica del yoga y la recitación continuada de mantras, ya sea verbal o mentalmente. Algunos autores afirman que esta es la verdadera práctica del *praṇidhāna* mencionado en el *sūtra* 1.23. Entonces, el *praṇidhāna* sería un tipo de meditación continuada en el Señor, más que una entrega o una devoción.

1.29

ततः प्रत्यक्चेतनाधिगमोऽप्यन्तरायाभावश्च॥ १.२९॥

tataḥ pratyakcetanādhigamo 'py antarāyābhāvaś ca

Entonces se consigue la visión interior y desaparecen los obstáculos mentales.

tataḥ: entonces **pratyak-:** interior **-cetana:** la visión
ādhigamo: la consecución **apy:** también
antarāya-: de los obstáculos **abhāvaś:** la desaparición **ca:** y

Una vez se ha producido, gracias a la práctica de la recitación continuada del *om*, la absorción de la mente del yogui en la esencia divina, desaparecen los obstáculos mentales, que serán descritos en el próximo aforismo, y nace la visión interior o el pensamiento introvertido, que se refiere a la mirada interior del sabio, que venciendo la fascinación natural que le producen los objetos externos es capaz de girar los ojos hacia dentro y contemplar su verdadera naturaleza (*sva*).

Vyāsa afirma que cuando el yogui tiene la visión de Īśvara como un ser completamente libre de cualquier contingencia, feliz, exento de cualquier tipo de dolor, entonces comprende que su propia naturaleza es la conciencia del *puruṣa* y que, al igual que Īśvara, también está libre del miedo y el sufrimiento de la vida material.

1.30

व्याधिस्त्यानसंशयप्रमादालस्याविरतिभ्रान्तिदर्शनालब्धभूमिकत्वानवस्थितत्वानि चित्तविक्षेपास्तेऽन्तरायाः ॥ १.३० ॥

vyādhistyānasaṃśayapramādālasyāviratibhrāntidarśanālabdha-bhūmikatvānavasthitatvāni cittavikṣepās te 'ntarāyāḥ

Los obstáculos son propiamente las dispersiones mentales: la enfermedad, la apatía, la duda, la negligencia, la pereza, la intemperancia, la visión errónea, la incapacidad para alcanzar un nivel [de contemplación] y la precariedad [del nivel conseguido].

vyādhi-: la enfermedad **-styāna-:** la apatía **-saṃśaya-:** la duda **-pramāda-:** la negligencia, el descuido **-ālasya-:** la pereza **-avirati-:** la intemperancia **-bhrānti-:** del error **-darśana-:** la visión **-alabdha-bhūmikatva-:** la incapacidad para alcanzar un nivel **-anavasthitatvāni:** la precariedad, inestabilidad **citta-:** de la mente **-vikṣepās:** dispersiones **te:** las **antarāyāḥ:** los obstáculos

Los obstáculos hay que entenderlos como impedimentos en la práctica de la meditación orientada a la contemplación cognitiva (*saṃprajñāta-samādhi*). La palabra *vikṣepa*, traducida a menudo como «distracción» o «dispersión», significa etimológicamente «lanzamiento, proyección» y también «la acción de mover o agitar». Los *vikṣepa* son auténticos movimientos mentales, agitaciones o turbulencias de la mente, que tienen efectos muy negativos para la práctica del yoga y la contemplación. De hecho, solo si estos impedimentos se encuentran ausentes, podrá la mente hallar el recogimiento (*samādhi*) necesario para alcanzar la contemplación (*samādhi*).

Observamos que la enumeración de los obstáculos va del más tosco al más sutil. Una persona enferma no podrá practicar yoga. Si está sana, pero sufre de apatía mental, no estará en condiciones para la práctica. Si no es apática y está dispuesta a esforzarse, pero tiene dudas sobre la eficacia del yoga, acabará por abandonarlo. Si la persona es descuidada y negligente, aunque no dude sobre las bondades del yoga, lo hará tan mal que no tendrá los resultados esperados y cejará en su empeño. Si la persona es cuidadosa pero muy perezosa, tampoco conseguirá nada.

Hay que señalar la diferencia entre la apatía (*styāna*), que es un desinterés general por la acción (*styānam akarmaṇyatā cittasya* VBh), y la pereza (*ālasya*) de quien, pese a querer actuar, no puede hacerlo a causa de la pesadez mental y física (*ālasyam kāyasya cittasya ca gurutvād apravṛttiḥ* VBh). El siguiente obstáculo es la pasión o deseo de placeres mundanos. Son las famosas tentaciones que asedian a los eremitas de todas las tradiciones religiosas. Aunque podamos vencer estas tentaciones, si tenemos opiniones erróneas sobre la naturaleza de la práctica o sobre su fin, no llegaremos a lograr los estados contemplativos. Un buen ejemplo de visión errónea nos lo ofrece el protagonista de la obra teatral *El condenado por desconfiado*, de Tirso de Molina, que acaba condenándose a sí mismo por una comprensión errónea de la fe. Los dos últimos obstáculos tratan de los últimos estadios de la contemplación. El primero se refiere a la imposibilidad, por uno u otro motivo, de acceder a estados elevados de contemplación, tales como la Madhumatī y otros. Por último, se menciona la inestabilidad en el nivel de contemplación conseguido, a causa de una falta de firmeza o estabilidad en la práctica.

En este aforismo queda claro que, para Patañjali, la enfermedad es un mal funcionamiento de la mente. Se infiere, por tanto, que cualquier enfermedad puede ser curada mediante una meditación o un yoga mental adecuado. En cualquier caso, esto hace que el yoga de Patañjali sea bastante diferente de lo que normalmente denominamos «religión», porque la mayoría de las religiones, especialmente las devocionales, se ofrecen como una vía de confort para los destituidos y los enfermos, mientras que en el yoga de Patañjali la enfermedad es la primera traba. De hecho, la salud se convierte casi en una obligación ética; y el hombre sabio y virtuoso es esencialmente un hombre sano, tanto en la dimensión corporal como en la mental.

1.31

दुःखदौर्मनस्याङ्गमेजयत्वश्वासप्रश्वासा विक्षेपसहभुवः ॥ १.३१ ॥

duḥkhadaurmanasyāṅgamejayatvaśvāsapraśvāsā vikṣepasahabhuvaḥ

Los factores concomitantes de las dispersiones mentales son el dolor, la frustración, el temblor de los miembros corporales, la inspiración y la espiración [agitadas].

duḥkha-: el dolor **-daurmanasya-:** malestar mental, frustración **-aṅgam-:** de los miembros **-ejayatva-:** el temblor **-śvāsa-:** la inspiración **-praśvāsā:** y la espiración **vikṣepa-:** de las dispersiones mentales **-sahabhuvaḥ:** los factores concomitantes

Nos podríamos preguntar por qué Patañjali enumera estos factores concomitantes (*sahabhū*), además de los impedimentos que ha mencionado anteriormente. ¿Por qué no los enumeró todos conjuntamente en un único aforismo? Si mencionamos «enfermedad», ¿por qué no incluir «temblor»? Si antes nos hemos referido a la «apatía», ¿por qué no también a la «frustración»? Estas son preguntas que no se formulan ni los comentaristas antiguos ni los modernos, que se limitan a intentar definir cada uno de estos factores concomitantes. Ciertamente, Vyāsa afirma que estos factores solo se dan en el caso de una mente dispersa (*vikṣipta*), pero no en el caso de una mente recogida (*samāhita*). Tanto Bhoja como Sadāśivendra Sarasvatī afirman que los factores concomitantes son un producto de las dispersiones mentales, pero poco más.

Las respuestas a estas preguntas no las encontraremos en los comentaristas posteriores, sino en los textos palis anteriores, donde se afirma que la agitación mental produce síntomas físicos. De hecho, es muy posible que el aforismo esté describiendo lo que sucede cuando se experimenta una sensación dolorosa en el transcurso de la meditación. Cuando estamos sentados meditando, y sentimos de repente una punzada de dolor, la mente experimenta una sensación de frustración que genera inestabilidad en la postura y provoca que el ritmo de la respiración se acelere. La enumeración de los factores concomitantes cobra ahora todo su sentido: sensación dolorosa, frustración, inestabilidad corporal y aceleración de la respiración. De hecho, el Buda recomienda la práctica de la *ānāpānasati* para evitar la agitación mental y corporal.

1.32

तत्प्रतिषेधार्थमेकतत्त्वाभ्यासः ॥ १.३२ ॥

tatpratiṣedhārtham ekatattvābhyāsaḥ

A fin de eliminarlos, la práctica [de la concentración] en un solo objeto.

tat-: los **-pratiṣedha-:** de eliminar **-artham:** a fin **eka-:** en un solo **-tattva-:** objeto, entidad **-abhyāsaḥ:** la práctica

Para eliminar estos impedimentos hay que concentrar la mente en un solo objeto. ¿Cuál es este objeto? Tenemos que leer este aforismo junto con los siguientes, en los que se enumeran una serie de posibles objetos de meditación, hasta llegar al aforismo 1.39, en el que se dice que, en realidad, se puede usar cualquier objeto que sea de nuestro agrado.

Algunos comentaristas, como Vācaspati Miśra y Sadāśivendra Sarasvatī, afirman que el objeto de meditación referido aquí es Īśvara, pero esta opinión no tiene demasiado fundamento y ha sido rebatida tanto por los comentaristas tradicionales como por los modernos.

En cualquier caso, la práctica de la concentración en un solo objeto produce en último término la tranquilidad o paz mental (*citta-prasādana*), un concepto que se compara con la placidez de un lago: cuando las aguas están calmadas, el barro se deposita en el fondo y el agua se vuelve transparente. La mente tranquila es un lago en calma, de aguas claras, sin turbulencias ni tormentas emocionales.

1.33

मैत्रीकरुणामुदितोपेक्षणां सुखदुःखपुण्यापुण्यविषयाणां भावनातश्चित्तप्रसादनम्॥ १.३३ ॥

maitrīkaruṇāmuditopekṣāṇāṃ sukhaduḥkhapuṇyāpuṇyaviṣayāṇāṃ bhāvanātaś cittaprasādanam

La paz mental se obtiene cultivando la amistad con los que son felices, la compasión por los que sufren, la alegría con los virtuosos y la indiferencia hacia los malvados.

maitrī-: amistad, benevolencia **-karuṇā-:** compasión **-mudita-:** alegría, gozo **-upekṣāṇāṃ:** indiferencia, ecuanimidad **sukha-:** felicidad, placer **-duḥkha-:** dolor, sufrimiento **-puṇya-:** mérito, virtud **-apuṇya-:** demérito, pecado **-viṣayāṇāṃ:** que tiene como objeto **bhāvanātaś:** gracias a la meditación **citta-:** de la mente **-prasādanam:** paz, calma; contentamiento, satisfacción

En este *sūtra* inauguramos el tema de la paz mental, que se había presentado en el anterior. Vyāsa subraya que una mente complacida y serena logra con facilidad la estabilidad mental (*sthiti*) que es tan necesaria para la práctica del yoga (*prasannam ekāgraṃ sthitipadaṃ labhate* VBh 1.33). Se mencionan aquí las famosas cuatro actitudes inconmensurables (sánscrito:

apramāṇa, pāli: *appamaññā*) que aparecen ya en los textos budistas en pali. Estas actitudes inconmensurables son actitudes sublimes de la mente, que irradia en todas direcciones los sentimientos de benevolencia (*metta*), compasión (*karuṇā*), gozo (*mudita*) y ecuanimidad (*upekkhā*).

Estas actitudes sublimes también se conocen como los cuatro *Brahma-vihāra* o «Moradas de Brahmā». Según Buddhaghoṣa, reciben este nombre porque la mente de Brahmā es de una pureza perfecta. Con la práctica de estas actitudes mentales, el monje acaba teniendo una mente tan pura como la de Brahmā. Estas actitudes se corresponden con las cuatro moradas de Brahmā en los mundos de las formas sutiles. En el primer mundo se experimenta un sentimiento de amor inconmensurable (*appamaññā*), en el segundo, una compasión infinita, en el tercero, un gozo inmenso y en el cuarto, una ecuanimidad absoluta hacia todos los seres.

Notamos aquí una vez más la fuerte influencia del budismo sobre el texto de Patañjali. De hecho, estas cuatro actitudes mentales nos protegen respectivamente de la envidia, el despecho, la irritación y el odio. Cuando vemos que una persona tiene éxito y es feliz, sentimos una tendencia natural a la envidia y a los celos, que puede llevarnos a denigrar su éxito. Si, por el contrario, adoptamos una actitud amistosa, podremos ser partícipes de su éxito y sentirlo como propio.

Asimismo, si vemos a una persona infeliz podemos sentir la tendencia a despreciarla, a sentirnos superiores a ella, a hacerla responsable de su propia desgracia. Para evitar este desprecio, el aforismo recomienda la práctica de la compasión. Por otro lado, la virtud de los demás a veces nos molesta porque nos recuerda nuestras propias carencias, y entonces adoptamos fácilmente una actitud burlesca o satírica ante los méritos ajenos. En lugar de sufrir esta irritación, es mejor alegrarnos ante la virtud del prójimo, ya que el sentido común nos dice que el hombre virtuoso no puede ser nunca peligroso, sino al contrario, que su proximidad es siempre beneficiosa. Finalmente, hay que cultivar cierto tipo de indiferencia hacia los agravios de los malvados. Se trata de una indiferencia benévola y activa, que nos protege del odio, al tiempo que deseamos el bien para el agresor.

1.34

प्रच्छर्दनविधारणाभ्यां वा प्राणस्य॥ १.३४॥

pracchardanavidhāraṇābhyāṃ vā prāṇasya

O bien mediante la expulsión y la retención de la respiración.

pracchardana-: mediante la expulsión **-vidhāraṇābhyāṃ:** y la retención **vā:** o bien **prāṇasya:** de la respiración

Patañjali se refiere aquí a la práctica del *prāṇāyāma* (2.49). Existe un vínculo entre la mente y la respiración, gracias al cual la respiración pausada aquieta la mente. Por otro lado, una mente agitada hace que se acelere la respiración. Sin duda, uno de los grandes méritos del yoga es que propone una disciplina que no es ni únicamente mental ni solo física, sino que incluye los dos aspectos y busca los vínculos entre la mente y el cuerpo. La importancia del *prāṇa* se remonta a la época de los *brāhmaṇa* y de las *upaniṣad*, donde a menudo se considera el principio vital más importante.

1.35

विषयवती वा प्रवृत्तिरुत्पन्ना मनसः स्थितिनिबन्धिनी ॥ १.३५ ॥

viṣayavatī vā pravṛttir utpannāmanasaḥ sthitinibandhinī

O mediante la aparición de una percepción sutil que es capaz de producir la estabilidad [de la mente] al estar plenamente concentrada en un solo objeto.

viṣayavatī: que tiene un objeto **vā:** o bien **pravṛttir:** percepción sutil, percepción sensorial extraordinaria **utpannā:** aparecida, surgida, producida **manasaḥ:** de la mente **sthiti-:** la estabilidad **-nibandhinī:** capaz de producir

En este *sūtra* se habla de la necesidad de contemplar objetos sobrenaturales para conseguir la estabilidad mental. Los comentaristas añaden que la percepción de objetos sobrenaturales fortalece la fe en la práctica del yoga. Por mucho que nos digan que existen las almas y los espíritus, si no lo hemos experimentado, no lo creemos del todo. Del mismo modo, a medida que el yogui logra estados mentales más elevados, tiene visiones de objetos cada vez más sutiles que no son visibles sin la ayuda de la meditación.

Vyāsa explica que cuando el yogui se concentra en la punta de la nariz consigue la percepción del aroma divino. Si se concentra en la punta de la lengua, saboreará el gusto divino; en el paladar, obtendrá la visión de las formas divinas; en el punto medio de la lengua, sentirá el tacto divino y, en la raíz de la lengua, el sonido celestial. Se trata, por lo tanto, de objetos sutiles de los sentidos, captados por percepciones sutiles (*pravṛtti*) que surgen de la práctica de la meditación. Estas percepciones sensoriales extraordinarias (*prakṛṣṭā vṛttir iti pravṛttiḥ*) tienen la capacidad de captar la atención de la mente y estabilizarla.

1.36

विशोका वा ज्योतिष्मती ॥ १.३६ ॥

viśokā vā jyotiṣmatī

O bien mediante [una percepción sutil] fulgurante e indolora.

viśokā: indolora **vā:** o bien **jyotiṣmatī:** fulgurante, llena de luz

Según los comentaristas, esta meditación se dirige hacia el llamado «loto del corazón» (*hṛdaya-puṇḍarīka*) de ocho pétalos, que se encuentra entre el ombligo y el pecho. Este loto está cerrado boca abajo y se abre mediante la práctica de la retención de la respiración (*recaka*). Dentro de este loto se encuentra la luz interior, que es el origen de la luminosidad de todas las percepciones mentales. Meditando en esta luz, el practicante alcanza una absorción total con el origen de la mente, que no es otra cosa sino el «sentido del yo» o *asmitā*, que puede entenderse como el reflejo de la luz pura de la conciencia en el intelecto (*sattva, buddhi*), un reflejo que crea la ilusión de ser un centro autónomo de conciencia dotado de un cuerpo y una mente.

Esta absorción de la mente en su propio origen es como el recogimiento de todas las potencias mentales en un solo punto, y produce aquello que Romain Rolland denominó «el sentimiento oceánico»: la simple y directa sensación de eternidad, de unión con el universo, de una calma inmensurable, sin límites, como si el «yo» se hubiera expandido hasta abarcarlo todo, como un gran océano tranquilo, sin olas, inmenso (*tathāsmitāyāṃ samāpannaṃ cittaṃ nistaraṅgamahodadhikalpaṃ śāntam anantam asmitāmātraṃ bhavati* VBh).

Según Vyāsa, esta percepción indolora y fulgurante puede ser de dos tipos: la meditación centrada en un objeto (*viṣayavatī*), y la meditación exclusiva en el sentido del yo (*asmitāmātra*). En una primera etapa, la absorción se produce en la misma luminosidad de la mente (*manas*), pero no en el sentido del yo o «egoidad» (*asmitā*). En este caso, la luz puede adoptar opcionalmente formas diversas, como la del Sol, la Luna, los planetas o las joyas. En una segunda etapa, se medita directa y exclusivamente en el sentido del yo y es cuando se produce el sentimiento oceánico que hemos mencionado.

1.37

वीतरागविषयं वा चित्तम्॥ १.३७॥

vītarāgaviṣayaṃ vā cittam

O bien mediante una mente que tiene por objeto a los que están libres de pasión.

vīta-: los que están libres **-rāga-:** de pasiones **-viṣayaṃ:** que tiene por objeto **vā:** o bien **cittam:** una mente

Es posible conseguir la paz mental mediante la identificación empática con la mente de los que están libres de pasiones, como los sabios y los santos. En opinión de Hariharānanda Āraṇyaka, hay dos maneras de conseguirlo: la primera es frecuentando la compañía de estas personas y observando sus reacciones y estados mentales, y la segunda es mediante la meditación, como indica este aforismo de Patañjali.

1.38

स्वप्ननिद्राज्ञानालम्बनं वा ॥ १.३८ ॥

svapnanidrājñānālambanaṃ vā

O bien mediante [una mente] que toma como soporte el conocimiento propio del sueño y del sueño profundo.

svapna-: del sueño **nidrā-:** del sueño profundo
jñāna-: el conocimiento **-ālambanaṃ:** que toma como soporte
vā: o bien

Según Vācaspati Miśra, esto sucede, por ejemplo, cuando en un sueño tenemos una visión vívida de una deidad y nos despertamos con una sensación de gran paz y suma reverencia. Se trata, entonces, de usar esta imagen del sueño como apoyo para la meditación en el estadio de vigilia. Del mismo modo, cuando despertamos con una gran sensación de bienestar después de haber dormido profundamente, se produce un estado mental que facilita la estabilidad y que puede ser utilizado como soporte para la meditación. En ambos casos se trata de un sueño y de un sueño profundo sáttvico, no rajásico o tamásico. Hay también otras interpretaciones, entre ellas la que considera que la meditación se realiza mientras dormimos.

1.39

यथाभिमतध्यानाद्वा ॥ १.३९ ॥

yathābhimatadhyānād vā

O bien meditando en el objeto deseado.

yathā-: así **-abhimata-:** en el objeto deseado.
-dhyānād: mediante la meditación **vā:** o bien

La tendencia natural de la mente a detenerse en lo que le gusta hace que la elección de un objeto de meditación placentero facilite la concentración. Sin embargo, la capacidad de concentrarse no solo depende de que el objeto sea o no agradable, ya que una vez fortalecida por la práctica puede transferirse a cualquier otro soporte.

1.40

परमाणुपरममहत्त्वान्तोऽस्य वशीकारः ॥ १.४० ॥

paramāṇuparamamahattvānto'sya vaśīkāraḥ

El alcance de [esta meditación] va desde el átomo más sutil hasta la magnitud más elevada.

parama-: más sutil **-aṇu-:** el átomo **-parama-:** más elevado **-mahattva-:** hasta la magnitud **-anto:** que va desde… hasta **asya:** de esta **vaśī-kāraḥ:** el dominio, alcance

El dominio de la mente, y por lo tanto de la meditación, va desde el más pequeño de los átomos hasta las magnitudes más gigantescas. Vyāsa afirma que cuando la mente aprende a moverse libremente entre los dos extremos cuantitativos de la materia, desde los átomos hasta las estrellas, ya no requiere ninguna otra práctica.

En el aforismo 1.15 hemos traducido *vaśīkāra* por «dominio», pero aquí no debe entenderse este término en el sentido de «sumisión», sino en el de «territorio o alcance» por el que la mente se mueve libremente.

1.41

क्षीणवृत्तेरभिजातस्येव मणेर्ग्रहीतृग्रहणग्राह्येषु
तत्स्थतदञ्जनतासमापत्तिः ॥ १.४१ ॥

kṣīṇavṛtter abhijātasyeva maṇer grahītṛgrahaṇagrāhyeṣu tatsthatadañjanatā samāpattiḥ

La absorción se produce en el caso de una mente serena que, como un diamante puro, asume el color del lugar donde reposa, ya sea el sujeto perceptor, el acto mismo de la percepción o el objeto percibido.

kṣīṇa-: extinguidos **vṛtteḥ:** con los procesos mentales **abhijātasya-:** puro, noble, de buena casta **iva:** como, igual que **maṇer:** una joya **grahītṛ-:** el sujeto perceptor, el conocedor **-grahaṇa-:** el acto de percepción, conocimiento **grāhyeṣu:** o el objeto percibido o conocido **tat-:** donde **-stha-:** reposa **-tad-:** de allá **-añjanatā:** hecho de tomar el color de, el tinte, coloración **samāpattiḥ:** la absorción

¿Qué pasa cuando la mente realmente consigue la estabilidad del flujo mental (*stithi*), la calma mental (*citta-prasāda*) y la economía emocional que le permite concentrarse de forma plena en un solo objeto?

Patañjali introduce aquí un nuevo concepto, que recupera de la literatura budista, el de *samāpatti*: la absorción plena de la mente en el objeto contemplado. Para entender mejor este concepto, Patañjali usa la analogía de la mente con el diamante. Como hemos dicho en la Introducción, la mente es como un diamante que brilla con la luz reflejada de la conciencia. Aquí, Patañjali afirma que la mente concentrada es como un diamante puro, de calidad muy noble (*abhijāta*), que adopta el color del objeto con el que entra en contacto.

De hecho, Patañjali define la absorción como el tinte o coloración (*añjanatā*) de la mente según el lugar donde se asienta o reposa (*tat-stha*). Si la mente piensa en una flor roja, reproducirá la forma y el color de esta flor. Esta capacidad básica que tiene la mente de absorber las propiedades de un objeto externo, y representarlas en forma de percepciones mentales, es la coloración de la mente, y es posible gracias a la transparencia mental. El *samāpatti* es, pues, una forma profunda de absorción, una absorción concentrada propia de la meditación, distinta de la absorción de los estados mentales ordinarios, como cuando nos concentramos en la comida o mirando una película.

En cualquier acto de percepción o conocimiento hallamos tres factores indispensables: el conocedor o perceptor, el acto de percibir o conocer y el objeto conocido o percibido. Así, si «Juan ve un gato», Juan es el conocedor, el gato es el objeto, y la visión del gato es el acto de percepción. Lo que dice Patañjali en este *sūtra* es que la mente puede tomar como substrato cualquiera de los tres factores del acto de percepción y que, por lo tanto, habrá tres formas diferentes de absorción: la que reposa sobre el objeto de conocimiento, la que descansa sobre el mismo acto de conocimiento y la que se centra en el mismo conocedor. Las palabras que usa Patañjali para definir estos tres factores derivan de la raíz *grah*, que significa «coger, agarrar, aprehender». Por lo tanto, una forma literal de expresarlo sería «el objeto aprehendido o percibido», «la aprehensión o percepción» y «el aprehensor o perceptor». Teniendo en cuenta esta relación triádica, ahora podemos entender mejor el aforismo 1.17, donde se define la contemplación cognitiva diferenciada.

Según el tipo de absorción, tendremos una forma de contemplación diferente. Si la absorción se basa en el objeto percibido (*grāhya*), se obtendrán los dos primeros tipos de contemplación cognitiva: *vitarka* y *vicāra*; *vitarka* si los objetos percibidos son toscos, y *vicāra* si la absorción se centra en objetos sutiles. Los objetos toscos, es decir, los objetos sensoriales comunes, como por ejemplo la imagen de una divinidad, son los que están hechos de los elementos toscos: agua, tierra, fuego, aire y éter. Los objetos sutiles van desde la naturaleza primordial indiferenciada (*aliṅga*) hasta los elementos sutiles que son la causa de los elementos toscos o propiamente físicos. En el tercer tipo de contemplación cognitiva, la gozosa o *sānanda*, la absorción se centra en la acción de percibir y en los instrumentos de la percepción, es decir, en la mente y los sentidos. En cambio, en el cuarto tipo se centra en el perceptor o aprehensor (*grahītṛ*), que en este caso significa el reflejo del *puruṣa* o conciencia en el seno de la materia primordial; conciencia reflejada que, como ya hemos dicho, constituye el mismo intelecto. El intelecto es inconsciente por naturaleza, pero, como una lámina de materia sutil translúcida, es capaz de reflejar la luz de la conciencia. Cuando la luz de la conciencia queda atrapada, por así decirlo, en el diamante limitado del intelecto, la conciencia de ser un punto luminoso diferenciado del resto constituye el sentido del yo o egoidad (*asmitā*), que es también «el hacedor del yo» o *ahaṃ-kāra*. El yo (*aham*), en cambio, es el perceptor condicionado por la mente y el cuerpo, el yo psicológico que se identifica con el cuerpo y la mente. Conoce los objetos empíricos y afirma «yo soy el que conozco», «yo soy el que experimenta», «yo soy el que sufre».

Como vemos, el concepto de absorción (*samāpatti*) es diferente del de contemplación (*samādhi*), aunque están íntimamente relacionados. La absorción es la capacidad que tiene la mente concentrada de asumir el color del lugar donde reposa. El *samādhi* sería, en cambio, el resultado de la absorción, el estado mental que se produce durante la contemplación cognitiva. Por lo tanto, como hemos dicho, la absorción no se entiende aquí como un estado mental ordinario, sino como un estado concentrado de la mente (*ekāgra*, *cf*. «Los cinco niveles de la mente» en la Introducción) que nos permite alcanzar el objetivo del yoga. Ciertamente, en los estados mentales ordinarios también se produce una coloración, pero no con la misma intensidad que en la absorción contemplativa.

1.42

तत्र शब्दार्थज्ञानविकल्पैः संकीर्णा सवितर्का समापत्तिः ॥ १.४२ ॥

tatra śabdārthajñānavikalpaiḥ saṁkīrṇā savitarkā samāpattiḥ

En este caso, la «absorción discursiva tosca» es la que va acompañada de las conceptualizaciones lingüísticas propias de la palabra, el objeto y el conocimiento.

tatra: en este caso **śabda-:** de la palabra **-artha-:** el objeto **-jñāna-:** el conocimiento **-vikalpaiḥ:** con las conceptualizaciones lingüísticas **saṃkīrṇā:** es la que está mezclada **savitarkā:** discursiva tosca **samāpatti:** la absorción

Las dos primeras absorciones, las que están basadas en la contemplación de objetos toscos (*vitarka*) y en la contemplación de objetos sutiles (*vicāra*), se pueden dividir en dos categorías según vayan acompañadas (*saṃkīrṇā*) de los procesos conceptuales llamados *vikalpa* o no. Los *vikalpa* se han definido en el *sūtra* 1.9 y son conceptos lingüísticos, ya que dependen siempre del lenguaje. Si estas absorciones van acompañadas de *vikalpa*, entonces se denominan «absorciones discursivas toscas» (*savitarkā*) o «absorciones discursivas sutiles» (*savicārā*). Si están libres de estas conceptualizaciones lingüísticas, entonces se denominarán «absorciones no discursivas» (*nirvitarkā* y *nirvicārā*).

En la percepción habitual de una vaca, por ejemplo, se tiende a unificar el objeto externo, la vaca, con la palabra *vaca* y con la imagen mental de la vaca. Aun así, las propiedades del objeto, de la imagen mental y de la palabra son completamente diferentes, pero la percepción ordinaria tiende a mezclarlas. Del mismo modo, en este tipo de meditación el objeto de meditación no aparece en toda su pureza, sino mezclado con las categorías conceptuales propias del lenguaje.

1.43

स्मृतिपरिशुद्धौ स्वरूपशून्येवार्थमात्रनिर्भासा निर्वितर्का ॥ १.४३ ॥

smṛtipariśuddhau svarūpaśūnyevārthamātranirbhāsā nirvitarkā

Con la purificación de la memoria se produce la «absorción no discursiva tosca» que, al mostrarse vacía de sí misma, revela solo el objeto percibido.

smṛti-: de la memoria **pariśuddhau:** con la purificación
svarūpa-: de sí mismo **-śūnya:** vacío **iva:** como si estuviera
artha-: el objeto percibido **-mātra-:** solamente
-nirbhāsā: revela **nirvitarkā:** la absorción no discursiva tosca

La purificación de la memoria se refiere a la purificación de las impresiones latentes donde se almacena la información conceptual de los *vikalpa*. Por otro lado, hay que recordar el doble sentido de la palabra *smṛti*, que se puede traducir como «memoria», y también como «atención». Por lo tanto, estamos hablando de una purificación de las impresiones latentes que lleva a una purificación de la atención que, liberada de la carga del lenguaje, es capaz de observar el objeto en toda su pureza.

Si Kant afirmaba que era imposible observar el objeto en sí mismo, puesto que su percepción está siempre mezclada con condicionamientos mentales, lo que se afirma aquí es que el yogui, en condiciones extraordinarias y mediante este tipo de contemplación, puede llegar a observar el objeto en sí, porque puede eliminar de la percepción los contenidos mentales añadidos de forma natural. De hecho, Vyāsa considera este tipo de percepción como la percepción suprema (*sā ca nirvitarkā samāpattis tat paraṃ pratyakṣam* VBh 1.42) y la semilla del conocimiento racional y del testimonio verbal (*tac ca śrutānumānayor bījam* VBh 1.42); y, por lo tanto, la semilla de todo el conocimiento correcto. Esto hace que la experiencia del yogui sea tan válida como el conocimiento revelado de las antiguas escrituras (*śruta*).

1.44

एतयैव सविचारा निर्विचारा च सूक्ष्मविषया व्याख्याता ॥ १.४४ ॥

etayaiva savicārā nirvicārā ca sūkṣmaviṣayā vyākhyātā

Del mismo modo se explican, en lo que atañe al ámbito de lo sutil, la «absorción sutil discursiva» y la «no discursiva».

etayā: de esta **eva:** misma **savicārā:** absorción sutil discursiva **nirvicārā:** absorción sutil no discursiva **ca:** y **sūkṣma-:** sutil **-viṣayā:** en lo que atañe a un objeto **vyākhyātā:** explicada

Como se puede comprobar en este aforismo, existe un paralelismo perfecto entre las cuatro formas de absorción en los objetos (*grāhya*), sean toscos o sutiles. La *purificación de la memoria* es la que permite la absorción pura, sin el añadido de conceptos verbales o relativos a la distinción de espacio-tiempo, y determina, por lo tanto, la diferencia entre las formas discursivas y las no discursivas de contemplación.

Para concluir, la absorción sutil discursiva (*savicārā*) es aquella en la cual se contempla un objeto sutil con todas sus propiedades condicionadas por la experiencia del tiempo, el espacio y la causalidad. En el caso de la absorción sutil no discursiva (*nirvicārā*), se medita sobre el objeto sutil desprovisto de todo tipo de propiedad, presente, pasada o futura, pero que contiene en sí mismo todas las formas posibles.

1.45

सूक्ष्मविषयत्वं चालिङ्गपर्यवसानम्॥ १.४५॥

sūkṣmaviṣayatvaṃ cāliṅgaparyavasānam

El ámbito de lo sutil alcanza hasta la naturaleza no manifiesta.

sūkṣma-: sutil **-viṣayatvaṃ:** el campo, el mundo, la esfera
ca: y **aliṅga-:** la naturaleza no manifiesta
-paryavasānam: termina con, llega hasta

Este aforismo señala el límite del mundo sutil y, por lo tanto, de la absorción sutil. Vyāsa delimita los diferentes grados del mundo sutil. En el más bajo tenemos los elementos sutiles, que son las causas de los átomos de los elementos toscos. La esencia de un átomo de tierra es su elemento sutil, y así con los otros cuatro elementos toscos. A su vez, la causa de los elementos sutiles es el sentido del yo (*ahaṃkāra*), y el origen del yo es el intelecto (*liṅga, mahat*). El intelecto, al mismo tiempo, tiene su causa en la materia primera (*pradhāna*) indiferenciada y no manifiesta (*aliṅga*): es el magma indiferenciado de la naturaleza material antes de la creación del mundo. No hay nada más sutil que esta naturaleza indiferenciada (*na cāliṅgāt paraṃ sūkṣmam asti* VBh). El *puruṣa* no se incluye como un principio aún más sutil, porque la sutileza de la que se habla aquí está determinada por la materialidad, y el *puruṣa* no es material.

1.46

ता एव सबीजः समाधिः ॥ १.४६ ॥

tā eva sabījaḥ samādhiḥ

Todos estos estados contemplativos contienen la semilla [de un objeto externo].

tā: estos **eva:** ciertamente **sa-bījaḥ:** en semilla, germinales **samādhiḥ:** estados contemplativos

Otra traducción posible, incluso en cierto sentido más literal, sería: «Estos estados contemplativos son germinativos». Estas cuatro contemplaciones son germinativas en el sentido de que contienen las semillas de objetos externos, toscos en el primer caso y sutiles en el segundo, y son, por lo tanto, susceptibles de dejar impresiones latentes que podrán ser la semilla de estados mentales ordinarios o emergentes.

1.47

निर्विचारवैशारद्येऽध्यात्मप्रसादः ॥ १.४७ ॥

nirvicāravaiśāradye'dhyātmaprasādaḥ

Cuando la «absorción sutil no discursiva» alcanza su grado máximo de pureza, surge la transparencia del alma.

nirvicāra-: de la absorción sutil no discursiva **-vaiśāradya:** con la máxima pureza **adhyātma-:** del alma o mente **-prasādaḥ:** claridad, placidez, transparencia

La esencia de la mente es el intelecto (*sattva*), que es puro *sattva* y, por lo tanto, capaz de lograr el grado máximo de transparencia. Esta luz pura del intelecto normalmente está cubierta por el tono rojizo de *rajas* y el negruzco de *tamas*, que oscurecen su resplandor. Cuando la absorción llega a su grado máximo de pureza significa que el flujo mental está completamente sereno, se ha liberado de toda la influencia de *rajas* y *tamas* y brilla en todo su esplendor. Se produce entonces la transparencia del alma, que es la misma mente como núcleo de la individualidad.

Esta claridad o transparencia es para Vyāsa una forma de conocimiento luminoso (*prajñāloka*) que es capaz de revelar el objeto en sí, en una percepción simultánea de todas sus propiedades presentes, pasadas y futuras. Como veremos en el siguiente aforismo, esta revelación del objeto con todas sus propiedades temporales es la forma más certera de conocimiento, porque conocemos el objeto en todos sus momentos, en todas sus verdades, y no solo en el momento presente, como sucede en la percepción ordinaria.

1.48

ऋतम्भरा तत्र प्रज्ञा ॥ १.४८ ॥

ṛtaṃbharā tatra prajñā

Aparece entonces el conocimiento infalible: la visión colmada de verdad.

ṛtaṃbharā: colmada de verdad **tatra:** en este caso, ahora **prajñā:** el conocimiento infalible

Como hemos dicho en el aforismo anterior, este conocimiento es el más certero y el que mejor conoce (*prakarṣeṇa jānātīti prajñā*). Por lo tanto, es infalible y colmado de verdad (*ṛtaṃbharā*), de ahí la terminología utilizada en el *sūtra*. Según Sadāśivendra Sarasvatī, con la aparición de este conocimiento infalible se produce el estado de contemplación denominado «la Nube del Dharma» (*cf.* 4.29), lo cual es una opinión discutible.

Conviene no perder de vista que esta visión colmada de verdad, en el grado más alto de la contemplación sáttvica, es una forma de percepción, y como tal muestra los detalles de los objetos percibidos, no como en el caso del conocimiento verbal e inferencial, tal como explica el siguiente *sūtra*.

1.49

श्रुतानुमानप्रज्ञाभ्यामन्यविषया विशेषार्थत्वात्॥ १.४९ ॥

śrutānumānaprajñābhyām anyaviṣayā viśeṣārthatvāt

[Esta visión] tiene un ámbito distinto del que atañe al conocimiento verbal e inferencial, ya que su objeto es particular [y no universal].

śruta-: verbal **-anumāna-:** e inferencial **-prajñābhyām:** al conocimiento **anya-:** diferente **-viṣayā:** que tiene un ámbito **viśeṣa-:** particular **-arthatvāt:** porque su objeto

Tanto el conocimiento derivado de la inferencia como el derivado del testimonio verbal nos muestran el objeto como un universal, sin revelar las particularidades de la percepción directa. El humo nos permite inferir la existencia del fuego, pero solo tenemos noticia de que este fuego existe, sin llegar a un conocimiento detallado de sus peculiaridades: el color de las llamas, la altura, su intensidad, etcétera. Del mismo modo, cuando alguien pronuncia la palabra «árbol», tenemos la imagen mental de un árbol en general, o de un árbol particular evocado por el recuerdo, pero no tenemos exactamente la imagen del árbol al cual se refiere la palabra según el hablante, salvo que lo tengamos ante los ojos o que lo hayamos visto antes.

Por lo tanto, la inferencia y el testimonio solo nos dan un conocimiento del universal «árbol» o «fuego», y no de sus particularidades. Esto es así porque la convención lingüística entre la palabra y su significado depende del universal, igual que la concomitancia entre el término mayor y el término medio de un silogismo también se basa en lo universal y no en lo particular.

1.50

तज्जः संस्कारोऽन्यसंस्कारप्रतिबन्धी ॥ १.५० ॥

tajjaḥ saṃskāro'nyasaṃskārapratibandhī

La impresión latente que nace de esta [visión] detiene a las otras impresiones latentes.

taj-: de esta **-jaḥ:** que nace **saṃskāro:** la impresión latente **anya-:** las otras **-saṃskāra:** impresiones latentes **-pratibandhī:** que detiene

El conocimiento infalible es también una forma de percepción y, en consecuencia, una función mental, si bien es extraordinariamente sáttvica. Por lo tanto, como forma de percepción mental (*pratyaya*), dejará una impresión latente. Pero, en este caso, la impresión latente resultante tendrá el poder de detener las otras impresiones latentes y, por lo tanto, de detener los estados emergentes de la mente.

Como ya hemos comentado en 1.5, en todas las vías de liberación que persiguen un estado más allá de los condicionamientos mentales se halla oculta una paradoja inevitable: se busca superar las limitaciones de la mente, pero la disciplina que recomiendan para conseguirlo es necesariamente mental. ¿Cómo obstaculizar, pues, todos los procesos mentales si la misma meditación sigue siendo un proceso mental? Patañjali ya ha postulado la existencia de procesos mentales no afligidos de signo liberador en 1.5, y ahora propone también la existencia de una última impresión latente que no solo elimina las otras impresiones, sino que, como veremos en el siguiente aforismo, acaba autodestruyéndose.

De hecho, como veremos más adelante (3.9), Patañjali postula que existen dos tipos de impresiones latentes: las emergentes (*vyutthāna-saṃskāra*) y las obstructoras (*nirodha-saṃskāra*). Sin presuponer la existencia de estas impresiones obstructoras, la liberación sería imposible, porque la misma práctica de la meditación produciría impresiones latentes que, a su vez, crearían nuevas percepciones mentales en un ciclo sin fin.

Hay que tener en cuenta que las impresiones latentes son propiedades de la mente (*citta-dharma*); por lo tanto, los cambios de impresiones latentes, de emergentes a obstructoras, son cambios de estados mentales (*dharma-pariṇāma*) y no simples cambios circunstanciales (*avasthā-pariṇāma*, *cf.* 3.13) como en el caso de las percepciones (*pratyaya*). Por eso, aunque se produzca una obstrucción de las percepciones, las impresiones latentes emergentes (*vyutthāna-saṃskāra*) que las provocan permanecen operativas. Será necesaria la acción de las impresiones latentes obstructoras (*nirodha-saṃskāra*), que pueden suprimir las emergentes y transformar la mente en una mente detenida (*nirodha-pariṇāma*).

Como hemos visto, la necesidad de estas impresiones latentes obstructoras es ineludible, puesto que las impresiones latentes emergentes producen procesos mentales que, a su vez, crean otras impresiones emergentes, que provocarán otros procesos mentales, formando así un círculo vicioso entre las percepciones y las impresiones. Como hemos dicho más arriba, sin las impresiones latentes obstructoras la misma práctica de la meditación crearía impresiones emergentes que, necesariamente, producirían procesos mentales; de este modo se profundizaría el surco de las impresiones latentes, aunque fueran sáttvicas, y sería imposible escapar del bucle mental creado por las impresiones y percepciones que se alimentan mutuamente.

1.51

तस्यापि निरोधे सर्वनिरोधान्निर्बीजः समाधिः ॥ १.५१ ॥

tasyāpi nirodhe sarvanirodhān nirbījaḥ samādhiḥ

Cuando esta también cesa, a raíz de la detención de todos [los procesos e impresiones mentales] aparece la contemplación no germinal (libre de semilla).

tasya: de esta **api:** también **nirodhe:** cuando cesa
sarva-: de todos **-nirodhān:** a raíz de la detención
nirbījaḥ: no germinal, libre de semilla
samādhiḥ: el estado contemplativo

Finalmente, cuando la última impresión latente se detiene, se produce la obstrucción definitiva de todos los procesos mentales y sobreviene el estado contemplativo no germinal, que no produce nuevas percepciones, al no almacenar la semilla de ningún contenido cognitivo. El conocimiento preciso o infalible (*ṛtaṃbharā prajñā*) también es denominado «visión contemplativa» (*samādhi-prajñā*), y es fruto del grado más elevado de la contemplación cognitiva (*saṃprajñāta-samādhi*). Cuando esta visión contemplativa se consolida y se estabiliza, entonces nace una «novísima impresión latente» (*saṃskāro navo navo jayate* VBh) que, como hemos visto, es capaz de suprimir las impresiones latentes emergentes. Cuando estas impresiones han sido debilitadas, no pueden generar procesos mentales, y en ausencia de estos procesos el estado contemplativo (*samādhi*) se fortalece.

La intensificación del estado contemplativo genera a su vez una nueva visión contemplativa, que refuerza la impresión latente terminal y obstructora. Esta última impresión latente la podemos concebir también en plural, como un haz de impresiones terminales que van surgiendo provocadas por los diferentes destellos contemplativos de un estado de *samādhi,* que se va profundizando cada vez más a medida que se forma un depósito de impresiones latentes contemplativas.

Estas nuevas impresiones latentes contemplativas, como no están condicionadas por las aflicciones (*kleśa*), no aumentan la funcionalidad (*adhikāra*) de la mente, sino que más bien tienden a reducir su actividad hasta su detención absoluta (*sarva-nirodha*). Estas nuevas impresiones van liberando a la mente de sus múltiples funciones y la conducen hacia el último proceso mental, que es precisamente la intelección discriminativa (*viveka-khyāti*), capaz de establecer la diferencia entre la conciencia (*puruṣa*) y la mente (*sattva*). La actividad de la mente acaba aquí, en la intelección discriminativa (*khyātiparyavasānam cittaṃ ceṣtitam*), y no puede ir más allá. La impresión latente final, conseguida mediante el cultivo de procesos mentales no afligidos, obstruye no solo la visión contemplativa (*samādhi-prajñā*) característica de la contemplación cognitiva (*saṃprajñāta-samādhi*), sino también las mismas impresiones latentes que nacen de esta visión.

Conviene recordar una vez más (1.2, 1.18) que este cese de los procesos mentales no tiene nada que ver con la inconsciencia. La idea de que la detención de la mente conduce a la pérdida de conciencia proviene de la inveterada confusión entre conciencia y mente. Todo lo contrario al espíritu del yoga, para el cual, como ya hemos repetido varias veces, la conciencia es una propiedad del *puruṣa* y no de la mente. El cese de la mente implica, en cualquier caso, una purificación y un mayor resplandor de la conciencia, que se manifiesta prístina en toda su pureza cristalina, libre de los lazos oscuros de la materia. Brilla, entonces, la energía de la conciencia del *puruṣa*, establecido en la cúspide del mundo, eterno, ilimitado, libre, sin ningún dolor o impedimento, gozando de su propia grandeza, en un estado de excelsa beatitud (*atiśobhana*).

साधनपादः

SĀDHANAPĀDAḤ

De la práctica

2.1

तपःस्वाध्यायेश्वरप्रणिधानानि क्रियायोगः ॥ २.१ ॥

tapaḥsvādhyāyeśvarapraṇidhānāni kriyāyogaḥ

Actitud ascética, estudio y meditación constante en el Señor constituyen el *kriyā-yoga* (yoga de la acción).

tapaḥ-: ascetismo, práctica o actitud ascética **-svādhyāya-:** estudio **-īśvara-:** en el Señor **-praṇidhānāni:** y meditación constante **kriyā-:** de la acción **-yogaḥ:** yoga

Según Vyāsa, y con él los comentaristas posteriores, el primer libro del yoga, *Samādhipādaḥ* o *De la contemplación*, es para aquellos que han alcanzado una mente contemplativa o concentrada (*samāhita-citta*). Los yoguis de mente contemplativa llegan fácilmente al cuarto estado de la mente concentrada (*cf.* «Los cinco niveles de la mente» en la Introducción), un estado adecuado para la práctica del yoga. Hay que subrayar que este yoga expuesto en el primer libro consiste básicamente en una forma de meditación sin ejercicios físicos, a diferencia del yoga de la acción, que se explica en este segundo libro titulado *De la práctica*.

Así, según Vyāsa, el yoga de la acción está indicado para quienes no poseen una mente contemplativa sino extrovertida (*vyutthita-citta*), y que, por lo tanto, necesitan ejercicios físicos, verbales y mentales para purificar su mente de las aflicciones y fortalecer la concentración (2.2). De hecho, los tres componentes de la práctica del yoga de la acción están orientados a la purificación del cuerpo (*tapas*), de la palabra (*svādhyāya*) y de la mente *(īśvara-praṇidhāna)*.

El ascetismo (*tapas*) abarca desde la práctica de ejercicios de mortificación (la vía purgativa del cristianismo) hasta la capacidad de aguantar el dolor con estoicismo, sin resentimiento e, incluso, con cierto grado de contentamiento mental. Es sobre todo este último aspecto, la capacidad de aguantar el dolor sin caer en la tentación de odiar su causa, el factor que más purifica la mente. Una *upaniṣad* afirma que el ascetismo supremo es el hecho de sobrellevar la enfermedad sin caer en la desesperación. En cualquier caso, el concepto de *tapas* procede directamente de la tradición védica. Igual que una vasija de barro crudo no puede contener agua, del mismo modo el hombre que no ha sido cocido por el fuego del ascetismo, el fuego de *tapas*, no puede contener el agua del conocimiento. La cocción hace que la vasija de barro adquiera un brillo (*tejas*) que no tenía la pieza de arcilla fresca y que es propia de la cerámica. Del mismo modo, el hombre de conocimiento, purificado por el fuego del ascetismo que quema todas las pasiones, adquiere un aura especial, un tipo de brillo que impregna su presencia: deja de ser una vasija de barro crudo y se convierte en una valiosa pieza de cerámica. Hay, pues, una relación directa entre *tapas*, el ardor purificador del conocimiento, y *tejas*, el aura o energía espiritual luminosa.

En cuanto a *svādhyāya*, se trata también de un concepto védico basado en el estudio de los textos y en la repetición de mantras o *japa*. El denominado *īśvara-praṇidhāna* ya ha sido explicado en el aforismo 1.23.

2.2

समाधिभावनार्थः क्लेशतनूकरणार्थश्च ॥ २.२ ॥

samādhibhāvanārthaḥ kleśatanūkaraṇārthaś ca

Su objetivo es el fortalecimiento de la contemplación y la atenuación de las aflicciones.

samādhi-: de la contemplación **-bhāvana-:** la producción, la consecución **-arthaḥ:** cuyo objetivo es **kleśa-:** de las aflicciones **-tanū-karaṇa-:** atenuación, acción de hacer (*karaṇa*) pequeño (*tanū*) **-arthaś:** el objetivo de la cual es **ca:** y

El *kriyā-yoga* no es suficiente para alcanzar la liberación del *puruṣa*. Los objetivos de este yoga son de carácter inicial, como preparación para los estados más elevados de contemplación. Por lo tanto, el *kriyā-yoga* no se puede identificar con el *aṣṭāṅga-yoga* que Patañjali mencionará en este mismo capítulo. El *aṣṭāṅga-yoga* se divide entre una práctica externa (*bahir-aṅga*) y otra interna (*antar-aṅga*) y lleva hasta la visión discriminativa (*viveka-khyāti*), que permite distinguir entre la mente y la conciencia y lograr el aislamiento del *puruṣa*.

Patañjali describirá las aflicciones (*kleśa*, pali: *kilesa*) en los aforismos siguientes. Aquí, solo indica que las aflicciones se pueden atenuar, pero no destruir, con la práctica de este yoga. Vyāsa afirma que para destruir las aflicciones es necesario el fuego del conocimiento intelectivo o *prasaṃkhyāna*. El *prasaṃkhyāna* es una de las formas más externas de la visión discriminativa (*viveka-khyāti*), la que da como fruto la ausencia de dolor mental (*vivekakhyātir eva viśokarūpāvāntaraphalonmukhī satī prasaṃkhyānam ity ucyate* YSĀ 4.29). Cuando las aflicciones son quemadas por el fuego del conocimiento intelectivo, entonces se vuelven como semillas esterilizadas (*dagdha-bīja*), que ya no podrán fructificar (*aprasava-dharmin*) ni crear nuevos vínculos kármicos.

2.3

अविद्यास्मितारागद्वेषाभिनिवेशाः क्लेशाः ॥२.३॥

avidyāsmitārāgadveṣābhiniveśāḥ kleśāḥ

Las aflicciones son la ignorancia, el sentido del yo, la pasión, la aversión y el instinto de supervivencia.

avidyā-: la ignorancia **-asmitā-:** el sentido del yo **-rāga-:** la pasión **-dveṣa-:** la aversión, el odio **abhiniveśāḥ:** el instinto de supervivencia **kleśāḥ:** las aflicciones

Patañjali introduce aquí un concepto esencial para entender la práctica del yoga, el concepto de aflicción mental o *kleśa*. Como hemos visto en el aforismo 1.5, los procesos mentales pueden ser con *kleśa* o sin *kleśa*. En el segundo caso, no dejan huella kármica y permiten avanzar en el proceso de detención del flujo mental. La traducción de la palabra *kleśa* como «aflicción», aunque correcta, esconde el hecho de que los *kleśa* no son solo aspectos negativos de la mente, sino factores esenciales para su funcionamiento.

De hecho, los *kleśa* intentan explicar la capacidad emotiva de la mente y no solo aquellas emociones asociadas con la aflicción. Sin los *kleśa* no sería posible ninguna actividad humana. Incluso la ciencia y el arte son productos de una mente afectada por los *kleśa*, especialmente por el error fundamental que produce el sentido del yo: la ilusión de un individuo autónomo dotado de cuerpo y mente. Debemos tener en cuenta que para el *sāṃkhya-yoga* la experiencia de la vida ordinaria está basada en este error fundamental y que, por lo tanto, incluso un proceso mental placentero o una virtud son una aflicción si refuerzan la atadura de la ignorancia. Podemos leer el aforismo interpretando en él una relación causal entre sus elementos: de la ignorancia surge el sentido del yo; del sentido del yo procede el placer; del placer, cuando se ve frustrado, surge la aversión, y de la aversión el miedo a la muerte, que no es sino el instinto de supervivencia. También podemos entender que del sentido del yo surgen el placer, el dolor y el miedo a la muerte (*avidyāpāditāsmitā rāgādīnāṃ nidānam* TV 2.7).

El concepto de *kleśa* lo hallamos en la literatura pali, donde se habla de los diez *kilesa*. Aun así, hay una diferencia considerable entre el concepto de *kleśa* del yoga y el de *kilesa* del budismo pali. En el budismo, los *kilesa* son emociones verdaderamente negativas, como la codicia (*lobha*), el odio (*dosa*), la confusión (*moha*), la arrogancia (*māna*), el dogmatismo (*diṭṭhi*), la duda o escepticismo (*vicikicchā*), la apatía (*thīna*), la agitación mental (*uddhacca*), el descaro (*ahirika*) y la falta de conciencia moral (*anottappa*).

De hecho, el concepto yóguico de los *kleśa* se corresponde más bien con los cuatro *āsava* budistas, que a su vez reflejan los *kaṣāya* del jainismo. Estos *āsava* son el deseo de objetos sensoriales (*kāmāsava*), el deseo de prolongar la existencia (*bhavāsava*), la opinión errónea (*diṭṭhāsava*) y la ignorancia (*avijjā*). En el marco del yoga de Patañjali, el primer *āsava* se corresponde con la pasión (*rāga*), el segundo con el instinto de supervivencia (*abhiniveśa*), el tercero con el sentido del yo (*asmitā*) y el último con la ignorancia (*avidyā*). La palabra *āsava* significa en pali «supuración», dado que «supuramos» ignorancia, deseo, opiniones erróneas y un apego desesperado a la vida. La palabra *āsava* también quiere decir «licor, bebida embriagadora» y, por lo tanto, los *āsava* en el budismo pali son una especie de intoxicaciones mentales que no nos permiten ver la transitoriedad de las cosas ni la inexistencia del yo.

2.4

अविद्या क्षेत्रमुत्तरेषां प्रसुप्ततनुविच्छिन्नोदाराणाम्॥ २.४ ॥

avidyā kṣetram uttareṣāṃ prasuptatanuvicchinodārāṇām

La ignorancia es el campo de cultivo de las otras [aflicciones], bien se encuentren en estado latente, atenuado, interrumpido u operativo.

avidyā: la ignorancia **kṣetram:** el campo de cultivo **uttareṣāṃ:** de las otras **prasupta-:** latentes, dormidas **-tanu-:** atenuadas, debilitadas **-vicchinna-:** interrumpidas **-udārāṇām:** operativas, activas

En realidad, todas estas aflicciones son solo variantes de una misma ignorancia con mayúsculas, de una ignorancia fundamental, radical, que es la causa de la existencia. Por lo tanto, esta ignorancia no es simplemente una forma de conocimiento erróneo (*viparyaya*) o una falta de conocimiento (*pramāṇābhāva*), sino una forma diferente de conocimiento (*jñānāntara*), opuesta a la sabiduría (*vidyā-viparīta*) pero positiva desde el punto de vista de la experiencia mundana, puesto que tiene la facultad de crear proyecciones que son eventualmente falsas pero útiles para la vida cotidiana, tales como el mismo sentido del yo.

Para Patañjali, la ignorancia es la causa de la identificación entre la mente y la conciencia (YS 2.24). Vyāsa afirma que la ignorancia es la causa de la existencia. Nadie nace desprovisto de esta ignorancia radical, que después se manifiesta en forma de deseo y aversión, de instinto de supervivencia y de sentido del yo.

2.5

अनित्याशुचिदुःखानात्मसु नित्यशुचिसुखात्मख्यातिरविद्या ॥ २.५ ॥

anityāśuciduḥkhānātmasu nityaśucisukhātmakhyātir avidyā

La ignorancia es la visión de lo permanente en lo transitorio, de lo puro en lo impuro, del placer en el dolor y del yo en lo que no es el yo.

anitya-: en lo transitorio **-aśuci-:** en lo impuro
-duḥkha-: en el dolor **-anātmasu:** en lo que no es el yo
nitya-: de lo eterno **-śuci-:** de lo impuro **-sukha-:** del placer
-ātma-: del yo **-khyātir:** la visión **avidyā:** la ignorancia

Los comentaristas explican que tenemos tendencia a tomar por eternas cosas que no lo son, como la tierra, el cielo después de la muerte o el alma misma. Por otro lado, tomamos como puras cosas que son intrínsecamente impuras, como por ejemplo el cuerpo. Nos enamoramos de un cuerpo bello y los labios del amado son como néctar para el amante, cuando en realidad el cuerpo es un saco de excrementos, mucosidades, sangre y otras inmundicias. La prueba de que el cuerpo es impuro, según Vyāsa, es que está continuamente segregando impurezas, y si no hacemos el esfuerzo de lavarlo, enseguida empieza a oler mal.

Tomamos también los placeres sensuales como requisitos necesarios para la felicidad, pero en realidad nos esclavizan con todo tipo de necesidades ficticias. De hecho, como veremos más abajo (2.15), para el hombre de conocimiento, el mundo está lleno de dolor, ya que no se deja engañar por las apariencias y percibe que todo está abocado a la destrucción. Por otro lado, tenemos tendencia a ver nuestro yo real en el conglomerado formado por la mente y el cuerpo, pero según el *sāṃkhya-yoga* tanto la mente como el cuerpo son simples formaciones materiales y, por lo tanto, inconscientes, mientras que nuestra verdadera identidad es la conciencia pura del *puruṣa*.

Este *sūtra* se corresponde con un pasaje del *Aṅguttaranikāya* (2.52) en que se describen las cuatro distorsiones (pali: *vipallāsa*, sánscrito: *viparyāsa*) que afectan la percepción (*saññā*), el entendimiento (*citta*) y el punto de vista (*diṭṭhi, anicce nicca-saññino dukkhe ca sukhasaññino, anattani ca attāti asubhe subhasaññino*).

2.6

दृग्दर्शनशक्त्योरेकात्मतेवास्मिता ॥ २.६ ॥

dṛgdarśanaśaktyor ekātmatevāsmitā

El sentido del yo es la identidad aparente entre la facultad de la visión y su instrumento.

dṛg-: de la visión **-darśana-:** y del instrumento de la visión **-śaktyor:** entre las energías o facultades **ekātmatā:** la identidad **iva:** aparente **asmitā:** el sentido del yo, egoidad

La egoidad es el primer resultado de la ignorancia y es la función que produce la falsa identificación entre la visión y el instrumento de la visión; es decir, entre la conciencia y el intelecto. La visión es la misma conciencia del *puruṣa*, que, como hemos dicho antes, tiene la capacidad de ver. El instrumento de la visión es el reflejo de la conciencia en la materia, en el diamante de la mente. Cuando se produce esta identificación se crea el «yo existencial», que se ve a sí mismo como una unidad independiente: el diamante cargado de luz acaba creyéndose que él es el mismo Sol, fuente de toda luminosidad. En realidad, la egoidad no brilla con luz propia, sino con la luz prestada de la conciencia.

El sujeto de la experiencia es el *puruṣa*, que utiliza la mente como instrumento para percibir la realidad material. El error fundamental es confundir un simple instrumento con el sujeto real, como si confundiéramos al tenista con la raqueta o al violinista con el violín. El *asmitā* es también el origen de la mente y de los sentidos como una unidad de percepción que atribuye sus cogniciones a un yo y, por lo tanto, a una forma unitaria de conciencia. Hemos visto más arriba (1.36) que hay estados contemplativos en los que se experimenta la sensación de egoidad como un gran mar en calma, infinito y refulgente: el sentimiento oceánico del ser.

2.7

सुखानुशयी रागः ॥ २.७ ॥

sukhānuśayī rāgaḥ

La pasión es concomitante con el placer.

sukha-: con el placer **-anuśayī:** que sigue, que va asociado, concomitante **rāgaḥ:** la pasión

La pasión es el deseo, la sed, la avidez, el ansia que depende del recuerdo del placer. Recordamos una experiencia placentera y sentimos la urgencia de repetirla, y esto crea la expectativa del deseo. Por lo tanto, el deseo es concomitante con el placer.

2.8

दुःखानुशयी द्वेषः ॥२.८॥

duḥkhānuśayī dveṣaḥ

La aversión es concomitante con el dolor.

duḥkha-: con el dolor **-anuśayī:** que sigue, que va asociado, concomitante **dveṣaḥ:** la aversión

Este *sūtra* se puede explicar en términos similares al anterior. La aversión es el odio, la rabia, el disgusto, la repulsión. Como hemos dicho, el deseo y la aversión, el gusto y el disgusto, el amor y el odio son los dos motores fundamentales de la emotividad.

2.9

स्वरसवाही विदुषोऽपि तथारूढोऽभिनिवेशः ॥ २.९ ॥

svarasavāhī viduṣo'pi tathāruḍho'bhiniveśaḥ

El instinto de supervivencia surge de las propias impresiones latentes (*rasa*) y se encuentra presente incluso en los sabios.

svarasa-: de las propias impresiones latentes **vāhī:** surge **viduṣo:** el sabio **api:** hasta **tathārūḍho:** afectado de la misma forma **abhiniveśaḥ:** el instinto de supervivencia

Según Vyāsa, todos los seres tienen un deseo íntimo y constante de seguir existiendo, de no dejar de ser. Para Vyāsa, esto es el instinto de supervivencia que nace del miedo a la muerte (*maraṇa-trāsa*), de la visión del exterminio (*uccheda-dṛṣṭi*). El miedo a la muerte es la otra cara del deseo de vivir, puesto que el deseo y el miedo están estrechamente ligados. Este deseo se encuentra tanto en los idiotas como en los sabios y es el que más iguala a la condición humana.

Resulta curioso la forma en que Vyāsa emplea este *sūtra* como prueba de la transmigración: el miedo a la muerte es una prueba de la existencia de vidas anteriores. Según Vyāsa, un gusano nada más nacer ya reacciona ante una posible amenaza. Dado que todavía no ha podido experimentar el miedo a la muerte en su corta vida, debe haber sufrido esta experiencia en una vida anterior, de forma que el terror que le quedó grabado en la mente ahora se reactiva ante la percepción de un nuevo peligro. Por eso el instinto de supervivencia se alimenta de sus propias impresiones latentes, formadas por los recuerdos de otras vidas.

La palabra *abhiniveśa* (etimológicamente 'entrar en un lugar, ocupar un espacio'), que traducimos como «instinto de supervivencia», es sobre todo una forma de «afección» o «inclinación» que lleva a una «dedicación» o «consagración» y a una «determinación», que es la «tenacidad» propia de este estado de alerta que denominamos «instinto de supervivencia». De hecho, todas las palabras entrecomilladas son posibles acepciones de la palabra sánscrita *abhiniveśa*.

2.10

ते प्रतिप्रसवहेयाः सूक्ष्माः ॥२.१०॥

te pratiprasavaheyāḥ sūkṣmāḥ

Estas [aflicciones] cuando son sutiles han de ser erradicadas mediante la reabsorción [de la mente en la naturaleza primordial].

te: estas **pratiprasava-:** mediante la reabsorción
-heyāḥ: tienen que ser erradicadas **sūkṣmāḥ:** sutiles

De hecho, estas aflicciones en forma de impresiones latentes no desaparecen nunca de la mente del yogui, sino que permanecen en forma de semillas esterilizadas (*dagdha-bīja-kalpa*) que ya no podrán germinar y que serán finalmente destruidas cuando la mente, una vez agotada su funcionalidad (*caritādhikāra*), se reabsorba en su principio, la naturaleza primordial (*pradhāna*).

2.11

ध्यानहेयास्तद्वृत्तयः ॥ २.११ ॥

dhyānaheyās tadvṛttayaḥ

[Sin embargo], sus operaciones pueden ser erradicadas mediante la meditación.

dhyāna-: mediante la meditación **-heyās:** pueden ser erradicadas **tad-:** de esta **-vṛttayaḥ:** las operaciones

El aspecto dinámico de estas aflicciones, es decir, las percepciones mentales de la pasión, la aversión, el sentido del yo, etcétera, puede apaciguarse mediante la práctica del yoga de la acción. Cuando los estados afligidos de la mente se han apaciguado, sus semillas, que son las impresiones latentes aflictivas, pueden ser quemadas o esterilizadas con el fuego de la discriminación intelectiva.

En consecuencia, se trata de iniciar la práctica eliminando los aspectos más visibles de estas afecciones mentales para después pasar a las formas más sutiles, igual que al lavar una prenda de ropa primero se sacan las manchas más grandes y después las más pequeñas. De hecho, las manchas más grandes son las más fáciles de sacar. Del mismo modo, las formas manifiestas de las aflicciones son más fáciles de erradicar que sus formas sutiles, en tanto impresiones latentes arraigadas en la mente.

2.12

क्लेशमूलः कर्माशयो दृष्टादृष्टजन्मवेदनीयः ॥ २.१२ ॥

kleśamūlaḥ karmāśayo dṛṣṭādṛṣṭajanmavedanīyaḥ

El depósito kármico tiene su raíz en las aflicciones y se experimenta tanto en esta vida como en las otras.

kleśa-: en las aflicciones **-mūlaḥ:** tiene su raíz **karma-:** del karma **-āśayo:** el depósito **dṛṣṭa-:** tanto en la (vida) vista **-adṛṣṭa-:** como en las no vistas **-janma-:** nacimiento, vida **-vedanīyaḥ:** se experimenta

Según Patañjali, el karma se almacena en las impresiones latentes, que forman un depósito kármico (*karmāśaya*) con la capacidad de transmigrar, y gracias al cual la mente adquiere continuidad más allá del cuerpo físico, asegurando así la fructificación o retribución kármica (*karma-vipāka*) en la siguiente reencarnación. Las aflicciones (*kleśa*) son la raíz de este *karma-vipāka*. El depósito kármico puede ser bueno o malo, y es el origen del deseo, la avaricia, la ilusión y la cólera. Los efectos del depósito kármico se producen tanto en esta vida como en las futuras. Vyāsa afirma explícitamente que si las aflicciones están presentes en el depósito kármico, este fructificará necesariamente. Cuando estas aflicciones desaparecen, el depósito kármico no puede fructificar, aunque exista en forma de residuo mental (*saṃskāra-śeṣa*).

2.13

सति मूले तद्विपाको जात्यायुर्भोगाः ॥ २.१३ ॥

sati mūle tadvipāko jātyāyurbhogāḥ

Cuando hay raíz fructifica [el karma], determinando así el nacimiento, la duración de vida y la experiencia.

sati: cuando hay **mūle:** raíz **tad-:** de esto (el karma)
-vipāko: la fructificación, retribución **jāti-:** el nacimiento
-āyur-: la duración de la vida **bhogāḥ:** y la experiencia

La comparación del karma con una planta que fructifica si tiene raíz es suficientemente explícita. En este caso, como ya hemos visto en el aforismo anterior, la raíz son las aflicciones, y especialmente la ignorancia. De la fructificación de este depósito kármico depende la duración de la vida (*āyus*), la especie a la cual se pertenece y el nacimiento como individuo particular (*jāti*), así como la experiencia vital (*bhoga*).

Vyāsa dedica una larga sección de su comentario a analizar las diferentes formas de fructificación kármica, especialmente si basta con una acción para condicionar un nacimiento, o bien si son necesarias muchas acciones. La conclusión es que las diferentes acciones realizadas a lo largo de la existencia forman un depósito kármico unitario que después de la muerte, y de una sola vez (*eka-praghaṭṭakena*), produce un único nacimiento. El tipo, la duración de la vida y la experiencia de este nacimiento vienen determinados justamente por el efecto conjunto de todos los actos que conforman el depósito kármico.

2.14

ते ह्लादपरितापफलाः पुण्यापुण्यहेतुत्वात्॥ २.१४॥

te hlādaparitāpaphalāḥ puṇyāpuṇyahetutvāt

Sus frutos son el placer y el dolor causados por el mérito y el demérito.

te: sus **hlāda-:** placer **-paritāpa-:** y dolor **-phalāḥ:** frutos
puṇya-: el mérito **-apuṇya-:** y el demérito
-hetutvāt: a causa de

Los frutos del *karmāśaya* pueden ser agradables o dolorosos, según estén condicionados por una buena (*puṇyahetukāḥ sukhaphalāḥ* VBh) o por una mala acción (*apuṇyahetukā duḥkhaphalā iti*VBh). Sin embargo, Patañjali nos recordará a continuación, como ya hemos visto, que incluso los frutos agradables son dolorosos para el hombre de conocimiento (*viṣayasukhakāle'pi duḥkham asty evapratikūlātmakaṃ yoginaḥ* VBh)

2.15

परिणामतापसंस्कारदुःखैर्गुणवृत्तिविरोधाच्च
दुःखमेव सर्वं विवेकिनः ॥ २.१५ ॥

pariṇāmatāpasaṃskāraduḥkhair guṇavṛttivirodhāc ca duḥkham eva sarvaṃ vivekinaḥ

Para el hombre de conocimiento, toda experiencia es dolorosa debido a la fricción de los constituyentes y al dolor causado por el cambio, el sufrimiento y las impresiones latentes.

pariṇāma-: del cambio **-tāpa-:** del sufrimiento, tormento **-saṃskāra-:** y de las impresiones latentes **-duḥkhair:** debido a los dolores **guṇa-:** de los constituyentes **-vṛtti-:** en el funcionamiento **-virodhāc:** debido a la fricción **ca:** y **duḥkham:** dolor **eva:** solo **sarvaṃ:** todo **vivekinaḥ:** para el hombre de conocimiento

La idea de que la suma total de las experiencias al final es siempre dolorosa, a pesar del placer inmediato que proporcionan, es uno de los grandes principios del budismo, que encuentra sus raíces en las *upaniṣad* y que comparten muchas de las escuelas filosóficas de la India.

El hombre ingenuo pasa toda su vida luchando entre los extremos del placer y el dolor para conseguir el primero y evitar el segundo, pero la consecución del placer tiene un carácter efímero y la vida acaba desembocando en los males irremediables de la vejez, la enfermedad y la muerte. El hombre de conocimiento se da cuenta de que el placer sensual es la otra cara del dolor y que la felicidad no se deriva de este (*anupāyaḥ sukhasya bhogābhyāsa iti* VBh). Vyāsa nos recuerda que es imposible el goce de los sentidos sin causar algún tipo de violencia (*nānupahatya bhūtāny upabhogaḥ saṃbhavati* VBh), por lo que el placer está inextricablemente ligado con el sufrimiento. Vyāsa afirma que el depósito kármico puede tener su origen en la pasión, la aversión, la ilusión o la violencia.

El hombre de conocimiento se da cuenta de que el placer y el dolor son las dos caras de una misma moneda y se vuelve tan sensible como la pupila del ojo. Si acariciamos la piel con una pluma, nos produce una sensación placentera, pero si tocamos el ojo con la misma pluma sentiremos una gran molestia. El hombre normal, es decir, el hombre ignorante, es como la piel que no siente dolor con el roce de una pluma, pero el hombre de conocimiento tiene la sensibilidad extrema del ojo, al que le resulta molesto incluso la suave caricia de una pluma.

Los tres tipos de dolor que se mencionan en el aforismo ya se encuentran mencionados en la literatura pali (*Samyuttanikaya* 4.1.14, *vipariṇāma-dukkhatā dukkha-dukkhatā* y *saṅkhāra-dukkhatā*) y han sido interpretados de maneras diversas y contradictorias por los comentaristas de la tradición hindú. Seguramente Patañjali tenía en mente los conceptos budistas cuando compuso este aforismo, que es mucho más fácil de entender a la luz de los textos palis que a la luz de los comentaristas hindúes posteriores.

Según la versión budista, el dolor del sufrimiento (*tāpa-duḥkha*, *dukkha-dukkhatā*) sería la forma más básica de dolor: el dolor de un golpe, por ejemplo, o de una quemadura. El dolor del cambio (*pariṇāma-duḥkha*, *vipariṇāma-dukkhatā*) sería el dolor que sentimos cuando se produce un cambio no deseado; por ejemplo, cuando se va un ser querido y el sentimiento de alegría se convierte en tristeza. Finalmente, el dolor de las impresiones latentes (*saṃskāra-duḥkha*, *saṅkhāra-dukkhatā*) sería el sufrimiento causado por nuestras insatisfacciones mentales, propias de las elucubraciones que hacemos cuando nuestras expectativas no se ven cumplidas o tenemos miedo de perder lo que poseemos.

Este aforismo es un claro ejemplo de la necesidad de acudir a los textos palis anteriores a Patañjali para entender mejor el significado de los *Yogasūtra*.

Posiblemente los comentaristas posteriores, empezando por Vyāsa, ya no tenían presentes las fuentes budistas y, ante la duda, se enzarzaron en interpretaciones diversas, a veces muy complicadas, que hacen aún más difícil la lectura del aforismo.

Por otro lado, este *sūtra* revela también las influencias diversas que se entremezclan en el texto de Patañjali. Si la alusión a los tres tipos de dolor demuestra una clara influencia budista, la mención a la fricción en el funcionamiento de los constituyentes (*guṇa-vṛtti-virodha*) es una referencia indiscutible al *sāṃkhya* que no se encuentra en los textos budistas.

2.16

हेयं दुःखमनागतम् ॥ २.१६ ॥

heyaṃ duḥkham anāgatam

Lo que hay que erradicar es el dolor que todavía no ha llegado.

heyaṃ: lo que hay que erradicar **duḥkham:** el dolor **anāgatam:** que todavía no ha llegado, futuro

Como es obvio, el dolor pasado no se puede erradicar, y el dolor presente tampoco, porque ya se está experimentando. Por lo tanto, la única forma de dolor que podemos prevenir es la que todavía no ha llegado. Hay que recordar que en la India antigua la filosofía se entiende a menudo como una respuesta al reto del dolor y que la superación de todo sufrimiento, la liberación del dolor, acaba siendo el objetivo de la mayor parte de las filosofías índicas. Podríamos incluso afirmar que, desde el punto de vista indio, si no existiera el dolor seguramente no existiría la filosofía.

Se retoma una vez más la vieja idea de la filosofía como medicina que aspira a diagnosticar la enfermedad básica de la existencia, el dolor (1); su causa, la ignorancia (2); la salud o curación, que consiste en el aislamiento de la conciencia (3), y la terapia o tratamiento (4), que consiste en la visión intelectiva (*viveka-khyāti*) que puede erradicar la falsa identificación entre la mente y la conciencia. Como vemos, se trata de la versión yóguica de las cuatro nobles verdades del budismo y, como indica Vyāsa, se corresponden con las cuatro etapas del tratamiento médico (*catur-vyūha*): reconocimiento de los síntomas de la enfermedad (*roga*), diagnosis de la causa de la enfermedad (*roga-hetu*), la salud (*ārogya*) y el tratamiento (*bhaiṣajya*) para recuperar la salud (*yathā cikitsāśāstraṃ caturvyūhaṃ rogo rogahetur ārogyaṃ bhaiṣajyam iti* VBh 2.15).

2.17

द्रष्टृदृश्ययोः संयोगो हेयहेतुः ॥२.१७॥

draṣṭṛdṛśyayoḥ saṃyogo heyahetuḥ

La causa de lo que hay que erradicar es la conjunción entre el perceptor y el mundo perceptible

draṣṭṛ-: entre el perceptor, el vidente **-dṛśyayoḥ:** y el mundo perceptible o visible **saṃyogo:** la conjunción, contacto **heya-:** de lo que hay que erradicar **-hetuḥ:** la causa

Si el *sūtra* anterior se correspondía con la primera de las cuatro nobles verdades, este aforismo se corresponde con la segunda: el origen o la causa de lo que hay que erradicar. El perceptor o vidente es el mismo *puruṣa*, que es capaz de ver las diferentes propiedades del mundo material a través del intelecto. Por otro lado, el mundo perceptible, que será definido en el siguiente aforismo, es propiamente la naturaleza (*prakṛti*) en su aspecto manifiesto. Este mundo visible es como un imán que atrae la visión del *puruṣa*, estableciendo así la relación entre el sujeto perceptor y el objeto visible.

2.18

प्रकाशक्रियास्थितिशीलं भूतेन्द्रियात्मकं भोगापवर्गार्थं दृश्यम्॥ २.१८॥

prakāśakriyāsthitiśīlaṃ bhūtendriyātmakaṃ bhogāpavargārthaṃ dṛśyam

El mundo perceptible tiene tendencia a la iluminación, la acción y la estabilidad; está formado por los elementos y los sentidos y tiene por objeto la experiencia y la liberación.

prakāśa-: a la iluminación **-kriyā-:** a la acción
-sthiti-: y a la estabilidad **-śīlaṃ:** tiene tendencia
bhūta-: por los elementos **-indriya-:** y los sentidos
-ātmakaṃ: está formado **bhoga-:** la experiencia
-apavarga-: y la liberación **-arthaṃ:** tiene por objeto
dṛśyam: el mundo perceptible

Este *sūtra* nos habla del mundo perceptible formado por los tres *guṇa*, lo que hace que el mundo tenga tendencia a la iluminación, la acción y la estabilidad. El aforismo también afirma que este mundo perceptible es dual y está constituido, por un lado, por un mundo físico formado por los elementos y los objetos físicos y, por el otro, por un mundo mental formado por la mente y los sentidos. Hay que tener en cuenta que, desde el punto de vista del *sāṃkhya-yoga*, tanto el mundo físico como el mental son materiales. El primero está formado por la materia tosca y el segundo, por la materia sutil. Finalmente, el aforismo afirma también la doble intencionalidad del mundo perceptible. Todo esto se ha explicado ya en la Introducción.

2.19

विशेषाविशेषलिङ्गमात्रालिङ्गानि गुणपर्वाणि ॥ २.१९ ॥

viśeṣāviśeṣaliṅgamātrāliṅgāni guṇaparvāṇi

Las líneas de fractura de los constituyentes [de la Naturaleza] son: lo específico, lo inespecífico, el signo puro y lo que está más allá de todo signo.

viśeṣa-: lo específico - **aviśeṣa-:** lo inespecífico **-liṅga-:** el signo **-mātra-:** puro **-aliṅgāni:** aquello que está más allá del signo **guṇa-:** de los constituyentes **-parvāṇi:** las líneas de fractura, las divisiones

A lo largo de esta creación, los constituyentes van formando unas líneas de fractura (*parvan*) que se pueden considerar niveles ontológicos de la realidad. Las líneas de fractura son lo específico, lo inespecífico, el signo puro y lo que se encuentra más allá del signo (*aliṅga*), es decir, la naturaleza no manifiesta. Lo específico (*viśeṣa*) está formado por el grupo de los dieciséis elementos y representa el estado más perceptible de la creación: los cinco elementos toscos (éter, aire, fuego, agua y tierra), los cinco sentidos de percepción (vista, oído, gusto, tacto y olfato), los cinco sentidos de acción (habla, locomoción, aprehensión, excreción y reproducción) y, finalmente, el órgano mental (*manas*).

Lo inespecífico (*aviśeṣa*) son los cinco elementos sutiles (*tanmātra*) y el sentido del yo (*asmitā*). Vyāsa afirma que los cinco elementos toscos son las formas específicas de los cinco elementos sutiles, mientras que los diez sentidos y la mente son las formas específicas del sentido del yo (*asmitā*). El signo puro es el intelecto, el gran principio (*mahat*) o la primera manifestación de la materia. Lo que se encuentra más allá de cualquier síntoma o signo (*aliṅga*) es la materia primera antes de cualquier diferenciación, como una masa indistinta desprovista de cualquier signo o indicio que permita el reconocimiento de cosa alguna.

2.20

द्रष्टा दृशिमात्रः शुद्धोऽपि प्रत्ययानुपश्यः ॥ २.२० ॥

draṣṭā dṛśimātraḥ śuddho'pi pratyayānupaśyaḥ

El perceptor es solo la visión, que, aun siendo impoluta, se ve reflejada en la percepción mental [del mundo].

draṣṭā: el vidente, la conciencia testimonial, el perceptor **dṛśi-:** la visión **-mātraḥ:** solo **śuddho:** impoluto **api:** a pesar de ser **pratyaya-:** en la percepción mental [del mundo] **-anupaśyaḥ:** que contempla indirectamente, que se ve reflejado

Patañjali, después de explicar el mundo perceptible (*dṛśya*) en el *sūtra* anterior, define ahora el otro miembro de esta dualidad básica: el vidente, que no es otra cosa que el mismo *puruṣa* o la conciencia testimonial (*draṣṭṛ*). Partimos del primer hecho de la experiencia: «X percibe Y», donde X es el sujeto e Y el objeto. Los *Yogasūtra* afirman que X, el vidente (*draṣṭṛ*), es la capacidad misma de la visión desprovista de Y (*dṛśi-mātra*); es decir, sin contenido específico (*viśeṣaṇāparāmṛṣṭa* VBh 2.20).

El vidente es la conciencia misma exenta de cualquier propiedad o cualidad. Esta conciencia es pura (*śuddha*), por no tener contenido material u objetivo, pero mediante un proceso de correlación se ve a sí misma reflejada en el intelecto. El intelecto, pese a ser material, tiene la capacidad de impregnarse de la luminosidad del vidente y, como un espejo, mostrarle a ese mismo vidente los objetos materiales iluminados por la conciencia. El vidente es, pues, la conciencia, la luz, y el intelecto, el espejo: la materia oscura pero reflectante. Este es el proceso de reflejar el mundo en el espejo del intelecto para que pueda ser contemplado indirectamente (*anupaśya*) por la conciencia. El vidente no contempla el mundo directamente, sino solo tal y como se refleja en la pantalla iluminada del intelecto. Hay que señalar una vez más que el intelecto es inconsciente, oscuro, que solo tiene una capacidad reflectante y que la luz que ilumina todo el proceso es siempre la luz de la conciencia, es decir, la luz del vidente o *puruṣa*.

De hecho, Vyāsa parece seguir de cerca a Patañjali, porque afirma que la capacidad de experiencia de la conciencia inmutable del *puruṣa* se transfiere aparentemente a los objetos cambiantes gracias a que sigue el comportamiento (*anupatati*) de las funciones mentales (*apariṇāminī bhoktṛśaktir apratisaṃkramā ca pariṇāminy arthe pratisaṃkrānteva tadvṛttim anupatati* VBh2.21). El verbo utilizado por Vyāsa es *anu√pat*, que literalmente significa «volar después de, ir detrás de, seguir». Según Patañjali y Vyāsa se produce, pues, una correlación entre el funcionamiento de la mente y la conciencia del *puruṣa*. Gracias a esta correlación, la conciencia pura parece imitar las funciones del intelecto, aunque no está cualificada por ellas.

Por su parte, el intelecto, tal como he dicho, se caracteriza por la capacidad de dotarse a sí mismo de una conciencia que no es innata, sino adquirida, prestada de la conciencia del vidente (*prāptacaitanyopagrahasvarūpaḥ* VBh 2.21).

Vyāsa cita un conocido verso que afirma que no hay que buscar a *brahman* en lugares remotos: ni en los mundos inferiores, ni escondido en una cueva en la profundidad de las montañas, ni sumergido en el fondo del océano. *Brahman* se manifiesta especialmente en la luminosidad de nuestras percepciones mentales. La luz, desprovista de contenido, de la percepción, es *brahman*, el vidente o el *puruṣa*, mientras que el contenido de la percepción es un proceso material representado por la mente. Para hacerlo más comprensible podríamos compararlo con la proyección de una película: la luz del proyector sería la conciencia, mientras que las imágenes que se mueven en la pantalla serían el contenido material impreso en los fotogramas. Sin la película solo veríamos la luz blanca: la conciencia pura del *puruṣa* sin contenido material.

Por lo tanto, el intelecto no es ni completamente idéntico a la conciencia, porque es inconsciente, ni completamente diferente, puesto que es capaz de impregnarse de la luminosidad de la conciencia y mostrar los objetos del mundo (*darśita-viṣaya*) a la luz inmutable del *puruṣa*.

2.21

तदर्थ एव दृश्यस्यात्मा ॥ २.२१ ॥

tadartha eva dṛśyasyātmā

El mundo perceptible tiene solo sentido en función de ese [perceptor].

tad-: de ese **-artha:** en función de, dependiendo de **eva:** solo **dṛśyasya:** del mundo perceptible **ātmā:** el alma, la esencia

Este *sūtra* afirma que el objeto percibido tiene solo sentido en función del sujeto perceptor. Como hemos dicho en el aforismo 2.18, la materia perceptible (*dṛśya*) tiene un doble objetivo: en primer lugar, proporcionarle a la conciencia el goce de la experiencia sensorial (*bhoga*), y, en segundo lugar, hacer posible la liberación de esta experiencia, lo que implica la desidentificación entre la mente y la conciencia

2.22

कृतार्थं प्रति नष्टमप्यनष्टं तदन्यसाधारणत्वात्॥ २.२२ ॥

kṛtārthaṃ prati naṣṭam apy anaṣṭaṃ tadanyasādhāraṇatvāt

Para aquel que ha conseguido su objetivo, [el mundo perceptible] desaparece, aunque sigue de hecho existiendo, ya que es común a otras [mentes perceptivas].

kṛta-: ha conseguido **-arthaṃ:** el objetivo
prati: para aquel que **naṣṭam:** (el mundo perceptible) destruido
apy: aunque **anaṣṭaṃ:** no destruido **tad:** este
anya-: a otras **-sādhāraṇatvāt:** porque es común

Este *sūtra* explica por qué cuando un *puruṣa* se libera el mundo no deja de existir. Hay que recordar que la naturaleza se pone en movimiento cuando recibe la mirada de la conciencia testimonial. Cuando este *puruṣa* deja de mirar la naturaleza, esta vuelve a su estado de equilibrio, un estado que no es productivo, porque los constituyentes no entran en combinación dinámica, y que, por lo tanto, implica la no creación o no existencia del mundo. Ahora bien, como hay una multiplicidad de *puruṣa-s*, aunque un *puruṣa* se libere siempre habrá otros *puruṣa-s* implicados en la materia que harán que la evolución del mundo continúe. De hecho, la relación entre la multiplicidad de los *puruṣa* y el mundo es eterna, y esto hace que la creación continúe indefinidamente.

2.23

स्वस्वामिशक्त्योः स्वरूपोपलब्धिहेतुः संयोगः ॥ २.२३ ॥

svasvāmiśaktyoḥ svarūpopalabdhihetuḥ saṃyogaḥ

La conjunción es la causa constitutiva de la potencia del poseedor y del objeto poseído.

sva-: del objeto poseído, propiedad **-svāmi-:** y del poseedor, propietario **-śaktyoḥ:** de las energías, las potencias **sva-:** de la propia **-rūpa-:** forma **-upalabdhi-:** de la obtención **-hetuḥ:** la causa **saṃyogaḥ:** la conjunción

Podemos entender el concepto de conjunción (*saṃyoga*) como una doble capacitación (*yogyatā* TV 1.4) de la conciencia (*puruṣa*) como sujeto o propietario (*svāmin*), y de la naturaleza como objeto o propiedad (*sva*) que puede ser disfrutada (*bhoga*). De hecho, es la misma conjunción o relación la que crea el concepto de propiedad y propietario. La conjunción (*saṃyoga*) no tiene que entenderse como el contacto real entre el *puruṣa* y la *prakṛti*, que permanecen siempre separados, sino que se trata en realidad de un tipo de reparto de papeles en que la naturaleza asume el rol de objeto visible y cambiante y la conciencia, el de observador pasivo que mira el mundo con los anteojos de la mente.

Por eso dice Patañjali que la conjunción es «la causa constitutiva que conforma los poderes del sujeto poseedor y del objeto poseído». Es decir, que la conjunción es la que capacita al sujeto y el objeto como miembros de una relación de propiedad entre el poseedor (*svāmin*) y la cosa poseída (*sva*). Como hemos dicho más arriba, la conjunción misma crea el sujeto y el objeto que no existen como tales sin esta conjunción. No hay ni objetos ni sujetos previos a la conjunción, ni permanecen después del aislamiento.

Hemos interpretado este *sūtra* de una forma diferente a la de los comentaristas, que dicen que la conjunción es la causa de que la conciencia y la naturaleza descubran su verdadera naturaleza, que en el caso de la primera sería el aislamiento y en el de la segunda, el goce o experiencia. Se trata de una interpretación muy cuestionable, y que no añade nada nuevo a lo que ya sabíamos, pero si la palabra *sva-rūpopalabdhi-hetu* se interpreta como «la causa de la obtención de la propia naturaleza», es decir, como causa constitutiva, el aforismo ofrece entonces una lectura mucho más llena de matices.

2.24

तस्य हेतुरविद्या ॥ २.२४ ॥

tasya hetur avidyā

Su causa es la ignorancia.

tasya: su **hetur:** causa **avidyā:** la ignorancia

La causa de la conjunción es la ignorancia, que, como hemos visto, es la aflicción principal y la causa de la creación del mundo. Este es el error fundamental que la práctica del yoga busca destruir.

2.25

तदभावात्संयोगाभावो हानं तद्दृशेः कैवल्यम्॥ २.२५॥

tadabhāvāt saṃyogābhāvo hānaṃ tad dṛśeḥ kaivalyam

Al desaparecer la causa, desaparece la conjunción, y en eso consiste la erradicación (*hāna*): el aislamiento de la visión

tad-: de esto (la causa) **-abhāvāt:** debido a la desaparición
saṃyoga-: de la conjunción **-abhāvo:** la desaparición
hānaṃ: la erradicación **tad:** esto **dṛśeḥ:** de la visión
kaivalyam: el aislamiento

Este *sūtra* y el próximo se corresponden con la tercera y la cuarta de las nobles verdades del budismo. Recordemos que la versión de Patañjali de la primera y la segunda ya habían aparecido en los aforismos 2.16 y 2.17. La tercera verdad es la de la salud (*ārogya*), que en este caso equivale al aislamiento de la visión, que no es otra cosa que el mismo vidente o *puruṣa* (*cf.* 2.20).

2.26

विवेकख्यातिरविप्लवा हानोपायः ॥ २.२६ ॥

vivekakhyātir aviplavā hānopāyaḥ

La intelección discriminativa infalible es el medio para la erradicación.

viveka-: discriminativa **-khyātir:** la intelección
aviplavā: que no flaquea, ininterrumpida, infalible
hāna-: para la erradicación **-upāyaḥ:** el medio

Este *sūtra* se corresponde con la cuarta de las nobles verdades del budismo. En términos médicos, sería el tratamiento (*bhaiṣajya*) que se tendría que seguir para recuperar la salud. En este caso, el tratamiento es la intelección o visión (*khyāti*) discriminativa (*viveka*) infalible o ininterrumpida (*aviplava*). La visión discriminativa es la capacidad de distinguir entre la mente y la conciencia o entre elintelecto (*sattva*) y el *puruṣa* (*sattvapuruṣānyatāpratyayo vivekakhyātiḥ* VBh, *sattvapuruṣānyatākhyāti* YS 3.49).

La importancia de la *viveka-khyāti*, que algunos autores han querido comparar con la *vipassanā* del budismo pali, aun siendo bastante diferentes, es obvia en un sistema que dedica todo su esfuerzo a separar la conciencia de la mente. Como ya hemos reiterado varias veces, la confusión entre mente y conciencia es el error fundamental que la práctica del yoga quiere erradicar. Esta confusión llega a crear la ilusión de una mente consciente, capaz de pensar, con una identidad propia que tiene la sensación de ser un yo separado del resto del mundo. La *viveka-khyāti*, por lo tanto, es la forma más pura de conocimiento mental (*sattva-guṇātmikā*), pero, como tal, continúa siendo mental y también tiene que ser obstruida para conseguir la detención total de la mente (*tasyāṃ viraktaṃ cittaṃ tām api khyātiṃ niruṇaddhi* VBh 1.2). Hay dos formas claramente diferenciables de la *viveka-khyāti*: el *prasaṃkhyāna* y la *viveka-khyāti* ininterrumpida (*aviplavā*), que se menciona en este *sūtra* y que se corresponde con el estado contemplativo de la Nube del Dharma (*dharma-megha* 4.29), también denominado el *prasaṃkhyāna* supremo (*paramaṃ prasaṃkhyānam* VBh 1.2).

El *prasaṃkhyāna* es capaz de quemar las semillas de los procesos mentales, como ya hemos visto, pero todavía está interesado en los estados mentales más elevados, como puede ser la contemplación indolora de la luz interior (1.36), el dominio de todos los estados posibles de existencia o la omnisciencia (2.49). El *prasaṃkhyāna* es el medio para obstruir los estados emergentes de la mente (*vyutthānanirodhopāyaṃ prasaṃkhyānam* TV 4.29), mientras que la intelección discriminativa infalible es el medio para obstruir el mismo *prasaṃkhyāna* (*prasaṃkhyānanirodhopāya* TV 4.29) como uno de los últimos obstáculos para la iluminación.

Vyāsa afirma que la discriminación es el medio para la liberación, pero que esta intelección discriminativa no es infalible mientras queden restos de conocimiento erróneo (*anivṛttamithyājñānā*VBh, *viplavo mithyājñānaṃ tadrahitā* TV). Estos restos de conocimiento erróneo se manifiestan como percepciones emergentes (*vyutthāna-pratyaya* TV 4.29) que obstruyen el flujo de la intelección discriminativa. Cuando se quema finalmente la semilla de toda ignorancia y el conocimiento sáttvico llega a su grado máximo de claridad o transparencia (*vaiśāradya*), entonces el flujo de la intelección discriminativa del yogui, dotado del desapego supremo (1.16), fluye de forma tranquila, sin interrupciones ni turbulencias. Este es el conocimiento discriminativo que lleva finalmente a la liberación (*yadā mithyājñānaṃ dagdhabījabhāvaṃ vandhyaprasavaṃ saṃpadyate, tadā vidhūtakleśarajasaḥ sattvasya pare vaiśāradye parasyāṃ vaśīkārasaṃjñāyāṃ varttamānasya vivekapratyayapravāho nirmalo bhavati, sā vivekakhyātir aviplavā hānasyopāyaḥ* VBh)

2.27

तस्य सप्तधा प्रान्तभूमिः प्रज्ञा ॥ २.२७ ॥

tasya saptadhā prāntabhūmiḥ prajñā

En esta [intelección discriminativa] la séptuple sabiduría trascendental

tasya: de esta **saptadhā:** la séptuple **prānta-bhūmiḥ:** del nivel (*bhūmi*) más elevado (*prānta*), trascendental **prajñā:** sabiduría

Esta séptuple sabiduría trascendental se puede entender, siguiendo a Rāmānanda y Sadāśivendra Sarasvatī, como formas diferentes de liberación que implican la extinción de diferentes deseos (*saptaprakārā prāntabhūmiḥ prakarṣeṇānto nivṛttiḥ phalatvenayāsāṃ* YSĀ). Los cuatro primeros implican una liberación respecto del objeto (*kārya-vimukti*) y los tres últimos, respecto de la mente (*citta-vimukti*):

extinción del deseo de conocer (*jijñāsā-nivṛtti*)
extinción del deseo de abandonar o evitar (*jihāsā-nivṛtti*)
extinción del deseo de conseguir (*prepsā-nivṛtti*)
extinción del deseo de hacer (*cikīrṣā-nivṛtti*)
extinción del dolor mental (*śoka-nivṛtti*)
extinción del miedo (*bhaya-nivṛtti*)
extinción de toda conceptualización (*sakala-vikalpa-nivṛtti*)

En los primeros cuatro casos, nos quedamos sin nada que conocer, abandonar, conseguir o hacer, porque ya hemos conocido todo lo que teníamos que conocer, abandonado todo lo que teníamos que abandonar, conseguido todo lo que teníamos que conseguir y hecho todo lo que teníamos que hacer. En el caso de la extinción del dolor mental, el motivo es que la mente deja de ser operativa (*caritādhikāra*) y se termina la percepción del dolor. En el caso de la extinción del miedo, se percibe claramente la disolución de los constituyentes en la naturaleza, el retorno a la calma primordial y la improductividad de la naturaleza por falta de un motivo ulterior. En la extinción de toda conceptualización, se observa la luz impoluta de la propia conciencia que brilla más allá de los *guṇa*, como centro de nuestra verdadera personalidad (*sva-rūpa*).

2.28

योगाङ्गानुष्ठानादशुद्धिक्षये ज्ञानदीप्तिराविवेकख्यातेः ॥ २.२८ ॥

yogāṅgānuṣṭhānād aśuddhikṣaye jñānadīptir āvivekakhyāteḥ

Gracias a la práctica de los elementos del yoga se produce la destrucción de las impurezas y surge el resplandor del conocimiento, que se prolonga hasta la aparición de la intelección discriminativa.

yoga-: del yoga **-aṅga-:** de los elementos **-anuṣṭhānād:** gracias a la práctica **aśuddhi-:** de las impurezas **-kṣaye:** con la destrucción **jñāna-:** del conocimiento **-dīptir:** el resplandor **ā-:** hasta **-viveka-:** de la discriminación **-khyāteḥ:** la intelección

Este es el primer aforismo en que Patañjali menciona el *aṣṭāṅga-yoga* que definirá en el siguiente. La práctica de este yoga lleva a la destrucción de las impurezas, es decir, las aflicciones (*kleśa*, *cf.* YS 2.3) o las cinco divisiones de la ignorancia (*viparyaya*). A medida que las impurezas desaparecen, empieza a brillar con más fuerza la luz de la conciencia que se hallaba sepultada bajo las capas espesas de la mente oscura.

Hay que entender que la luminosidad de la conciencia es una propiedad del *puruṣa* y no de la mente (*sattva*), que es material y que, por lo tanto, a medida que la mente deja de funcionar, la luz de la conciencia empieza a brillar con más intensidad hasta llegar al grado de claridad máxima (*vaiśāradya*) que lleva a la detención de la mente. Resulta curioso que la detención de la mente en este sistema sea justamente todo lo contrario de la inconsciencia, porque representa la conciencia llena de la luz del *puruṣa*, libre del efecto constrictivo de la mente (*cf.* también 1.2, 1.18 y 1.51).

2.29

यमनियमासनप्राणायामप्रत्याहारधारणाध्यानसमाधयोऽष्टावङ्गानि
॥२.२९॥

yamaniyamāsanaprāṇāyāmapratyāhāradhāraṇādhyānasamādha yo'ṣṭāvaṅgāni

Las restricciones, las prescripciones, las posturas, el control de la respiración, la retirada [de los sentidos], la concentración, la meditación y la contemplación constituyen los ocho elementos del yoga

yama-: las restricciones **-niyama-:** las prescripciones **-āsana-:** las posturas **-prāṇāyāma-:** el control de la respiración **-pratyāhāra-:** la retirada [de los sentidos] **-dhāraṇā-:** la concentración **-dhyāna-:** la meditación **–samādhayo:** y la contemplación **aṣṭāv:** los ocho **aṅgāni:** elementos

Patañjali menciona en este *sūtra* su famoso *aṣṭāṅga-yoga*, que según algunos autores constituye una de sus contribuciones más originales a la historia del yoga. En cualquier caso, las relaciones del *aṣṭāṅga* con las vías de meditación del budismo *theravada* son evidentes, a pesar de que el *aṣṭāṅga* es, ciertamente, una contribución del todo original de Patañjali.

Cabe observar que Patañjali ordena los elementos del yoga desde el más básico hasta el más complejo en orden ascendente. Desde las restricciones y los ejercicios morales hasta la concentración y la contemplación hay una gradación que hace que el mismo Patañjali diga que los cinco primeros elementos son externos en relación a los tres últimos: concentración, meditación y contemplación, que serán tratados en el tercer libro.

2.30

अहिंसासत्यास्तेयब्रह्मचर्यापरिग्रहा यमाः ॥ २.३० ॥

ahiṃsāsatyāsteyabrahmacaryāparigrahā yamāḥ

Las restricciones son la no violencia, la verdad, la honestidad, la castidad y la no aceptación

ahiṃsā-: la no violencia **-satya-:** la verdad, la sinceridad, la veracidad **-asteya-:** no robar, la honestidad **-brahmacarya-:** la castidad **-aparigrahā:** y la no aceptación **yamāḥ:** las restricciones

Los comentaristas dicen que se denominan «restricciones» (*yama*) porque «restringen» (*yamayanti*) nuestra conducta y nos impiden hacer acciones prohibidas (*niṣiddha-karman*). Vyāsa afirma que, entre todas estas restricciones, la más importante es la no violencia, ya que todas las otras tienen su raíz en esta y son perfectas en la medida que la perfeccionan. La no violencia es descrita como la ausencia de hostilidad hacia todos los seres en todo momento y en toda condición. En el siguiente aforismo veremos cómo se puede hacer una práctica universal o condicional de estas restricciones. Estas cinco restricciones nos recuerdan los cinco votos del budista laico, el conocido *pañca-sīla*.

En cuanto a la verdad, Vyāsa remarca que una verdad dicha para herir no es realmente una verdad, porque precisamente atenta contra el principio de no violencia que acabamos de mencionar. Por otro lado, Vyāsa insiste en el hecho de que la verdad consiste en un discurso que no sea engañoso (*vañcitā*), que no esté equivocado (*bhrāntā*), pero también que no sea absurdo (*pratipatti-vandhyā*), que tenga sentido, contenga información relevante (*pratipatti*) y no sea mera palabrería.

2.31

एते जातिदेशकालसमयानवच्छिन्नाः सार्वभौमा महाव्रतम् ॥ २.३१ ॥

ete jātideśakālasamayānavacchinnāḥ sārvabhaumā mahāvratam

Cuando estas [restricciones] son universales, al no estar limitadas por la casta, el lugar, el tiempo o la convención social, constituyen el Gran Voto

ete: estas [restricciones] **jāti-:** por el nacimiento **-deśa:** el lugar **-kāla-:** el tiempo **-samaya-:** o la convención social **-anavacchinnāḥ:** que no están limitadas **sārvabhaumā:** universales **mahā-:** gran **-vratam:** voto

Un voto universal sería incondicional porque no está limitado por ninguna de las condiciones mencionadas. Vyāsa ofrece ejemplos de estos votos condicionales que pueden ser fácilmente practicados por los devotos laicos. Por ejemplo, un pescador que practique la no violencia podría matar en el legítimo ejercicio de su oficio como pescador, pero en ningún otro caso. Este es un ejemplo de limitación debida al nacimiento o casta (*jāti*). Los otros ejemplos son la exención de la prohibición de matar en el caso de un sacrificio en un templo (*deśa*); la de abstenerse de comer ciertas cosas en ciertas fechas (*kāla*), y, finalmente, el voto limitado por la convención social, como el caso del guerrero que puede matar durante una guerra, pero no en otro momento. Evidentemente, esto introduce un elemento de flexibilidad y permite hacer extensivos estos votos al practicante laico.

2.32

शौचसंतोषतपःस्वाध्यायेश्वरप्रणिधानानि नियमाः ॥ २.३२ ॥

śaucasaṃtoṣatapaḥsvādhyāyeśvarapraṇidhānāni niyamāḥ

Las prescripciones son: la pureza, el contentamiento, la actitud ascética, el estudio y la meditación constante en el Señor.

śauca-: la higiene, la pureza **-saṃtoṣa-:** el contentamiento **-tapaḥ-:** la actitud ascética **-svādhyāya-:** el estudio **-īśvara-:** en el Señor **-praṇidhānāni:** y la meditación constante **niyamāḥ:** las prescripciones

La higiene, o pureza, es tanto física como mental. El contentamiento es la virtud de no tomar más de lo disponible. Habría que preguntarse cuál es la relación entre este *sūtra* y el aforismo 2.1, donde también se mencionan la tríada de ascetismo, estudio y meditación como elementos del *kriyā-yoga*. ¿Es el *kriyā-yoga* simplemente una parte del *niyama* del *aṣṭāṅga-yoga*?

A pesar de la coincidencia de términos, y para respetar la coherencia interna del texto, tendríamos que pensar que el ascetismo, el estudio y la meditación mencionados en el *sūtra* 2.1 no son los mismos que los que se mencionan en este aforismo. El argumento es muy simple. El resultado de la práctica de *tapas*, *svādhyāya* e *īśvara-praṇidhāna*, mencionados en 2.1, es facilitar los estados contemplativos y debilitar las aflicciones (2.2), mientras que los resultados de la práctica de *tapas*, *svādhyāya* e *īśvara-praṇidhāna* mencionados aquí se indican por separado en los *sūtra* 2.43-45 y son, respectivamente, la plenitud corporal y la de los sentidos, la proximidad constante con la divinidad elegida y el logro de la contemplación.

Cabe notar la diferencia radical en los resultados mencionados en un caso y en el otro. En el primer caso, los resultados conducen al objetivo del yoga, la detención de la mente, mientras que en el segundo son propiamente una serie de poderes sobrenaturales como los que se describirán en el libro tercero y que pueden ser un obstáculo para la contemplación no cognitiva (3.37).

2.33

वितर्कबाधने प्रतिपक्षभावनम्॥ २.३३ ॥

vitarkabādhane pratipakṣabhāvanam

Ante el asedio de las malas intenciones, la meditación sobre los contrarios.

vitarka-: de las malas intenciones **-bādhane:** ante el asedio
pratipakṣa-: sobre los efectos contrarios
-bhāvanam: la meditación

En la práctica de *yama* y *niyama* surgirán pensamientos que van, justamente, en la dirección contraria a los *yama* y a los *niyama*. Son pensamientos contrarios, negativos, malas intenciones como la violencia, la mentira, el robo, la incontinencia, la avaricia, la impureza, la insatisfacción, el derroche y la indiferencia hacia el estudio y hacia el Señor. Estas malas intenciones tienen que ser controladas contemplando los efectos contrarios de la violencia, la mentira, etcétera, tal como propone el aforismo siguiente. Hay que recordar, sin embargo, que los *vitarka* no son solo los malos pensamientos, sino también los resultados de estos malos pensamientos. La violencia denota aquí tanto la intención de hacer daño como el resultado de esta intención, e incluso la simple aquiescencia o complicidad (*anumodita*).

2.34

वितर्का हिंसादयः कृतकारितानुमोदिता लोभक्रोधमोहपूर्वका मृदुमध्याधिमात्रा दुःखाज्ञानानन्तफला इति प्रतिपक्षभावनम्॥ २.३४॥

vitarkā hiṃsādayaḥ kṛtakāritānumoditā lobhakrodhamohapūrvakā mṛdumadhyādhimātrā duḥkhājñānānantaphalā iti pratipakṣabhāvanam

La meditación sobre los contrarios consiste en considerar que las malas intenciones, como la violencia, [la mentira] y las otras, bien sean cultivadas por uno mismo, instigadas o permitidas, tienen como resultado el dolor y la ignorancia interminables. Estas [malas intenciones] van siempre precedidas por la codicia, la cólera o la confusión y se producen en un grado suave, medio o fuerte.

vitarkā: las malas intenciones **hiṃsā-:** la violencia **-adayaḥ:** y las otras **kṛta-:** cultivadas **-kārita-:** instigadas **-anumoditā:** o permitidas **lobha-:** por la codicia **-krodha-:** por la cólera **-moha-:** y por la confusión **-pūrvakā:** acompañadas, precedidas **mṛdu-:** suave **-madhya-:** mediana **-adhimātrā:** o intensa **duḥkha-:** el dolor **-ajñāna-:** y la ignorancia **-ananta-:** infinito, interminable **-phalā:** que tienen como resultado **iti:** consiste en considerar que **pratipakṣa-:** sobre los contrarios **–bhāvanam:** la meditación

El aforismo es bastante claro como para no necesitar muchas explicaciones más. Aun así, vale la pena mencionar que el *sūtra* funciona como una matriz para hacer diferentes combinaciones y definir las diferentes clases de violencia y otros *vitarka*. Por ejemplo, la violencia puede ser de tres tipos según sea hecha por uno mismo, instigada o permitida. El origen de la violencia puede ser la codicia, el odio o la confusión y, por lo tanto, tenemos nueve tipos diferentes de violencia según quien la haga y su motivación. Si a esto añadimos la intensidad, que también es de tres tipos, nos dará un resultado de 27 formas diferentes de violencia, y así para cada uno de los *vitarka*.

2.35

अहिंसाप्रतिष्ठायां तत्संनिधौ वैरत्यागः ॥ २.३५ ॥

ahiṃsāpratiṣṭhāyāṃ tatsaṃnidhau vairatyāgaḥ

Cuando se afianza la no violencia, los que están cerca abandonan el odio

ahiṃsā-: la no violencia **-pratiṣṭhāyāṃ:** cuando se afianza **tat-:** de él **-saṃnidhau:** en la cercanía **vaira-:** el odio **-tyāgaḥ:** el abandono, la renuncia

Empiezan ahora una serie de aforismos (2.35-45) que explican los resultados de la práctica de las restricciones y las prescripciones. En el caso de la no violencia, el aforismo recuerda la imagen del santo rodeado de animales salvajes, mansos y dóciles por la proximidad del sabio.

2.36

सत्यप्रतिष्ठायां क्रियाफलाश्रयत्वम्॥ २.३६ ॥

satyapratiṣṭhāyāṃ kriyāphalāśrayatvam

Cuando se afianza la verdad, fructifican las acciones

satya-: la verdad, la sinceridad, la veracidad
-pratiṣṭhāyāṃ: cuando se afianza **kriyā-:** de las acciones
-phalāśrayatvam: la fructificación

Nuestra versión difiere de la de los comentaristas tradicionales, que entienden que cuando se consolida la verdad el yogui logra el poder de la palabra infalible, es decir, que se cumpla todo lo que dice. Nuestra versión coincide con la de M.R. Yardi y la hemos preferido porque hace más justicia a la expresión sánscrita *kriyā-phalāśrayatva*.

2.37

अस्तेयप्रतिष्ठायां सर्वरत्नोपस्थानम्॥ २.३७॥

asteyapratiṣṭhāyāṃ sarvaratnopasthānam

Cuando se afianza la honestidad, aparecen todas las maravillas.

asteya-: la honestidad **-pratiṣṭhāyāṃ:** cuando se afianza
sarva-: de todas **-ratna-:** las joyas
-upasthānam: la llegada, la presencia

La idea es que la honestidad es el tesoro más grande.

2.38

ब्रह्मचर्यप्रतिष्ठायां वीर्यलाभः ॥ २.३८ ॥

brahmacaryapratiṣṭhāyāṃ vīryalābhaḥ

Cuando se afianza la castidad, se obtiene la energía.

brahmacarya-: la castidad **-pratiṣṭhāyāṃ:** cuando se afianza **vīrya-:** de la energía **-lābhaḥ:** la obtención

Hay un doble significado en la palabra *vīrya* bastante interesante, porque esta palabra significa tanto «energía, vigor» como «semen». En consecuencia, «la obtención de la energía» (*vīrya-lābha*) podría ser traducido también como «la retención del semen», combinando así la definición literal de la castidad con su resultado. Según los comentaristas, esta obtención de energía da la facultad de saber transmitir los conocimientos a los discípulos, es decir, de ser un buen maestro.

2.39

अपरिग्रहस्थैर्ये जन्मकथंतासंबोधः ॥ २.३९ ॥

aparigrahasthairye janmakathaṃtāsaṃbodhaḥ

Cuando se estabiliza la no aceptación se comprende el porqué del nacimiento.

aparigraha-: la no aceptación **-sthairye:** cuando se estabiliza
janma-: del nacimiento **-kathaṃtā-:** del porqué
-saṃbodhaḥ: la comprensión

Es decir, se obtiene la respuesta a las preguntas que nos obsesionan sobre nuestra condición personal: ¿Quién soy? ¿De dónde vengo? ¿Hacia dónde voy? Según los comentaristas, conocemos entonces el porqué de la transmigración y el alcance de las vidas pasadas y futuras.

2.40

शौचात्स्वाङ्गजुगुप्सा परैरसंसर्गः ॥ २.४० ॥

śaucāt svāṅgajugupsā parair asaṃsargaḥ

El efecto de la pureza es el disgusto por el propio cuerpo y la falta de contacto con otros.

śaucāt: mediante la pureza **sva-:** por el propio **-aṅga-:** cuerpo, miembro **-jugupsā:** disgusto **parair:** con los otros **asaṃsarga:** falta de contacto

Hay que remarcar la importancia que se da, en este aforismo y en el siguiente, a la práctica de la higiene física y mental capaz de otorgar todos los beneficios descritos. Sorprenderá, sin duda, el aspecto negativo con el cual se contempla el cuerpo, de forma que el disgusto por el propio cuerpo y la ausencia de contacto con otros cuerpos es considerado como una gran virtud.

2.41

सत्त्वशुद्धिसौमनस्यैकाग्रतैन्द्रियजयात्मदर्शनयोग्यत्वानि च ॥ ४१ ॥

sattvaśuddhisaumanasyaikāgrataindriyajayātmadarśanayogy-atvāni ca

Y también la purificación del intelecto, el bienestar mental, la concentración, la victoria sobre los sentidos y la capacidad para la visión del alma interior.

sattva-: del intelecto **-śuddhi-:** la purificación **-saumanasya-:** el bienestar mental **-ekāgratā-:** la concentración **-indriya-:** sobre los sentidos **-jaya-:** la victoria **-ātma-:** del alma interior **-darśana-:** de la visión **-yogyatvāni:** la capacidad **ca:** y

Vyāsa indica la relación de causa/efecto entre los miembros de la enumeración. La purificación del intelecto conduce al bienestar mental, que a su vez facilita la concentración que nos conduce hasta la victoria sobre los sentidos, la cual nos capacita para la visión del alma interior. El alma interior es aquí el mismo *puruṣa*.

2.42

संतोषादनुत्तमसुखलाभः ॥ २.४२ ॥

saṃtoṣād anuttamasukhalābhaḥ

Gracias al contentamiento se alcanza una felicidad incomparable.

saṃtoṣād: gracias al contentamiento **anuttamaḥ:** incomparable **sukha-:** de una felicidad **-lābhaḥ:** la obtención

El contentamiento no es la cualidad pasiva de la resignación, sino que incluye la virtud activa de la aceptación y de la renuncia voluntaria a los placeres. Vyāsa cita un verso muy conocido del *Mahābhārata* que afirma que el placer más grande que podamos experimentar en este mundo o el placer celestial más intenso no llega ni a una dieciseisava parte del placer que se deriva de renunciar a todos los deseos (*yac ca kāmasukhaṃ loke yac ca divyaṃ mahat sukham / tṛṣṇākṣayasukhasyaite nārhataḥ ṣoḍaśīṃ kalām*).

2.43

कायेन्द्रियसिद्धिरशुद्धिक्षयात्तपसः ॥ २.४३ ॥

kāyendriyasiddhir aśuddhikṣayāt tapasaḥ

Gracias a la actitud ascética, la plenitud corporal y de los sentidos, debido a la destrucción de las impurezas

kāya-: del cuerpo **-indriya-:** y de los sentidos **-siddhir:** la plenitud **aśuddhi-:** de las impurezas **-kṣayāt:** debido a la destrucción **tapasaḥ:** gracias a la actitud ascética

Vyāsa afirma que la práctica del ascetismo destruye la capa de impurezas y que entonces se obtienen los ocho poderes sobrenaturales corporales, como la capacidad de hacerse grande o pequeño (*aṇimādi*) y los poderes sobrenaturales de los sentidos.

2.44

स्वाध्यायादिष्टदेवतासंप्रयोगः ॥ २.४४ ॥

svādhyāyād iṣṭadevatāsaṃprayogaḥ

Gracias al estudio, la cercanía constante con la divinidad elegida.

svādhyāyād: Gracias al estudio **iṣṭa-:** elegida **-devatā-:** con la divinidad **-saṃprayogaḥ:** la cercanía constante

Vyāsa indica que no solo se manifiestan las divinidades, sino también los sabios (*ṛṣi*) y los seres realizados (*siddha*), que le ayudan a cumplir sus tareas.

2.45

समाधिसिद्धिरीश्वरप्रणिधानात्॥ २.४५॥

samādhisiddhir īśvarapraṇidhānāt

Gracias a la meditación constante en el Señor, la plenitud de la contemplación.

samādhi-: de la contemplación **-siddhir:** la plenitud **īśvara-:** al Señor **-praṇidhānāt:** gracias a la meditación constante

Como hemos dicho, los tres elementos del *kriyā-yoga* efectúan una triple purificación: a través del cuerpo con la práctica del ascetismo (*tapas*), a través de la palabra con el estudio (*svādhyāya*) y a través del pensamiento con la meditación constante en el Señor (*īśvara-praṇidhāna*), y se corresponden con otras tríadas como *tapas*, *mantra/japa*, *samādhi/dhyāna*. Por eso la meditación constante en el Señor proporciona una contemplación exitosa, porque efectúa una purificación del pensamiento que permite la focalización de la atención en el objeto contemplado como si la misma mente estuviera ausente.

2.46

स्थिरसुखमासनम् ॥ २.४६ ॥

sthirasukham āsanam

La postura será estable y cómoda.

sthira-: estable **-sukham:** y cómoda **āsanam:** la postura

En rigor, Patañjali no menciona ninguna postura en particular, por lo cual podríamos suponer que para Patañjali la postura es cualquier postura que sea cómoda y estable para la práctica de la meditación. Sin embargo, Vyāsa menciona once posturas en su comentario y no tenemos ningún motivo en particular para dudar que estas posturas no fuesen conocidas por Patañjali. Como se trata de una afirmación general, el *sūtra* puede emplear perfectamente el singular para referirse en realidad a todas las posturas.

Las posturas a las que se refiere Vyāsa son las siguientes: *padmāsana, vīrāsana, bhadrāsana, svastika, daṇḍāsana, sopāśraya, paryaṅka, krauñca-niṣadana, hasti-niṣadana, uṣṭra-niṣadana* y *sama-saṃsthāna*.

2.47

प्रयत्नशैथिल्यानन्त्यसमापत्तिभ्याम्॥ २.४७ ॥

prayatnaśaithilyānantasamāpattibhyām

Gracias a la relajación del esfuerzo o la absorción en el infinito.

prayatna-: del esfuerzo **-śaithilya-:** gracias a la relajación **-ānanta-:** en el infinito **-samāpattibhyām:** o la absorción

Todo parece indicar que Patañjali nos está explicando dos métodos para conseguir la estabilidad y el confort de la postura: uno físico, mediante la relajación del cuerpo después del esfuerzo, y otro mental, al conseguir una absorción en el espacio infinito que evita el dolor de la postura al no identificarnos con el cuerpo (*yadācākāśadigata ānantye cetasaḥ samāpattiḥ kriyate'vyavadhānena, tādātmyam āpadyate tadā dehāhaṃkārābhāvān nāsanaṃ duḥkhajanakaṃ bhavati* RM).

2.48

ततो द्वन्द्वानभिघातः ॥ २.४८ ॥

tato dvandvānabhighātaḥ

Entonces, las parejas de opuestos dejan de atormentar.

tato: en este momento, entonces **dvaṃdva-:** las parejas de opuestos **-anabhighātaḥ:** que no atormentan

Es decir, el yogui deja de obsesionarse con el frío y el calor, el placer y el dolor, el gusto y el disgusto, etcétera. Las parejas de conceptos opuestos son infinitas y habitualmente nos atormentan con sus extremos El logro de la postura (*āsana-jaya*, literalmente «la victoria de la postura») nos libera de las irritaciones más inmediatas provocadas por las sensaciones. Patañjali da una gran importancia a esta conquista de la postura estable y confortable que nos permite aguantar las incomodidades más inmediatas de la existencia. De hecho, esta fortaleza o resistencia es un requisito necesario para pasar a la práctica del *prāṇāyāma*.

En realidad, Patañjali está describiendo un proceso que acontece de una forma bastante natural durante la práctica adecuada de la meditación. Nos sentamos con las piernas cruzadas concentrando el flujo mental en el objeto de la meditación. Cuando al cabo de unos minutos alcanzamos un cierto confort en la postura, dejamos entonces de sentir las pequeñas molestias habituales, y sentimos el cuerpo relajado y estable, e inmediatamente el flujo de la respiración se vuelve más pausado y regular, lo que al mismo tiempo contribuye a una mejor concentración y a una absorción de los sentidos en la propia mente (*pratyāhāra*). Entendemos mejor así la lógica de la secuencia del *aṣṭāṅga-yoga:* postura (*āsana*), relajación, respiración profunda y tranquila (*prāṇāyāma*), absorción de los sentidos en la mente (*pratyāhāra*), concentración (*dhāraṇā*), meditación (*dhyāna*) y unión contemplativa con el objeto de la meditación (*samādhi*).

Evidentemente, como el mismo Patañjali explicará en los aforismos siguientes, hay una práctica especializada del *prāṇāyāma* que aún profundiza más en el control y el apaciguamiento de la respiración, pero no por ello podemos dejar de entender la secuencia del *aṣṭāṅga* como un proceso natural en la práctica de la meditación. A la luz de estas observaciones es más fácil entender los siguientes aforismos.

2.49

तस्मिन्सति श्वासप्रश्वासयोर्गतिविच्छेदः प्राणायामः ॥ २.४९ ॥

tasmin sati śvāsapraśvāsayor gativicchedaḥ prāṇāyāmaḥ

Cuando esto se produce es posible el control de
la respiración que consiste en la interrupción
del movimiento de inspiración y espiración.

tasmin: Cuando esto **sati:** se produce **śvāsa-:** inspiración **-praśvāsayor:** y espiración **gati-:** del movimiento **-vicchedaḥ:** la interrupción **prāṇāyāmaḥ:** control de la respiración

Cuando las parejas de conceptos opuestos dejan de atormentar al practicante del yoga, entonces es posible el control de la respiración. Una vez más vemos la importancia de la postura para el control de la respiración. Para Patañjali, el *prāṇāyāma* es básicamente una interrupción voluntaria del flujo respiratorio (*gativiccheda ubhayābhāvaḥprāṇāyāmaḥ* VBh).

2.50

स तु बाह्याभ्यन्तरस्तम्भवृत्तिर्देशकालसंख्याभिः परिदृष्टो दीर्घसूक्ष्मः
॥ २.५० ॥

sa tu bāhyābhyantarastambhavṛttir deśakālasaṃkhyābhiḥ paridṛṣṭo dīrghasūkṣmaḥ

[El control de la respiración] posee las funciones externas, internas y de retención. Está determinado por el espacio, el tiempo y la cantidad y es prolongado y sutil.

bāhya-: externas **-abhyantara-:** internas **-stambha-:** y de retención **-vṛttir:** posee las funciones **deśa-:** por el espacio **-kāla-:** el tiempo **-saṃkhyābhiḥ:** y la cantidad **paridṛṣṭo:** está determinado **dīrgha-:** prolongado **-sūkṣmaḥ:** y sutil

En el caso de la función externa se produce una interrupción del flujo respiratorio después de la espiración, y en el caso de la interna, después de la inspiración. En el caso de la función de retención, la interrupción del flujo se da justo en la intersección de la interna y la externa y afecta a las dos por igual y simultáneamente mediante un único esfuerzo, igual que al verter agua sobre una piedra caliente se evapora al mismo tiempo en todos los puntos de su superficie.

2.51

बाह्याभ्यन्तरविषयाक्षेपी चतुर्थः ॥ २.५१ ॥

bāhyābhyantaraviṣayākṣepī caturthaḥ

El cuarto [tipo de control] trasciende el ámbito de lo externo y lo interno.

bāhya-: de lo externo **-abhyantara-:** y lo interno **-viṣaya-:** el ámbito **-ākṣepī:** trasciende **caturthaḥ:** el cuarto

El cuarto tipo de control de la respiración trasciende tanto la retención de la espiración como de la inspiración, y con él se interrumpe simultáneamente el flujo externo e interno del aire, como en el tercer tipo. La diferencia entre el tercero y el cuarto es que en el tercero se hace con un solo esfuerzo, sin ninguna referencia al espacio, el tiempo o la cantidad de la espiración o de la inspiración. En este cuarto tipo de *prāṇāyāma*, en cambio, se interrumpe tanto la espiración como la inspiración, pero teniendo en cuenta su espacio, duración y cantidad de una forma gradual siguiendo los diferentes niveles de la práctica (*caturthas tu śvāsapraśvāsayor viṣayāvadhāraṇāt krameṇa bhūmijayād ubhayākṣepapūrvako gatyabhāvaś caturthaḥ prāṇāyāma ity ayaṃ viśeṣaḥ* VBh).

2.52

ततः क्षीयते प्रकाशावरणम् ॥ २.५२ ॥

tataḥ kṣīyate prakāśāvaraṇam

A continuación se destruye el velo de la luz.

tataḥ: a continuación **kṣīyate:** se destruye, se desvanece
prakāśa-: de la luz **-āvaraṇam:** la cobertura, el velo

Vyāsa cita un verso en que se afirma que la mejor forma de ascetismo es el control de la respiración, que consigue limpiar las impurezas de la mente y hacer brillar la luz del conocimiento (*tapo na paraṃ prāṇāyāmāt, tato viśuddhir malānāṃ, dīptiś ca jñānasyeti* VBh). ¿Cuáles son las impurezas que cubren la luz del conocimiento intelectivo? Las impurezas son propiamente las aflicciones que condicionan nuestro karma en forma de impresiones latentes. Estas impresiones latentes crean una red muy extensa y repleta de nudos que cubre la luminosidad del *guṇa sattva*. Como dice Manu, el *prāṇāyāma* quema estas impurezas (*prāṇāyāmair dahed doṣān* Mn 6.72).

2.53

धारणासु च योग्यता मनसः ॥ २.५३ ॥

dhāraṇāsu ca yogyatā manasaḥ

Y la mente queda capacitada para las concentraciones.

dhāraṇāsu: para las concentraciones **ca:** y
yogyatā: la capacitación **manasaḥ:** de la mente

El resultado del *prāṇāyāma* es la capacitación de la mente para concentrarse en un solo punto. Estas concentraciones son de varios tipos, como por ejemplo las del ombligo o la punta de la nariz. Las meditaciones en un solo objeto indicadas en los *sūtra* 1.32-39 se refieren a esta capacidad para la concentración mental, igual que las meditaciones indicadas en los *sūtra* 2.27-32.

2.54

स्वविषयासंप्रयोगे चित्तस्वरूपानुकार इवेन्द्रियाणां प्रत्याहारः ॥ २.५४ ॥

svaviṣayāsamprayoge cittasvarūpānukāra iva indriyāṇāṃ pratyāhāraḥ

La retirada de los sentidos se produce cuando estos no entran en contacto con sus respectivos objetos y parece como si imitasen el funcionamiento de la mente.

sva-: con sus **-viṣaya-:** objetos **-asaṃprayoge:** cuando no entran en contacto **citta-:** de la mente **-svarūpa-:** de la propia naturaleza **-anukāra:** imitación **iva:** como si **indriyāṇāṃ:** de los sentidos **pratyāhāraḥ:** la retirada

La forma más eficaz de retirar los sentidos de sus objetos respectivos es controlando la mente, puesto que los sentidos tienen su origen en la mente y dependen de ella. Por lo tanto, cuando la mente se repliega, los sentidos también se repliegan. Vyāsa hace la comparación de la mente con la abeja reina que es seguida por las otras abejas, los sentidos. Los sentidos, pues, acaban siguiendo la naturaleza de la mente y permanecen en su causa sin proyectarse al exterior.

2.55

ततः परमा वश्यतेन्द्रियाणाम्॥ २.५५॥

tataḥ paramā vaśyatendriyāṇām

Entonces se produce el dominio supremo de los sentidos.

tataḥ: entonces **paramā:** el supremo **vaśyatā:** dominio **indriyāṇām:** de los sentidos

Según Patañjali, el dominio supremo de los sentidos se produce cuando estos no entran en contacto con sus objetos y se reabsorben en su origen: la mente. Vyāsa cita las opiniones de diferentes maestros sobre qué es el dominio supremo de los sentidos, pero las rechaza todas para terminar citando la opinión de Jaigīṣavya, coincidente con la de Patañjali, que afirma que la ausencia de percepción sensorial gracias a la concentración de la mente (*cittaikāgryād apratipattir*) es el verdadero dominio de los sentidos. En resumen, el control de la mente cuando los sentidos están retirados de sus objetos representa el control supremo.

विभूतिपादः

VIBHŪTI-PĀDAḤ

De los poderes

3.1

देशबन्धश्चित्तस्य धारणा ॥ ३.१ ॥

deśabandhaś cittasya dhāraṇā

La concentración es la fijación de la mente en un punto.

deśa-: en un punto **-bandhaś:** la fijación **cittasya:** de la mente **dhāraṇā:** la concentración es

En el *sūtra* 3.7, Patañjali nos recordará que estos tres elementos del yoga (la concentración, la meditación y la contemplación) son internos en relación con los cinco previos. Por otro lado, Vācaspati Miśra afirma que para conseguir los poderes sobrenaturales que se describirán en este capítulo hace falta la práctica de estos tres elementos. Por eso encabezan este capítulo.

Podemos entender los tres primeros aforismos del tercer libro como un análisis en tres etapas de un único proceso de contemplación. Estas tres etapas están causalmente conectadas. Así, la concentración o la fijación de la mente en un punto (*dhāraṇā*) conduce a la meditación (*dhyāna*), que a su vez lleva a la contemplación (*samādhi, dhāraṇādhyānasamādhīnāṃ kāryakāraṇabhāvena niyatapaurvaparyatvāt tadanurodhenopanyāse krama iti* TV).

La primera de estas etapas, descrita en este aforismo, es la de situar la atención mental en un punto, para fijar o atar (*bandha*) la mente. La palabra sánscrita *bandha* (*cf.* la palabra inglesa *bond*) significa literalmente «atadura, lazo, sujeción, vínculo, fijación». Por lo tanto, la sujeción o atadura de la mente en un punto determinado del espacio es la primera parte de este proceso. La segunda, como veremos en el siguiente aforismo, es la continuidad de esta fijación.

3.2

तत्र प्रत्ययैकतानता ध्यानम्॥ ३.२॥

tatra pratyaikatānatā dhyānam

La meditación es la continuidad perceptiva en ese mismo punto.

tatra: en este punto **pratyaya:** de las percepciones
eka-tānatā: continuidad **dhyāna:** meditación

Una vez la mente se ancla en un punto, la atención continuada en ese punto es la meditación. Nos hallamos, pues, en la segunda parte del proceso. La continuidad perceptiva de la mente aquieta la actividad mental, pero perdura todavía una percepción muy clara del proceso mental como el esfuerzo de fijar la atención en un punto, ya que la continuidad perceptiva implica que el flujo contemplativo (*pravāha*) no esté mezclado con ningún otro tipo de percepción (*pratyayāntareṇāparāmṛṣṭaḥ* VBh). No obstante, en la última etapa de la contemplación, la misma mente desaparecerá y solo permanecerá en ella la contemplación pura.

Los tres estadios de este proceso de concentración, pues, hacen referencia a la acción de concentrar la mente en un punto, a la percepción mental de esta acción y al objeto de esta percepción. Estos tres estadios vienen indicados por las palabras «fijación» (*bandha*), «continuidad perceptiva» (*pratayaikatānatā*) y «solo el objeto» (*artha-mātra*).

3.3

तदेवार्थमात्रनिर्भासं स्वरूपशून्यमिव समाधिः ॥ ३.३ ॥

tadevārthamātranirbhāsaṃ svarūpaśūnyam iva samādhiḥ

La contemplación es esa misma [continuidad perceptiva] cuando refleja solo el objeto [percibido] y aparece como vacía de sí misma.

tad: ésta **eva:** justamente **artha-:** el objeto **-mātra-:** solo **-nirbhāsaṃ:** cuando refleja **svarūpa-:** su propia forma **-śūnyam:** vacía **iva:** como si **samādhiḥ:** la contemplación

Cuando la meditación revela «solo el objeto» (*artha-mātra*), y parece «como si (*iva*) se hubiera vaciado de sí misma» (*sva-rūpa-śūnya*), se convierte en la contemplación. Como hemos dicho antes, en este *sūtra* el elemento más importante es el objeto puro y no la percepción, que está como ausente (*dhyeyākārasyaiva nirbhāso na dhyānākārasyeti* TV).

Que la mente se vacíe de ella misma y quede como ausente en el último estadio de la contemplación implica que la presencia del objeto se ha hecho tan grande que en cierto modo ha engullido a la misma mente (*dhyeya-svabhāvāveśād* VBh), aboliendo así las distinciones entre sujeto y objeto (*dhyeyād dhyānasya bhedaḥ kalpanā taddhīnam ity arthaḥ* TV). Ahora solo queda la contemplación pura del objeto por parte de una mente que está tan absorta que parece como si no estuviera presente. Esta absorción perfecta de la mente en su objeto es propiamente el *samādhi* o la «contemplación».

Un término común para traducir *samādhi* es «concentración». Nosotros hemos preferido los términos «concentración» (*dharaṇā*), «meditación» (*dhyāna*) y «contemplación» (*samādhi*) para indicar estas tres etapas que consisten en colocar o concentrar la mente en un punto, mantenerla o meditar en este punto y concentrarla o absorberla de tal modo en el objeto de contemplación que se produzca un verdadero estado contemplativo, un éxtasis que suspende temporalmente las distinciones entre el sujeto y el objeto, entre el interior y el exterior.

3.4

त्रयमेकत्र संयमः ॥ ३.४ ॥

trayam ekatra saṃyamaḥ

La aplicación simultánea de estas tres en un solo punto es el dominio.

trayam: las tres **ekatra:** en un solo punto
saṃyamaḥ: el dominio, el control

Este *sūtra* confirma que la concentración, la meditación y la contemplación son una misma acción que se aplica en un solo punto. Patañjali afirma que esta contemplación integral se denomina *saṃyama*, palabra que significa literalmente «control» o «dominio» y que se refiere tanto al dominio o control de las tres etapas como al dominio que proporciona la contemplación sobre el objeto contemplado. De hecho, en los aforismos 16, 17, 21, 22, 26, 35, 41, 42, 44, 47 y 52 de este libro tercero se mencionan los poderes sobrenaturales que se consiguen mediante el dominio de los diferentes objetos de contemplación.

3.5

तज्जयात्प्रज्ञालोकः ॥ ३.५ ॥

tajjayāt prajñālokaḥ

Gracias a la conquista de este [dominio] surge la luz del conocimiento.

taj-: de este (dominio) **-jayāt:** gracias a la conquista
prajñā-āloka: surge la luz del conocimiento

La maestría de este dominio pone de manifiesto la luz del conocimiento, también llamada por Vyāsa la «visión contemplativa» (*samādhi-prajñā*). Esta visión contemplativa puede ser de varios tipos según la naturaleza del objeto contemplado. Sadāśivendra Sarasvatī considera que esta visión es el conocimiento infalible que revela la verdadera naturaleza del objeto y que se describe en el aforismo 1.48.

3.6

तस्य भूमिषु विनियोगः ॥ ३.६ ॥

tasya bhūmiṣu viniyogaḥ

Se aplica a distintos niveles.

tasya: su **bhūmiṣu:** a distintos niveles **viniyogaḥ:** aplicación

Vyāsa afirma que este dominio se va aplicando a diferentes niveles, y que sin haber logrado los niveles inferiores es imposible pasar a los niveles superiores. Según Hariharānanda, estos niveles se corresponden con los de la contemplación cognitiva: la tosca, la sutil, la gozosa y la relativa al sentido del yo (YS 1.17). Según Vyāsa, la meditación constante en el Señor permite llegar a los niveles más elevados sin pasar necesariamente por los inferiores.

3.7

त्रयमन्तरङ्गं पूर्वेभ्यः ॥ ३.७ ॥

trayam antaraṅgaṃ pūrvebhyaḥ

Estos tres elementos del yoga son internos en relación con los [cinco] anteriores.

trayam: estos tres **antaraṅgaṃ:** elemento interno
pūrvebhyaḥ: en relación con los anteriores

«Interno», en este caso, quiere decir que lleva directamente a la consecución del primer objetivo del yoga, la contemplación cognitiva (*saṃprajñāta-samādhi*). Los cinco primeros elementos del yoga lo hacen, en cambio, de una forma indirecta, ayudando a aquietar la mente. Son, por lo tanto, externos en relación con la concentración, la meditación y la contemplación, que conducen directamente al *samādhi*.

3.8

तदपि बहिरङ्गं निर्बीजस्य ॥ ३.८ ॥

tad api bahiraṅgaṃ nirbījasya

Y estos mismos son externos en relación con la contemplación no germinal.

tad: estos **api:** mismos **bahiraṅgaṃ:** externos **nirbījasya:** con la contemplación no germinal

Los estados mentales de la contemplación cognitiva no pueden ser medios directos para conseguir la contemplación no germinal o no cognitiva, porque son de una naturaleza totalmente diferente. La contemplación cognitiva es mental, pero la no cognitiva no es mental. Para Hariharānanda, siguiendo a Vācaspati Miśra, el medio interior para conseguir la contemplación no cognitiva es el desapego supremo (*cf.* YS 1.16), una transformación de la mente detenida que es capaz de eliminar definitivamente las impresiones de una mente emergente.

3.9

व्युत्थाननिरोधसंस्कारयोरभिभवप्रादुर्भावौ निरोधक्षणचित्तान्वयो निरोधपरिणामः ॥ ३.९ ॥

vyutthānanirodhasaṃskārayor abhibhavaprādurbhāvau nirodhakṣaṇacittānvayo nirodhapariṇāmaḥ

La transformación de la [mente] detenida se produce cuando se inhibe la impresión latente emergente y se manifiesta la impresión latente detenida, concomitante con la mente en el momento de la detención.

vyutthāna-: emergente **-nirodha-:** detención, obstrucción **-saṃskārayor:** las dos impresiones latentes **abhibhava-:** cuando se inhibe **prādurbhāvau:** y se manifiesta **nirodha-:** de la detención u obstrucción **-kṣaṇa-:** en el momento **-citta-:** con una mente **-anvayo:** concomitante **nirodha-:** de la (mente) detenida u obstructiva **-pariṇāmaḥ:** la transformación

La mente, formada por los *guṇa*, está en un proceso de cambio constante (*kṣipraprаṇāmi cittam, calam ca guṇavṛttam* VBh 2.15). Este cambio constante es fácil de percibir en una mente emergente, pero ¿cómo detectarlo en una mente que se está aquietando, que más bien parece que no cambie y se encuentre inactiva? La respuesta es que el cambio viene inducido por una impresión latente obstructiva (*nirodha-saṃskāra*) que tiene la capacidad de ir destruyendo las impresiones latentes emergentes (*vyutthāna-saṃskāra*) que ocasionan la dispersión mental (*vikṣepa*). Sin postular esta impresión latente obstructiva o detenida sería imposible la detención final de la mente, porque, aunque controlásemos las percepciones emergentes, dejaríamos intactas, en forma de semillas, las impresiones emergentes que podrían volver a generar percepciones emergentes (*cf.* 1.50).

Cabe subrayar que en este aforismo la palabra *nirodha* aparece tres veces para referirse, en primer lugar, a una impresión latente (*saṃskāra*) obstructiva o detenida; en segundo lugar, a un momento (*kṣaṇa*) de la detención u obstrucción y, en tercer lugar, a una transformación (*pariṇāma*) de la mente.

Esta impresión latente obstructiva es la que hace que la mente se transforme en una mente detenida, que es el objetivo de la práctica del yoga. Se trata, ciertamente, de un aforismo crucial para la práctica, porque manifiesta la capacidad de la mente de transformarse en un flujo tranquilo de impresiones mentales que acaban obstruyendo los mismos procesos de la mente. Sin esta capacidad transformativa de la mente sería imposible la práctica del yoga, ni superar la paradoja que se mencionaba en los aforismos 1.5 y 50.

De hecho, a partir de este aforismo, y hasta el aforismo 3.16, se habla de la teoría de la transformación de la mente, de raíces budistas, y que es importante para entender cómo se transforma la mente desde el punto de vista del yoga. La mente es ciertamente una sustancia material, pero el concepto que más se utiliza en los *Yogasūtra* no es el de «sustancia», sino el de «substrato» (*dharmin*) dotado de propiedades (*dharma*). Esto obedece a la ontología del *sāṃkhya-yoga*, que sostiene que solo hay una sustancia: la naturaleza primordial (*prakṛti*) formada por los tres constituyentes (*guṇa*) que se encuentran en estado de cambio constante. Hay que recordar también que el *sāṃkhya-yoga* profesa la teoría de la preexistencia del efecto en su causa (*sat-kārya-vāda* SK 9).

El cántaro de barro preexiste en su causa material, la arcilla. Su creación es la manifestación (*abhivyakti*) de su forma potencial, que ya preexiste en la masa de arcilla. Su destrucción es su regreso a su estado causal y no su desaparición absoluta. Hay, pues, una sola sustancia que se va transformando en los múltiples estados de la materia. Estos estados de la materia son substratos (*dharmin*), como por ejemplo la mente, que están en un cambio constante según cambian sus propiedades (*dharma*). Remitimos al lector al aforismo 3.13, donde explicaremos con más detalle los tres tipos de cambio que pueden afectar a la mente como substrato material de propiedades.

3.10

तस्य प्रशान्तवाहिता संस्कारात्॥ ३.१०॥

tasya praśāntavāhitā saṃskārāt

Su flujo tranquilo se debe a la impresión latente.

tasya: su **praśānta-:** tranquilo **-vāhitā:** flujo
saṃskārāt: a causa de la impressión latente

Como hemos dicho en el aforismo anterior, el fluir calmado de la mente detenida se debe a dos condiciones: la inhibición (*abhibhava*) de la impresión latente emergente y la manifestación (*prādurbhāva*) de la impresión latente detenida u obstructiva. Sadāśivendra Sarasvatī lo compara con un fuego al que dejamos de echar leña. En el primer instante se apaga un poco, en el segundo un poco más, y así sucesivamente. Del mismo modo, en el caso de la mente detenida se forma una corriente de impresiones latentes tranquilas que van calmando la mente en un grado creciente (*yathā samidājyāhutiprakṣepe vahnir uttaravṛddhyā prajvalati, samidādiprakṣaye prathamakṣaṇe kiṃ cic chāmyati, uttarottarakṣaṇe śāntir vardhate, tathā niruddhacittasyottarottarādhikaṃ praśamaḥ pravahati | tatra pūrvapūrvapraśamajanitasaṃskāra evāttarottarapraśamasya kāraṇam ity ataḥ praśamapravāhasaṃbhavān na ko'pi doṣa iti bhāvaḥ* YSĀ 3.10).

3.11

सर्वार्थतैकाग्रतयोः क्षयोदयौ चित्तस्य समाधिपरिणामः ॥ ३.११ ॥

sarvārthataikāgratayoḥ kṣayodayau cittasya samādhipariṇāmaḥ

La transformación de la mente contemplativa se produce cuando se elimina el estado de dispersión [mental] y surge la concentración en un solo punto.

sarvārthatā-: el estado de dispersión **-ekāgratayoḥ:** la concentración en un solo punto **kṣaya-:** cuando se elimina **-udayau:** cuando surge **cittasya:** de la mente **samādhi-:** de la contemplación **-pariṇāmaḥ:** la transformación

Si en el aforismo anterior se describía la transformación de la mente cuando alcanza la contemplación no cognitiva, en este aforismo se describe la transformación de la mente en la contemplación cognitiva (*saṃprajñāta-samādhi-pariṇāma*). Esta transformación depende también de dos factores: la destrucción del estado de dispersión y la aparición de la concentración. Tanto la dispersión como la concentración son propiedades de la mente (*citta-dharma*).

3.12

शान्तोदितौ तुल्यप्रत्ययौ चित्तस्यैकाग्रतापरिणामः ॥ ३.१२ ॥

śāntoditau tulyapratyayau cittasyaikāgratā pariṇāmaḥ

La transformación de la mente concentrada se produce cuando la percepción anterior y la posterior tienen el mismo contenido.

śānta-: calmado, terminado; anterior **-uditau:** emergente, operativo; posterior **tulya-:** iguales **-pratyayau:** cuando las dos percepciones **cittasya:** de la mente **ekāgratā-:** de la concentración **-pariṇāmaḥ:** la transformación

Este *sūtra* describe el mecanismo de la concentración afirmando que la mente concentrada es aquella en la que la percepción anterior y la posterior son iguales, es decir, tienen el mismo contenido perceptivo (*tulya-pratyayau*), lo que crea una sensación de continuidad en una mente que realmente está cambiando de manera constante. La comparación con una secuencia de fotogramas idénticos que producen la sensación de una imagen fija, aunque la película está en continuo movimiento, sería aquí bastante apropiada.

3.13

एतेन भूतेन्द्रियेषु धर्मलक्षणावस्थापरिणामा व्याख्याताः ॥ ३.१३ ॥

etena bhūtendriyeṣu dharmalakṣaṇāvasthāpariṇāmā vyākhyātāḥ

De esta manera quedan explicadas las transformaciones de propiedad, tiempo y condición respecto a los elementos materiales y a los sentidos.

etena: de esta manera **bhūta-:** respecto a los elementos materiales **-indriyeṣu:** y a los sentidos **dharma-:** de propiedad **-lakṣaṇa-:** de tiempo **-avasthā-:** y de condición **-pariṇāmā:** las transformaciones **vyākhyātāḥ:** quedan explicadas

Como hemos visto, desde el punto de vista del yoga, la mente es un substrato (*dharmin*) y los cambios que la afectan se pueden contemplar desde tres puntos de vista. Desde el punto de vista de las propiedades o los estados (*dharma*) del substrato, desde el punto de vista de las distinciones temporales (*lakṣaṇa*), o desde el punto de vista de sus condiciones presentes (*avasthā*). Patañjali define el substrato (*dharmin*) como aquella entidad que es correlativa a las propiedades pasadas, presentes y futuras. El substrato pasa por diferentes estados (*dharma*); es decir, el substrato perdura a lo largo del tiempo, aunque sus propiedades varíen.

Un ejemplo aclarará mejor lo que queremos decir. Tomemos la arcilla como substrato (*dharmin*). La arcilla puede adoptar propiedades o estados diferentes (*dharma*): puede ser polvo seco, una masa húmeda de barro, un cántaro o los trozos rotos del cántaro. Todas estas formas de la arcilla son sus *dharma*, propiedades o estados del substrato (*dharmin*). Así, el cambio de propiedades se postula respecto al substrato: la arcilla abandona su forma como polvo seco y se convierte en una masa húmeda de barro. En otra fase de la secuencia transformativa (*krama*), la arcilla, como substrato, puede abandonar su propiedad como masa húmeda de barro y transformarse en un cántaro.

Por otro lado, las distinciones o condiciones temporales (*lakṣaṇa*) afectan a las propiedades y no al mismo substrato. Estas distinciones temporales son tres: «pasado» (*atīta*), «presente» (*vartamāna*) y «lo que todavía no ha llegado, lo que está por venir» (*anāgata*), la condición futura. Como los *lakṣaṇa* afectan solo a las propiedades, pero no al substrato, este será siempre el mismo a lo largo del cambio temporal: la arcilla será siempre arcilla. Lo que se modifica son sus estados o propiedades.

Cuando la arcilla es una «masa de barro», entonces su propiedad como «cántaro» se encuentra en la distinción temporal del futuro (*anāgata*); y la propiedad «masa de barro» se encuentra en la condición temporal del presente. Por otro lado, la propiedad «polvo» se encuentra en la condición temporal del pasado. Cuando se fabrica el cántaro, la propiedad «masa de barro» asumirá la condición de pasado, mientras que la propiedad «cántaro» asumirá la de presente y la propiedad «trozo roto» asumirá la de futuro.

Lo que llama la atención de estas distinciones, y que revela una fuerte influencia de la escuela budista *sarvāstivāda*, es que las distinciones temporales son como interruptores que activan o desactivan ciertas propiedades. Cabe decir que las propiedades existen siempre, latentes en el pasado y potenciales en el futuro. Esto concuerda con la teoría *satkāryavāda* anteriormente mencionada.

Por otro lado, el hecho de que el substrato no se vea afectado por las distinciones temporales permite postular la existencia de una entidad mental estable que va cambiando sus propiedades o sus estados, pero que mantiene su identidad a lo largo de este proceso de cambio. Una vez más debemos recordar que uno de los grandes caballos de batalla de los *Yogasūtra* es demostrar que la mente no es momentánea, como en el budismo, y que hay una entidad llamada mente que puede ser entrenada mediante una práctica especial.

Finalmente, el tercer tipo de cambio, el cambio de estado o condición presente (*avasthā-pariṇāma*), se postula de las distinciones temporales (*lakṣaṇa*), concretamente de la distinción temporal presente (*vartamānāvasthā*). El cambio de condición presente es el conjunto de cambios que le pueden suceder al cántaro a lo largo de su existencia; puede ser nuevo o viejo, estar limpio o sucio, lleno o vacío, etcétera. Como ya hemos apuntado, estos tres tipos de cambio son en realidad diferentes aspectos de una sola forma de cambio. De hecho, las propiedades o los estados son simplemente las potencialidades de este substrato que se van actualizando a través de las distinciones temporales.

Vyāsa define *dharma* como «la potencialidad del substrato que es capaz de producir su efecto» (*yogyatāvacchinnā dharmiṇaḥ śaktir eva dharmaḥ* VBh). Por ejemplo, la capacidad de quemar sería el *dharma* o la propiedad del fuego, pero esta capacidad en el fondo no es diferente del fuego. Por lo tanto, el *dharma* tiene la misma esencia que el *dharmin* y no se diferencia de él. Estos *dharma* no dejan de ser configuraciones específicas de los tres constituyentes (*guṇa*) de la materia primera.

En el fondo, lo único que existe son los *guṇa*. Estos *guṇa* permanecen a través de todos los cambios de propiedades: ni se crean ni se destruyen. Solo parece que estén sujetos a la creación y a la destrucción porque van acompañados de las propiedades, que son manifiestas o no manifiestas, según sean pasadas, presentes o futuras.

Lo que realmente interesa a Patañjali de toda esta compleja teoría del cambio es su aplicación a la mente. La mente es un substrato (*dharmin*) que tiene una serie de propiedades o *dharma*, los estados mentales. En concreto, la mente tiene como propiedad la facultad de atender a varios objetos, la dispersión mental (*sarvārthatā*), y también la propiedad de estar concentrada en un solo punto (*ekāgratā*). Para Patañjali, la concentración de la mente en un solo punto es la propiedad que tiene que cultivarse durante la práctica del yoga. Por el contrario, la dispersión mental tiene que restringirse a favor de la concentración. De hecho, la desaparición de la dispersión y la emergencia de la concentración hacen posible que la mente se transforme en una mente contemplativa (*samādhi-pariṇāma*). Así pues, la práctica del yoga operará un cambio de propiedad o estado (*dharma)* en el substrato mental (el *dharmin*).

3.14

शान्तोदिताव्यपदेश्यधर्मानुपाती धर्मी ॥ ३.१४ ॥

śantoditāvyapadeśyadharmānupātī dharmī

El substrato es el correlato de las propiedades pasadas, presentes y futuras.

śānta-: acabadas, pasadas **-udita-:** activadas, presentes **-avyapadeśya-:** indefinidas, futuras **-dharma-:** a las propiedades **-anupātī:** sigue, es correlativo **dharmī:** el substrato

Como hemos dicho en el aforismo anterior, Patañjali define el substrato (*dharmin*) como aquella entidad que perdura o es correlativa en sus diferentes estados: pasados, presentes y futuros. El substrato es la entidad estable que perdura a lo largo del tiempo, aunque sus propiedades varíen. Hay que remarcar que para Patañjali la distinción entre substrato y propiedad es una distinción conceptual, un *vikalpa*, y que en realidad no podemos separar el substrato de sus propiedades.

3.15

क्रमान्यत्वं परिणामान्यत्वे हेतुः ॥ ३.१५ ॥

kramānyatvaṃ pariṇāmānyatve hetuḥ

La diferencia secuencial es la causa de la diferencia de la transformación.

krama-: de la secuencia **-anyatvaṃ:** la diferencia
pariṇāma-: de la transformación **-anyatve:** en la diferencia
hetuḥ: la causa

Este *sūtra* intenta dar respuesta a la siguiente pregunta: si el substrato es solo uno, ¿cómo se explica la multiplicidad del cambio? Patañjali introduce aquí la noción de secuencia como determinante de la diferencia del cambio. Si la secuencia del cambio de la arcilla va de «masa de barro» a «cántaro», diremos entonces que se ha creado un «cántaro», que la arcilla se ha convertido un cántaro. Si, por el contrario, la secuencia es primero el «cántaro» y después los «fragmentos del cántaro», diremos que la arcilla se ha convertido en trizas.

3.16

परिणामत्रयसंयमादतीतानागतज्ञानम् ॥ ३.१६ ॥

pariṇāmatrayasaṃyamād atītānāgatajñānam

Gracias al dominio de las tres transformaciones se obtiene el conocimiento del pasado y del futuro.

pariṇāma-: transformaciones, cambio **-traya-:** de las tres **-saṃyamād:** gracias al dominio **atīta-:** del pasado **-anāgata-:** y del futuro **-jñānam:** el conocimiento

Empieza ahora una sección muy importante de los *Yogasūtra*, que se extiende hasta el final de este tercer libro y que le da el título: *De los poderes*. El tema de los poderes sobrenaturales ha suscitado siempre un cierto grado de controversia y el mismo Patañjali afirma, en el aforismo 3.37, que a pesar de que los poderes son un logro desde el punto de vista del mundo, en realidad son un obstáculo para la contemplación. Más adelante, Patañjali vuelve a afirmar que debemos resistir la tentación de las «divinidades locales», que nos quieren colmar de regalos y atenciones para distraernos en nuestro ascenso, en la vía contemplativa.

Por lo tanto, a menudo los poderes se han considerado subproductos de la práctica espiritual, elementos peligrosos que hay que evitar porque pueden crear una dependencia afectiva hacia la sensación de poder y grandeza que proporcionan. El Buda critica estos poderes, o *iddhi*, y previene a los monjes ante la tentación de mostrarlos en público. No obstante, otros autores argumentan que no es necesario despreciar el tema de los poderes sobrenaturales en el yoga, independientemente de que creamos o no en su existencia. Estos poderes deben ser importantes para el yoga de Patañjali, puesto que les dedica un buen número de aforismos, treinta y nueve en total.

En cualquier caso, y para encontrar un punto de unión entre las dos posturas, hay que recordar que la tradición tántrica reconoce dos vías: la vía suprema (*ati-mārga*) y la vía de los mantras (*mantra-mārga*). La vía suprema estaba destinada a los ascetas que buscaban el autoconocimiento y la liberación, mientras que la vía de los mantras se dirigía tanto a los ascetas como a los practicantes laicos. Su objetivo no era solo la liberación, sino también la adquisición de poderes sobrenaturales. Estas dos orientaciones, claramente distintas en cuanto a los objetivos de la práctica ascética, encuentran su reflejo también en los *Yogasūtra*. Otra manera de reconciliar la obtención de poderes sobrenaturales con la práctica espiritual reside en que disfrutar de estos poderes fortalece la fe (*śraddhā*) y la energía (*vīrya*) para la práctica del yoga.

Desde el punto de vista de la coherencia interna del texto, es natural que Patañjali empiece aquí su enumeración de los diversos poderes sobrenaturales, puesto que la consecución de estos poderes depende en cierto modo del control que podemos ejercer sobre el cambio y las transformaciones de la materia.

Por eso Patañjali, después de explicar su teoría del cambio, pasa a enumerar los poderes que se obtienen al controlar los diferentes aspectos de dicho cambio material.

El tema de los poderes encuentra también un precursor en el budismo, que habla de diez *iddhi* o poderes sobrenaturales: el poder de proyectar la mente, de crear una réplica de la mente, de hacerse invisible, de pasar a través de objetos sólidos, de penetrar en la tierra firme como agua, de andar sobre el agua, de volar por los aires, de tocar el Sol, de tocar la Luna y de ascender al cielo más alto. Como ya hemos dicho, el Buda manifiesta sus reservas respecto al uso de estos poderes.

3.17

शब्दार्थप्रत्ययानामितरेतराध्यासात्संकरस्तत्प्रविभागसंयमात्सर्व-
भूतरुतज्ञानम्॥ ३.१७॥

śabdārthapratyayānām itaretarādhyāsāt
saṃkarastatpravibhāgasaṃyamāt sarvabhūtarutajñānam

Debido a la mutua sobreimposición de la palabra, el significado y la percepción se produce el conocimiento híbrido. Con el dominio de la perfecta distinción de estos [tres elementos] se consigue el conocimiento del lenguaje de todos los seres.

śabda-: de la palabra **-artha-:** del significado **-pratyayānām:** y de las percepciones **itaretara-:** mutua **-adhyāsāt:** a causa de la sobreimposición **saṃkaraḥ:** el conocimiento híbrido **tat-:** de estos **-pravibhāga-:** de la perfecta distinción **-saṃyamāt:** con el dominio **sarva-:** de todos **-bhūta-:** los seres **-ruta-:** del sonido, canto, grito, habla, lenguaje **-jñānam:** el conocimiento

En los aforismos 1.42 y 49 ya hemos hablado de la confusión entre la palabra, el significado y la percepción mental, y de cómo la purificación de la memoria permite ver las cosas sin los aditamentos lingüísticos y mentales que habitualmente les añadimos.

Hemos traducido *sarva-bhūta-ruta*, literalmente, como «el lenguaje (*ruta*) de todos (*sarva*) los seres (*bhūta*)», pero tal vez una mejor traducción sería «la lengua de los animales». El término *ruta*, que traducimos como «lenguaje», quiere decir literalmente 'sonido, canto, grito' y se dice especialmente de los pájaros, los caballos, los toros y, en general, otros animales, y también del zumbido de las abejas.

La posibilidad de entender la lengua de los animales se encuentra en muchas tradiciones, tanto cultas como populares, y también tiene relación con el llamado «lenguaje de los pájaros», el lenguaje místico que los pájaros usan para comunicarse con los iniciados, presente en la mitología griega, pero especialmente en la escandinava, el cristianismo, el islam, etcétera. Así, Sigfrid aprende el lenguaje de los pájaros después de matar al dragón, puesto que la victoria sobre el dragón proporciona el conocimiento del lenguaje secreto de los pájaros. En la mitología escandinava, la facultad de entender el lenguaje de los pájaros era signo de gran sabiduría. Por otro lado, esta lengua de los pájaros también está relacionada con la lengua de los ángeles del sufismo, ya que los ángeles a menudo están simbolizados por los pájaros.

3.18

संस्कारसाक्षात्करणात्पूर्वजातिज्ञानम् ॥ ३.१८ ॥

saṃskārasākṣātkaraṇāt pūrvajātijñānam

Gracias a la actualización de las impresiones latentes, el conocimiento de las vidas anteriores.

saṃskāra-: de las impresiones latentes **-sākṣātkaraṇāt:** gracias a la experiencia o visión directa, actualización **pūrva-:** anteriores **-jāti-:** de los nacimientos **-jñānam:** el conocimiento

Aquí, Patañjali introduce otro concepto paralelo al de dominio (*saṃyama*), que es el de la experiencia o percepción directa (*sākṣāt-karaṇa*), la actualización de un contenido determinado, en este caso las propias impresiones latentes. Tanto la actualización como el dominio son los dos medios para obtener poderes sobrenaturales.

Según Vyāsa, la actualización o experiencia directa es una forma de capacitación que depende del *saṃyama* de las siete propiedades imperceptibles de la mente (*aparidṛṣṭāś cittadharmās*). Estas siete propiedades son: las impresiones latentes, la transformación, la operatividad, la detención, la potencialidad, la vitalidad y el mérito. Son propiedades inherentes de la mente que funcionan sin que el yo tenga conciencia. Cuando se practica el *saṃyama* en estas propiedades, entonces la mente se vuelve capaz de percibir directamente el contenido de las impresiones latentes y esto permite, de forma natural, el conocimiento de los recuerdos almacenados en las vidas anteriores. Vyāsa lo hace extensivo al conocimiento de las impresiones latentes de la mente de otras personas, y no solo de la propia, lo cual hace posible conocer sus vidas anteriores. En la impresión latente están registrados tanto el tiempo como el lugar de la experiencia pasada, y también las causas, como por ejemplo el cuerpo y los sentidos asumidos en la vida anterior (*pariṇām aceṣṭānirodhaśaktijīvanadharmavad aparidṛṣṭāś cittadharmās teṣu saṃyamaḥ saṃskārasākṣātkriyāyai samarthaḥ | na ca deśakālanimittānubhavair vinā teṣām asti sākṣātkaraṇam* VBh).

En este aforismo, Vyāsa nos habla del gran sabio Jaigīṣavya, que tuvo la experiencia directa de las impresiones latentes y consiguió contemplar sus reencarnaciones durante diez creaciones cíclicas del mundo. Gracias a las experiencias acumuladas consiguió el conocimiento discriminativo que conduce a la liberación. Vyāsa explica que una vez, otro sabio, Āvaṭya, le preguntó a Jaigīṣavya, como persona que había contemplado con su mente inmaculada tanto el dolor de los infiernos como los placeres del cielo, qué abundaba más en el mundo, si el placer o el dolor. Le contestó que sin duda había más dolor, porque incluso el placer se convierte en dolor con el paso del tiempo. Entonces le preguntó si el placer del contentamiento (*saṃtoṣa*, *cf.* 2.15) era también dolor. Jaigīṣavya contestó que, comparado con el placer de los sentidos, el placer del contentamiento era una felicidad incomparable, pero que comparado con el gozo de la liberación, el placer del contentamiento también era una forma de dolor (*viṣayasukhāpekṣayaivedam anuttamaṃ saṃtoṣasukham uktam* / *kaivalyasukhāpekṣayā duḥkham eva* VBh).

3.19

प्रत्ययस्य परचित्तज्ञानम्॥ ३.१९॥

pratyayasya paracittajñānam

[Gracias a la actualización] de la percepción,

el conocimiento de las mentes ajenas.

pratyaya: de la percepción **para:** de los demás, ajenas
citta: de las mentes **jñānam:** el conocimiento

Este *sūtra* ha sido interpretado de diferentes maneras por los comentaristas. Según Vācaspati Miśra, el dominio de la propia mente permite conocer las mentes de los demás. Este poder también se encuentra referido en la literatura pali.

3.20

न च तत्सालम्बनं तस्याविषयीभूतत्वात्॥ ३.२०॥

na ca tat sālambanaṃ tasyāviṣayībhūtatvāt

Este [conocimiento] no tiene un soporte específico, ya que queda fuera de su alcance.

na: no **ca:** y **tat:** este **sālambanaṃ:** con soporte, que tiene soporte **tasya:** de su **aviṣayī-:** fuera de su alcance **-bhūtatvāt:** ya que queda

Este *sūtra* se lee junto con el anterior, en el sentido de que se puede conocer el estado mental de otra persona, como sucede por ejemplo en el enamoramiento, pero no podemos conocer la persona de la cual se está enamorado.

3.21

कायरूपसंयमात्तद्ग्राह्यशक्तिस्तम्भे चक्षुःप्रकाशासंप्रयोगेऽन्तर्धानम्
॥ ३.२१ ॥
kāyarūpasaṃyamāt tadgrāhyaśaktistambhe cakṣuḥprakāśāsamprayoge 'ntardhānam
Gracias al dominio de la forma corporal [se consigue] la invisibilidad, al no producirse el contacto entre el ojo y la luz, ya que la perceptibilidad del cuerpo ha quedado bloqueada [mediante el *saṃyama*].

kāya-: del cuerpo **-rūpa-:** de la forma **-saṃyamāt:** gracias al dominio **tad-:** de este (cuerpo) **-grāhya-:** de ser percibido **-śakti-:** la capacidad **-stambhe:** ya que ha quedado bloqueada **cakṣuḥ-:** entre el ojo **-prakāśa-:** y la luz **-asaṃprayoge:** porque no se produce el contacto **antardhānam:** la invisibilidad

Curiosamente, esta forma de entender la invisibilidad, como capacidad de bloquear la perceptibilidad del cuerpo, recuerda los experimentos actuales para conseguir la invisibilidad. En efecto, el profesor Xiang Zhang dirige un equipo de investigación en la Universidad de California que experimenta con materiales que puedan controlar la dirección en que viaja la luz visible. El objetivo es crear un material que pueda desviar la luz alrededor de un objeto, del mismo modo que el agua de un río se aparta al fluir alrededor de una roca. Este material, con el cual se podría fabricar una capa de invisibilidad como las de los cuentos populares, tendría la propiedad de curvar los rayos de luz y crear un vacío perceptivo en torno a un objeto. Vyāsa afirma, además, que no se trata solo de la invisibilidad de la forma, sino también del sonido, la inaudibilidad, así como del tacto y los otros sentidos. Se trataría, por lo tanto, de una invisibilidad integral por la que un cuerpo invisible no podría ser ni tocado, ni escuchado ni olfateado por otra persona.

3.22

सोपक्रमं निरुपक्रमं च कर्म तत्संयमादपरान्तज्ञानमरिष्टेभ्यो वा ॥ ३.२२ ॥

sopakramaṃ nirupakramaṃ ca karma tatsaṃyamād aparāntajñānam ariṣṭebhyo vā

El karma es de resolución rápida y lenta. Gracias a su dominio se consigue el conocimiento del momento de la muerte o también gracias a los presagios funestos.

sopakramaṃ: de resolución rápida **nirupakramaṃ:** de resolución lenta **ca:** y **karma:** el karma **tat-:** de este (karma) **-saṃyamād:** gracias al dominio **aparānta-:** del momento de la muerte **-jñānam:** el conecimiento **ariṣṭebhyo:** gracias a los presagios funestos **vā:** o también

Según Vyāsa, el karma que determina la duración de la vida (*cf.* 2.13) es de dos tipos: de resolución rápida o de resolución lenta. A modo de ilustración, Vyāsa ofrece un par de analogías. El karma de resolución rápida es como la ropa tendida al sol, que tarda muy poco tiempo en secarse, o como un fuego que avanza velozmente impulsado por el viento en un campo de hierba seca. El karma de resolución lenta es como un fardo de ropa que tarda en secarse, o como la combustión lenta de un haz compacto de hierba. Respecto de los augurios, Vyāsa menciona tres clases. Los augurios del propio cuerpo, los que hacen referencia a otros seres y los que tienen que ver con seres divinos. Los augurios que pertenecen al propio cuerpo son el hecho de dejar de sentir el rumor de las olas cuando nos tapamos los oídos, o de no ver una luz interior cuando cerramos los ojos. La visión de los mensajeros de la muerte, de los antepasados o de seres divinos es un ejemplo de otros tipos de augurios o portentos.

3.23

मैत्र्यादिषु बलानि ॥ ३.२३ ॥

maitryādiṣu balāni

[El dominio] de la amistad y las otras [virtudes] proporcionan los correspondientes tipos de fuerzas.

maitry-: en la amistad **-ādiṣu:** y las otras **balāni:** las fuerzas

Este aforismo debe leerse junto con el aforismo 1.33, donde se habla de los cuatro estados exaltados o actitudes inconmensurables de la mente: la amistad, la compasión, el gozo y la indiferencia. Vyāsa afirma que este *saṃyama* no se practica en el caso de la indiferencia (*upekṣā*) y que, por lo tanto, podemos hablar de la fuerza de la amistad, de la compasión y del gozo, pero no de la fuerza de la indiferencia.

Vācaspati Miśra afirma que con el poder de la amistad el yogui se convierte en una persona que hace el bien a todo el mundo. Hariharānanda añade que el poder de la amistad quema todas las trazas de odio y de envidia y hace que incluso la gente violenta adopte una actitud amistosa (*cf.* 2.35). Gracias al poder de la compasión, el yogui es capaz de calmar el sufrimiento de los demás. Según Vācaspati Miśra, gracias al poder del gozo o alegría el yogui es capaz de comunicar el desapego o la santa indiferencia (*mādhyasthya*, literalmente «imparcialidad») a las personas virtuosas.

En la literatura pali el concepto de *bala* (fuerza, poder, virtud) es también muy importante, y está relacionado, igual que aquí, con el concepto de poder sobrenatural (pali: *iddhi*, sánscrito: *siddhi*). Se habla a menudo del poder de la fe (pali: *saddhā-bala*, sánscrito: *śraddhā-bala*), del poder de la energía (pali: *viriya-bala*, sánscrito: *vīrya-bala*), del poder de la atención (pali: *sati-bala*, sánscrito: *smṛti-bala*), del poder de la contemplación (pali y sánscrito: *samādhi-bala*) y del poder de la visión intelectiva (pali: *paññā-bala*, sánscrito: *prajñā-bala*, *cf.* también 1.20).

3.24

बलेषु हस्तिबलादीनि ॥ ३.२४ ॥

baleṣu hastibalādīni

[El dominio] de las diversas fuerzas proporciona la fuerza del elefante y otros tipos de fuerzas.

baleṣu: en las fuerzas **hasti-:** del elefante
-bala-: la fuerza **-ādīni:** y otras

Meditando sobre la fuerza del elefante, se consigue la fuerza del elefante, meditando sobre la fuerza del águila, la del águila; sobre la fuerza del viento, la del viento, y así consecutivamente.

3.25

प्रवृत्त्यालोकन्यासात्सूक्ष्मव्यवहितविप्रकृष्टज्ञानम् ॥ ३.२५ ॥

pravṛttyālokanyāsāt sūkṣmavyavahitaviprakṛṣṭajñānam

Al localizar en el cuerpo la luz de la percepción extraordinaria se obtiene el conocimiento de lo sutil, lo oculto y lo lejano.

pravṛtty-: de la percepción extraordinaria **-āloka-:** la luz **-nyāsāt:** al proyectar, al localizar **sūkṣma-:** de lo sutil **-vyavahita-:** de lo tapado, cubierto, oculto **-viprakṛṣṭa-:** lo lejano **-jñānam:** el conocimiento

Ya hemos hablado de la percepción sutil o percepción sensorial extraordinaria en los aforismos 1.35-36. Esta percepción extraordinaria tiene la doble facultad de estabilizar la mente y de revelar objetos sutiles y celestiales. La luz de la percepción extraordinaria se encuentra dentro del loto del corazón, como ya hemos indicado en el aforismo 1.36, y es el origen de la luminosidad de todas las percepciones. El *sūtra* afirma que al proyectar esta luz sobre objetos muy pequeños, lejanos o escondidos, podemos percibirlos perfectamente.

3.26

भुवनज्ञानं सूर्ये संयमात्॥ ३.२६ ॥

bhūvanajñānaṃ sūrye saṃyamāt

Gracias al dominio del Sol, el conocimiento de los planetas.

bhuvana-: de los planetas **-jñānaṃ:** el conocimiento
sūrye: del Sol **saṃyamāt:** gracias al dominio

Este aforismo afirma que la contemplación integral del Sol revela el conocimiento de los diversos planetas. Según la mitología de los *purāṇa*, que Vyāsa recoge en su comentario, el universo tiene catorce mundos superiores, empezando por la Tierra, y catorce mundos inferiores. Los dos primeros mundos son la Tierra y el espacio intermedio que llega hasta la estrella Polar. A continuación, hay cinco cielos en orden ascendente. Los tres cielos más elevados son los cielos de Brahmā, que culmina con el empíreo del Satyaloka. En la parte más profunda de la Tierra hay una serie de infiernos y, más abajo, los siete mundos inferiores.

Vyāsa afirma que hay que practicar el *saṃyama* de la puerta del Sol (*sūrya-dvāra*). Esta puerta solar ha sido identificada, de forma macrocósmica (*brahmāṇḍa*), como la puerta de los mundos de Brahmā (MuṇḍUp 6.30, MaiUp 6.30, ChUp 5.10.2), o bien de forma microcósmica (*piṇḍa*), emplazándola dentro del cuerpo, en la entrada de la arteria central, el conducto sutil del *suṣumnā* que permite el ascenso del alma en su camino hacia la liberación. Este canal central en el seno del cuerpo sutil se corresponde macrocósmicamente con el eje del mundo, y, cuando se ingresa en este eje vertical, se puede pasar de un mundo a otro atravesando los diferentes planos de existencia.

Hariharānanda afirma que la *suṣumnā* no es más que un chorro de luz de la percepción extraordinaria (*pravṛtti-āloka*). La percepción extraordinaria y fulgurante (1.36) no necesita una luz externa para percibir los objetos, sino que los ilumina con su propio resplandor y puede penetrar las diferentes capas de oscuridad (*tamas*) que envuelven un objeto. Este chorro de luz mana del corazón, sale por la coronilla de la cabeza, atraviesa la puerta del Sol hasta llegar a los mundos de Brahmā y, dejando atrás incluso estos mundos celestiales, llega al nivel supremo, el *puruṣa* inmortal, el espíritu indestructible (*sūryadvāreṇa te virajāḥ prayānti yatrāmṛtaḥ puruṣo hy avyayātmā* MuṇḍUp 1.2.11; *anantā raśmayas tasya dīpavad yaḥ sthito hṛdi / ūrdhvam ekaḥ sthitas teṣām yo bhitvā sūryamaṇḍalam // brahmalokam atikramya tena yānti parām gatim* MaiUp 6.30).

El corazón, para Hariharānanda, es el lugar de encuentro entre el cuerpo y el espíritu, la confluencia de la conciencia y la materia, y por eso es el lugar más luminoso del cuerpo. Śaṃkara (TUBh 2.1.1) siguiendo las *upaniṣads* también nos habla de la caverna del corazón como el lugar privilegiado donde con más claridad se manifiesta la luz del *ātman*, que contiene en sí misma toda la infinita riqueza de la diversidad.

La caverna del corazón es el punto de intersección entre lo finito y lo infinito.

Vācaspati Miśra afirma que la luz del intelecto puede iluminar el universo entero. De hecho, el intelecto es la primera manifestación de la materia. Toda la evolución material se produce a partir de esta aparición del intelecto, por lo que el intelecto impregna la creación entera. Este mismo intelecto universal adopta una forma individualizada cuando se identifica con el cuerpo, los sentidos y la mente. Su naturaleza es la omnisciencia, una capacidad que se ve ofuscada por la oscuridad del *tamas*. A medida que se van deshaciendo las capas de oscuridad, gracias a la práctica de la contemplación de la puerta solar, se van revelando los diferentes mundos de los que nos habla el *sūtra* (*buddhisattvaṃ hi svabhāvata eva viśvaprakāśanasamarthaṃ tamomalāvṛtaṃ yatraiva rajasodghāṭyate tad eva prakāśayati | sūryadvārasaṃyamodghāṭitaṃ tu bhuvanaṃ prakāśayati* TV).

Vācaspati Miśra, siguiendo a Vyāsa, afirma que la contemplación de la puerta solar no es suficiente para conocer el universo entero y que hay que contemplar otros objetos de acuerdo con las instrucciones del maestro (*na caitāvatāpi tatsākṣātkāro bhavatīty ata āha - evaṃ tāvad anyatrāpi suṣumnāyā anyatrāpi yogopādhyāyopadiṣṭeṣu yāvad idaṃ sarvaṃ jagad dṛṣṭam iti* TV). Esta idea no parece que se corresponda con la visión de Patañjali, que en el *sūtra* afirma claramente que la contemplación de la puerta solar revela el conocimiento de los mundos.

3.27

चन्द्रे ताराव्यूहज्ञानम्॥ ३.२७॥

candre tārāvyūhajñānam

Con el de la Luna, el conocimiento de las configuraciones estelares.

candre: en la Luna **tārā-:** de las estrellas **-vyūha-:** las configuraciones **-jñānam:** el conocimiento

3.28

ध्रुवे तद्गतिज्ञानम्॥ ३.२८॥

dhruve tadgatijñānam

Con el de la estrella Polar, el conocimiento del movimiento estelar.

dhruve: en la estrella Polar **tad-:** de estas (las estrellas) **-gati-:** del movimiento **-jñānam:** el conocimiento

3.29

नाभिचक्रे कायव्यूहज्ञानम् ॥ ३.२९ ॥

nābhicakre kāyavyūhajñānam

Con el del círculo del ombligo, el conocimiento de la estructura corporal.

nābhi-: del ombligo **-cakre:** en el círculo **kāya-:** del cuerpo **-vyūha-:** de la estructura **-jñānam:** el conocimiento

Después de las contemplaciones sobre el Sol, la Luna y la estrella Polar, empieza ahora una serie de contemplaciones sobre diferentes puntos corporales: el ombligo, el pozo de la garganta, el conducto o arteria sutil de la tortuga y la coronilla de la cabeza.

Vyāsa afirma que meditando en el *chakra* del ombligo obtenemos el conocimiento del cuerpo; es decir, que conocemos el comportamiento de los tres humores corporales: flema (*kapha*), bilis (*pitta*) y aire (*vāta*), y también vemos el cuerpo como un agregado de siete elementos que, del más exterior al más interior, son: la piel (*tvac*), la sangre (*lohita*), la carne (*māṃsa*), los tendones (*snāyu*), los huesos (*asthi*), la médula (*majjā*), y el semen (*śukra*). Hariharānanda considera que el aire se corresponde con el *sattva*, la bilis con el *rajas* y la flema con el *tamas*.

Bhoja afirma que el *chakra* o círculo del ombligo es una rueda de dieciséis rayos que se encuentra en el centro del cuerpo y de la que salen las arterias sutiles corporales (*nāḍī*) en todas direcciones. En cambio, Sadāśivendra Sarasvatī, siguiendo a Rāmānanda Sarasvatī, identifica el círculo del ombligo con el *Maṇipūra-cakra*, el loto de diez pétalos de la tradición posterior del *yoga-siddha*.

3.30

कण्ठकूपे क्षुत्पिपासानिवृत्तिः ॥ ३.३० ॥

kaṇṭhakūpe kṣutpipāsānivṛttiḥ

Con el del pozo de la garganta, la eliminación del hambre y la sed.

kaṇṭha-: de la garganta **-kūpe:** en el pozo **kṣut-:** del hambre **-pipāsā-:** y de la sed **-nivṛttiḥ:** la eliminación

Bajo la lengua hay un tendón, bajo el tendón está la garganta y bajo la garganta, un agujero: el pozo de la garganta. Bhoja afirma que es en este lugar donde se produce la sensación de hambre debido a la circulación del *prāṇa*. Por lo tanto, observar la fricción del *prāṇa* en este punto permite controlar la sensación de hambre y de sed.

3.31

कूर्मनाड्यां स्थैर्यम्॥ ३.३१ ॥

kūrmanāḍyāṃ sthairyam

Con el del conducto de la tortuga, la inmovilidad.

kūrma-: de la tortuga **-nāḍyāṃ:** del conducto (arteria)
sthairyam: la inmovilidad

Vyāsa afirma que bajo el pozo de la garganta, en el pecho, hay un conducto en forma de tortuga. Meditando sobre este conducto se produce la estabilidad o inmovilidad corporal, como la de una serpiente o un cocodrilo. Bhoja entiende que la inmovilidad puede ser tanto del cuerpo como de la mente, es decir, la estabilidad mental o *sthiti*.

3.32

मूर्धज्योतिषि सिद्धदर्शनम्॥ ३.३२ ॥

mūrdhajyotiṣi siddhadarśanam

[Con el dominio] del resplandor de la coronilla, la visión de los seres realizados.

mūrdha-: de la coronilla **-jyotiṣi:** en el resplandor
siddha-: de los seres realizados **darśanam:** la visión

La coronilla siempre se ha considerado un lugar especial en diferentes tradiciones religiosas, recordemos la costumbre de la tonsura en el cristianismo. En la tradición india, la coronilla se conoce como «Agujero de Brahman» (*brahma-randhra*) y, como indica Vācaspati Miśra, aquí se refiere a la *suṣumnā*, el conducto central por el cual se escapa el alma en su camino hacia la liberación, desembocando en este punto del cuerpo; por eso tiene una luminosidad especial, ya que la *suṣumnā*, no es otra cosa que un chorro de luz de la percepción extraordinaria.

Los *siddha* son seres realizados que tienen el poder de viajar entre el cielo y la Tierra. Estos seres, dotados de cuerpos sutiles, normalmente son invisibles, pero pueden ser percibidos mediante la contemplación profunda del resplandor de la coronilla. Bhoja afirma que no solo puede ver los seres realizados, sino que incluso puede entablar una conversación con ellos.

3.33

प्रातिभाद्वा सर्वम् ॥ ३.३३ ॥

prātibhād vā sarvam

O con el de la intuición, la omnisciencia.

prātibhād: de la intuición **vā:** o bien **sarvam:** todo

El *prātibha* podría traducirse como «conocimiento auroral»; la palabra procede del término *pratibhā*, que significa literalmente «conocimiento fulgurante» y que habitualmente se traduce como «intuición», y también como «genio» o inteligencia creadora. Vyāsa afirma que, así como la salida del sol va precedida por la claridad del amanecer, así la aparición del conocimiento discriminativo (*viveka-khyāti*) va precedido del *prātibha* o conocimiento auroral: los primeros rayos de la sabiduría que disipan las tinieblas de la oscuridad y permiten distinguir claramente los objetos. La traducción del aforismo responde a la interpretación de Vyāsa y, con él, de la mayoría de comentaristas, pero se podría leer de forma distinta, como lo hace Śaṃkara: «O bien como resultado de la intuición (se obtienen) todos (los poderes mencionados)». Esta segunda interpretación es más correcta desde el punto de vista de la construcción gramatical, porque no hay que suplir la acción de conocer, y *sarva* («todo») se refiere como pronombre a algo ya citado, los poderes que se acaban de nombrar.

3.34

हृदये चित्तसंवित्॥ ३.३४॥

hṛdaye cittasaṃvit

Con el del corazón, el conocimiento integral de la mente.

hṛdaye: en el corazón **citta-:** de la mente
saṃvit: el conocimiento profundo

Con la contemplación del corazón se obtiene el conocimiento profundo de la mente. Esto es bastante natural desde el punto de vista del yoga, porque el origen de la mente es el sentido del yo, y la sede del sentido del yo, según Hariharānanda, es el corazón. En este sentido, es curioso que «sacar pecho» sea una manera de reafirmarse. En muchas lenguas, la sabiduría popular contiene expresiones referentes al pecho como sede del coraje y la afirmación del yo ante los peligros o los retos, como en la expresión «dar el pecho», pero también de la conciencia moral, como «golpearse el pecho» en señal de arrepentimiento, o «ponerse la mano en el pecho» para interrogar la propia conciencia, o «tomarse algo a pecho» en el sentido de mostrar mucho interés y empeño u ofenderse mucho por algo.

El corazón, como hemos dicho más arriba, es un órgano sutil localizado en la zona del pecho y que se representa como un loto, normalmente boca abajo, pero que puede girarse boca arriba con la práctica de la meditación. El corazón es el punto más luminoso del cuerpo y de donde salen todas las energías del conocimiento. No deja de sorprender, desde una visión científica, que el centro intelectivo del cuerpo no esté situado en el cerebro, sino en el pecho, si bien esto es común en otras muchas formas de pensamiento tradicional: el corazón como sede de las emociones, pero también de una sabiduría trascendental más allá del razonamiento mecánico y frío de la mente.

3.35

सत्त्वपुरुषयोरत्यन्तासङ्कीर्णयोः प्रत्ययाविशेषाद्भोगः
परार्थत्वात्स्वार्थसंयमात्पुरुषज्ञानम्॥ ३.३५॥

sattvapuruṣayor atyantāsaṅkīrṇayoḥ pratyayāviśeṣād bhogaḥ parārthatvāt svārthasaṃyamāt puruṣajñānam

La experiencia es la percepción indistinta de la mente y la conciencia, aun siendo extraordinariamente distintas. Gracias al dominio del propio objetivo, se obtiene el conocimiento de la conciencia, pues [la experiencia] no tiene un objetivo propio.

sattva-: de la mente **-puruṣayor:** y la conciencia **atyanta-:** muy, extraordinariamente **-asaṃkīrṇayoḥ:** distintas **pratyaya-:** la percepción **-aviśeṣād:** indistinta **bhogaḥ:** la experiencia **para-:** para otro **ārthatvāt:** por el hecho de tener un objetivo **sva-:** propio **-artha-:** objetivo **-saṃyamāt:** gracias al dominio **puruṣa-:** de la conciencia **-jñānam:** el conocimiento

Este *sūtra* nos ofrece en primer lugar una definición muy sugerente de la experiencia como identificación entre la mente y la conciencia. El objetivo del yoga es precisamente su separación, su aislamiento (*kaivalya*). Nuestra percepción normal es una mezcla de conceptos que confunde la conciencia con la materia y la materia con la conciencia. En el primer caso, la conciencia se identifica con un yo limitado, y, en el segundo, pensamos que la mente es consciente. La percepción indistinta que confunde la mente con la conciencia es la responsable de la experiencia del mundo, que es siempre dolorosa (*cf.* 2.15). El aislamiento de la conciencia se consigue mediante la detención de la mente, que es el objetivo de la práctica del yoga.

De hecho, este *sūtra* está diciendo en otras palabras lo que ya ha afirmado 2.6 cuando dice que el sentido del yo es la identidad aparente entre la facultad de la visión, la conciencia y el instrumento de la visión, la mente. La experiencia necesita un yo que experimente, y este sujeto de la experiencia no es otro que el *puruṣa*, que usa la mente como un instrumento para percibir la realidad material.

Por otro lado, hay que tener en cuenta que el conocimiento del *puruṣa* que propone este *sūtra* no es el conocimiento final del *puruṣa* que lleva a la disolución de la mente y a la liberación, sino una contemplación mental del *puruṣa*. Se conoce la imagen mental del *puruṣa* pero no el *puruṣa*. La percepción intelectual del *puruṣa* no lo revela nunca, sino solo su reflejo en el espejo de la mente. El conocimiento del *puruṣa* al cual se hace referencia aquí es, por lo tanto, la *buddhi* contemplándose a sí misma iluminada por el resplandor de la conciencia. La visión del *puruṣa* en sí mismo, la liberación, no es un estado mental, ni un modo de conocimiento que se pueda conseguir por medio de la mente.

3.36

ततः प्रातिभश्रावणवेदनादर्शास्वादवार्ता जायन्ते ॥ ३.३६ ॥

tataḥ prātibhaśrāvaṇavedanādarśāsvādavārtā jāyante

Entonces surge el conocimiento intuitivo y la percepción intensificada del sonido, la imagen, el tacto, el sabor y el olor.

tataḥ: entonces **prātibha-:** el conocimiento auroral o intuitivo
-śrāvaṇa-: percepción intensificada del sonido
-vedana-: percepción intensificada del tacto
-ādarśa-: percepción intensificada de la imagen
-āsvāda:- percepción intensificada del gusto
-vārtā: percepción intensificada del olfato **jāyante:** surge

De la práctica del *saṃyama* sobre el propio objetivo, es decir, el mismo *puruṣa*, se obtiene el conocimiento mental del *puruṣa*; y este conocimiento mental va acompañado del surgimiento de una serie de poderes: el conocimiento intuitivo y las percepciones sensoriales extraordinarias de imágenes divinas, sonidos divinos, sabores celestiales, etcétera. El conocimiento intuitivo revela, según Vyāsa, igual que en el *sūtra* 3.25, los objetos más minúsculos, escondidos o alejados en el tiempo y en el espacio. Por otro lado, las percepciones intensificadas que, según Vyāsa, permiten la percepción sensorial de objetos celestiales parecen coincidir con la percepción extraordinaria mencionada en 1.35. En los dos casos, Vyāsa utiliza la palabra *divya-gandha*, «perfume celestial», para indicar el tipo de percepción que se consigue.

Hariharānanda remarca que hasta ahora se ha hablado de poderes que tienen que ver con el conocimiento o la percepción, y que a partir de ahora Patañjali mencionará una serie de poderes relacionados más bien con acciones (*kriyā*) y energías (*śakti*) extraordinarias.

3.37

ते समाधावुपसर्गा व्युत्थाने सिद्धयः ॥ ३.३७ ॥

te samādhāv upasargā vyutthāne siddhayaḥ

Estos [poderes] son obstáculos para la contemplación, pero son poderes en el estado emergente de la mente.

te: estos **samādhāv:** en la contemplación **upasargā:** obstáculos **vyutthāne:** en el estado ordinario o emergente de la mente **siddhayaḥ:** poderes

Interpretando fielmente el contenido del aforismo de Patañjali, Vyāsa afirma que para quienes poseen una mente contemplativa (*samāhita-citta*) la aparición de estos poderes son un obstáculo en la práctica del yoga. Sin embargo, para quienes tienen una mente ordinaria, es decir, extrovertida o dispersa (*vyutthita-citta*), la aparición de estos poderes es considerada un gran logro. Más abajo (3.50), Patañjali volverá a recordar la necesidad de renunciar a este tipo de poderes.

3.38

बन्धकारणशैथिल्यात्प्रचारसंवेदनाच्च चित्तस्य परशरीरावेशः ॥ ३.३८ ॥

bandhakāraṇaśaithilyāt pracārasaṃvedanāc ca cittasya parāśarīrāveśaḥ

Gracias al debilitamiento de la causa de la atadura y al conocimiento del traspaso, se produce la entrada de la mente en otros cuerpos.

bandha-: de la atadura **-kāraṇa-:** de la causa **-śaithilyāt:** gracias al debilitamiento **pracāra-:** del traspaso, se produce la entrada de la mente **-saṃvedanāc:** al conocimiento **ca:** y **cittasya:** de la mente **para-:** en otros **-śarīra-:** cuerpos **-āveśaḥ:** la entrada

Según Vyāsa, la mente es inestable por naturaleza y necesita un vínculo que la mantenga atada al cuerpo. Este vínculo es el depósito kármico (*cf.* 2.12). Con la práctica de la contemplación, el vínculo kármico se afloja y la mente puede moverse libremente.

Este debilitamiento del nudo que liga la mente al cuerpo no es suficiente para poder penetrar en los otros cuerpos, porque hace falta también el conocimiento del movimiento de traspaso de un cuerpo al otro. Este conocimiento se obtiene mediante la práctica de la contemplación, y entonces el yogui es capaz de extraer la mente de su propio cuerpo e introducirla en otro cuerpo, junto con los sentidos. Vācaspati Miśra afirma que la mente se mueve por los conductos sutiles (*nāḍī*) y que, contemplando el movimiento de la mente por los conductos, se adquiere el conocimiento del traspaso hacia otros cuerpos (*cittasya gamāgamādhvāno nāḍyas tasmin pracāre saṃyamāt tad vedanaṃ* TV). Por otro lado, como indica Hariharānanda, la identificación de la mente con el cuerpo tiene su causa en el residuo o depósito kármico. Este es el motivo por el cual resulta muy difícil separar la mente de su conexión corporal.

3.39

उदानजयाज्जलपङ्ककण्टकादिष्वसङ्ग उत्क्रान्तिश्च ॥ ३.३९ ॥

udānajayāj jalapaṅkakaṇṭakādiṣv asaṅga utkrāntiś ca

Mediante el dominio del aire vital ascendente, la levedad en el agua, en el barro o en las espinas y también la capacidad de ascensión.

udāna-: del aire vital ascendente **-jayāj:** mediante el dominio **jala-:** en el agua **-paṅka-:** en el barro **-kaṇṭakādiṣv:** en las espinas y otras cosas **asaṅga:** el hecho de no tocar, falta de contacto **utkrāntiś:** la capacidad de ascensión **ca:** y

En este *sūtra* se habla de los dos poderes que se obtienen con la contemplación del aire vital ascendente. Estos poderes son el hecho de poder andar sobre el agua, el barro, las espinas o cualquier otra cosa sin tocarla (*asaṅga*), y el poder de ascensión. *Asaṅga* significa literalmente «no contacto», y en el fondo estamos hablando de la facultad de la levitación. Sin embargo, lo hemos traducido por «levedad» para facilitar la lectura del *sūtra*.

Vyāsa define y describe en su comentario los diferentes tipos de aires vitales (*prāṇa*). Para Vyāsa, el *prāṇa* es la vitalidad (*jīvana*) responsable del funcionamiento de todos los sentidos (*samastendriya-vṛttiḥ*). Vācaspati Miśra afirma que los sentidos tienen dos maneras de funcionar o de operar: una operatividad externa, que consiste en las sensaciones de los objetos externos que los sentidos presentan a la mente, y una función interna, que es la vitalidad que los impulsa, un tipo de esfuerzo (*prayatna-bheda*) que hace circular los aires vitales por dentro del cuerpo y que es la causa de los diferentes tipos de actividad sensorial (*dvayīndriyāṇāṃ vṛttir bāhyābhyantarī ca | bāhyā rūpādyālocanalakṣaṇā | ābhyantarī tu jīvanaṃ so hi prayatnabhedaḥ śarīraropagṛhītamārutakriyā bhedahetuḥ sarvakaraṇasādhāraṇaḥ* TV).

Vyāsa, siguiendo una clasificación que viene ya de la *Chāndogya Upaniṣad*, divide el *prāṇa* en cinco clases: *prāṇa*, *samāna*, *apāna*, *udāna* y *vyāna*. El *prāṇa* es el aire de la respiración y va desde la boca y la nariz hasta el corazón. El *samāna*, que circula entre el corazón y el ombligo, es el aire vital de la digestión y se denomina así porque distribuye equitativamente (*samam*) la comida digerida por todo el cuerpo. El *apāna* es el aire vital de la evacuación o expulsión. Circula entre el ombligo y la planta de los pies y su función es expulsar (*apāna*) no solo los excrementos, la orina y otras impurezas, sino también el feto durante el parto. El *udāna* es el aire ascendente, que va desde la punta de la nariz hasta la coronilla, y que se encarga de la circulación ascendente y de que el alma salga del cuerpo después de la muerte, es decir, de la última exhalación. El *vyāna* es el aire que impregna todo el cuerpo. De todos estos aires vitales, el más importante es el de la respiración y, tal como explica la *Chāndogya Upaniṣad*, cuando el aire de la respiración se va del cuerpo, todos los otros aires vitales lo siguen. De hecho, podríamos interpretar que solo hay un *prāṇa*, pero hablamos de cinco *prāṇa* por las diferencias en sus funciones.

El poder de ascensión mencionado en el aforismo significa, según Vyāsa, que en el momento de la muerte la mente puede tomar el camino ascendente de los dioses (*devāyana*) y no el de los antepasados (*cf.* BUp 6.1.3, 18, ChUp 4.15.5, 6; 5.10.1, BhG 8.26 y VedS 3.1)

3.40

समानजयात्प्रज्वलनम् ॥ ३.४० ॥

samānajayāt prajvalanam

Mediante el dominio del aire vital central, el resplandor [del cuerpo].

samāna-: del aire vital central **-jayāt:** mediante el dominio o la victoria **prajvalanam:** la incandescencia [del cuerpo]

Con la contemplación perfecta del aire de la digestión se obtiene un resplandor corporal que se identifica con el aura o aureola alrededor del cuerpo. Sadāśivendra Sarasvatī afirma que el *samāna* se mueve entre el corazón y el ombligo. Según Rāmānanda Sarasvatī, cerca del ombligo hay el fuego corporal que se encuentra impregnado de *samāna*. Al controlar este fuego se consigue el resplandor del aura y el yogui parece que flamee como un fuego encendido (*nābhinikaṭasthāgnivyāpinaḥ samānasya vaśīkārād agner jvalanaṃ bhavati, yena jvalann iva yogī bhavatīty arthaḥ* MP). Las conexiones entre la digestión y el fuego son abundantes en los textos sánscritos, donde se habla del fuego del abdomen (*jaṭharāgni*), el fuego digestivo o gástrico capaz de disolver los alimentos en una papilla nutritiva. Según Bhoja, el aire vital central cubre este fuego interior; por lo tanto, cuando controlamos el *samāna* podemos descubrir este fuego, por el cual el cuerpo entero brilla con su resplandor. Vijñānabhikṣu considera que esta es la capacidad de quemar el propio cuerpo, de autoimmolarse con la fuerza del pensamiento, como en el caso de Satī o Dhṛtarāṣṭra.

3.41

श्रोत्राकाशयोः संबन्धसंयमाद्दिव्यं श्रोत्रम्॥ ३.४१ ॥

śrotrākāśayoḥ saṃbandhasaṃyamād divyaṃ śrotraṃ

Gracias al dominio de la relación entre el oído y el espacio, el oído divino.

śrotra-: entre el oído **-ākāśayoḥ:** y el espacio
saṃbandha-: de la relación **-saṃyamād:** gracias al dominio
divyaṃ: divino **śrotraṃ:** el oído

Hemos traducido *ākāśa* por «espacio» para ser más fieles al concepto sánscrito, a pesar de que a menudo la palabra se traduce como «éter». El espacio, o éter, es uno de los cinco elementos y se considera el substrato del sonido. El espacio es omnipresente, lo impregna todo; por lo tanto, si conocemos la relación entre el sonido y su substrato omnipresente, podremos desarrollar un oído divino capaz de escuchar todos los sonidos, incluso los que son muy débiles o vienen de muy lejos. Por otro lado, la oreja es el substrato del espacio contenido en su interior, que es el responsable de la transmisión del sonido.

3.42

कायाकाशयोः संबन्धसंयमाल्लघुतूलसमापत्तेश्चाकाशगमनम् ॥ ३.४२ ॥

kāyākāśayoḥ saṃbandhasaṃyamāl laghutūlasamāpatteś cākāśagamanam

Gracias al dominio de la relación entre el cuerpo y el espacio, y a la absorción en la ligereza del algodón, el poder de viajar por el aire.

kāya-: entre el cuerpo **-ākāśayoḥ:** y el espacio **saṃbandha-:** de la relación **-saṃyamāl:** gracias al dominio **laghu-:** ligereza **-tūla-:** del algodón **-samāpatteś:** a la absorción **ca:** y **ākāśa-:** por el aire **-gamanam:** viaje

El cuerpo necesita un espacio para ocupar y el espacio proporciona un lugar vacante para la ubicación del cuerpo. Contemplando esta relación entre el cuerpo y el espacio, y mediante la absorción de la mente en la ligereza del algodón, el cuerpo adquiere esta ligereza. Según Vyāsa, el yogui es capaz de andar primero sobre el agua, después sobre una telaraña, luego sobre los rayos de luz y, finalmente, sobre el aire. En esta secuencia, adoptada después por muchos comentaristas, resulta curioso que el agua se considere más resistente que la telaraña, en la práctica progresiva de la ligereza en el andar.

3.43

बहिरकल्पिता वृत्तिर्महाविदेहा ततः प्रकाशावरणक्षयः ॥ ३.४३ ॥

bahir akalpitā vṛttir mahāvidehā tataḥ prakāśāvaraṇakṣayaḥ

La función externa y no mediatizada [de la mente es llamada] la Gran Incorpórea. A partir de ahí, la destrucción del velo de la luz.

bahir: externa **akalpitā:** no mediatizada
vṛttir: la función **mahā-:** la Gran **-videhā:** incorpórea
tataḥ: a partir de ahí **prakāśa-:** de la luz
-āvaraṇa-: del velo **-kṣayaḥ:** la destrucción

Este *sūtra* ofrece otro método para hacer salir la mente del cuerpo y poder poseer mentalmente el cuerpo de otro (*cf.* 3.38). Según Vyāsa, la mente puede salir del cuerpo de dos formas diferentes: de una forma directa o de una forma indirecta, mediatizada por los sentidos. La forma indirecta o mediatizada se produce durante la percepción de objetos externos cuando la mente capta la forma de estos objetos mediante la ayuda de los sentidos. La sustancia mental literalmente se derrama a través de los sentidos y sale fuera para captar las propiedades externas de la forma, el tacto, el gusto, el sonido y el olor. Por lo tanto, el proceso mental mediante el cual la mente, permaneciendo en el cuerpo, sale al exterior a través del canal de los sentidos es la función externa mediatizada de la mente y se denomina Incorpórea (*videha*).

En el caso de la función externa no mediatizada, la mente, desde fuera del cuerpo y con total independencia, percibe otro objeto externo. Esta función externa no está mediatizada y se denomina la Gran Incorpórea o Mahāvidehā. La Mahāvidehā tiene la capacidad de destruir el velo formado por *rajas* y *tamas* que cubre la mente. Según Vyāsa, para conseguir esta Gran Incorpórea hay que meditar en la Incorpórea, la función que hace salir la mente de una forma indirecta. Los yoguis avanzados, pues, pueden hacer salir la mente del cuerpo en la meditación profunda de un objeto externo, trasladándola a su lugar de contemplación, y de este modo incluso pueden poseer otros cuerpos.

3.44

स्थूलस्वरूपसूक्ष्मान्वयार्थवत्त्वसंयमाद्भूतजयः ॥ ३.४४ ॥

sthūlasvarūpasūkṣmānvayārthavattvasaṃyamād bhūtajayaḥ

Gracias al dominio de lo tosco, de la esencia, de lo sutil, de la inmanencia y de la intencionalidad, la conquista de los elementos.

sthūla-: de lo tosco **-svarūpa-:** de la esencia **-sūkṣma-:** de lo sutil **-anvaya-:** de la inmanencia **-arthavattva-:** y de la intencionalidad **-saṃyamād:** gracias al dominio **bhūta-:** de los elementos **-jayaḥ:** la conquista, la victoria

Para entender este aforismo hay que mencionar primero, como hace Vyāsa, las cinco formas (*rūpa*) de la materia. Estas formas son propiamente niveles que van desde la aparición más tosca de la materia, el mundo visible tal como se nos presenta a los sentidos, hasta la manifestación más sutil de la materia: su intencionalidad.

En el primer nivel, pues, percibimos los elementos materiales con todas sus cualidades específicas: color, consistencia, olor, gusto, etcétera. Como acabamos de decir, este es el nivel de la percepción ordinaria compuesto de sensaciones específicas. El segundo nivel es el de la forma esencial o la propiedad genérica de los elementos. La cualidad genérica del elemento tierra es la forma sólida; la del agua, la fluidez; la del fuego, el calor; la del viento, el movimiento, y la del espacio, la ubicuidad. Por lo tanto, el yogui verá el mundo material como una combinación de estas cinco propiedades genéricas y no como un agregado de objetos con propiedades específicas.

La tercera forma se denomina «lo sutil» y se refiere directamente a los elementos sutiles (*tanmātra*) que son la causa de los elementos toscos (*bhūta*). En este caso, el yogui contemplará el mundo como un baile de átomos que pertenecen a los elementos sutiles. En un nivel superior, el cuarto, el de la inmanencia, el yogui contemplará el mundo como un flujo de tres energías: una blanca, una negra y una roja, los *guṇa*, que son el origen de los elementos sutiles y, por lo tanto, de los átomos. Se denomina nivel de la inmanencia porque en este estadio se contemplan los tres constituyentes o *guṇa*, que son inmanentes o concurrentes con todas las formas materiales. No hay ninguna forma material, desde una piedra hasta la intelección discriminativa, que no esté formada por estos *guṇa*.

La contemplación del último nivel de la materia es quizás la más difícil de entender, puesto que significa contemplar la intencionalidad de la materia. Como ya hemos visto, el *sāṃkhya-yoga* postula que la materia no existe porque sí, sino que existe para la experiencia del *puruṣa* y para la separación del *puruṣa* y la materia. La materia está cargada con una doble intencionalidad: primero, atraer la mirada de la conciencia o el espíritu y, después, apartarla de sí. Por supuesto, como la materia es inconsciente, su intencionalidad no puede ser literalmente para ella misma (*svārtha*), sino para otro (*parārtha*), el espíritu o el *puruṣa*. Una vez el espíritu se ha cansado de contemplar la materia, entonces la marca como «vista» (*dṛṣṭa*) y deja de interesarse, igual que un espectador abandona el teatro cuando ya ha visto la representación.

Según Patañjali, pues, el dominio en la contemplación de estos cinco niveles otorga la conquista de los elementos materiales. Los comentaristas añaden que, gracias a esta victoria, los elementos materiales siguen los designios del yogui, del mismo modo que los terneros siguen a la vaca; es decir, con una entrega y obediencia absoluta. En el siguiente *sūtra* veremos cuáles son los poderes que se consiguen mediante esta victoria sobre los elementos.

3.45

ततोऽणिमादिप्रादुर्भावः कायसंपत्तद्धर्मानभिघातश्च ॥ ३.४५ ॥

tato'ṇimādiprādurbhāvaḥ kāyasampat taddharmānabhighātaś ca

A partir de aquí se manifiestan los [ocho] poderes, como el de volverse diminuto, la perfección del cuerpo y la invulnerabilidad ante las cualidades [de los elementos].

tato: a partir de aquí **aṇimādi-:** de los [ocho] poderes, como el de volverse diminuto **-prādurbhāvaḥ:** la manifestación **kāya-:** del cuerpo **-saṃpat:** la perfección **tad-:** de estos **-dharma-:** las cualidades, efectos **-anabhighātaś:** la invulnerabilidad **ca:** y

Este aforismo expone los tres tipos de poderes que se obtienen con la victoria sobre los elementos. El primer tipo corresponde a los ocho poderes clásicos de los textos sánscritos, que según Sadāśivendra Sarasvatī son: el poder de hacerse pequeño como un átomo (*aṇiman*), el poder de hacerse grande (*mahiman*), el poder de volverse ligero (*laghiman*), el poder de volverse pesado (*gariman*), el poder de alcanzar cualquier cosa, incluso la luna con los dedos (*prāpti*), el poder de tener una voluntad infalible (*prākāmya*), el poder de controlar los elementos (*vaśitva*), y el poder de creación de los elementos (*īśitṛtva*). Según Vijñānabhikṣu, siguiendo *Brahmasūtra* 4.4.17, el yogui carece del poder de creación, que es exclusivo de Īśvara.

La perfección del cuerpo (*kāya-saṃpad*) será descrita en el próximo aforismo. La invulnerabilidad ante los elementos significa que no se ve afectado por las cualidades de los elementos materiales: el agua no lo puede mojar, el fuego no lo puede quemar, el viento no se lo puede llevar, la solidez de la tierra no lo puede parar, y no está nunca desprotegido, ni siquiera cuando se encuentra en un espacio abierto.

3.46

रूपलावण्यबलवज्रसंहननत्वानि कायसंपत्॥ ३.४६ ॥

rūpalāvaṇyabalavajrasaṃhananatvāni kāyasampat

La belleza, la gracia, la fuerza y la constitución diamantina constituyen la perfección del cuerpo.

rūpa-: la belleza **-lāvaṇya-:** la gracia **-bala-:** la fuerza
-vajra-: del diamante **-saṃhananatvāni:** y la constitución
kāya-: del cuerpo **-saṃpat:** la perfección, el esplendor

La constitución diamantina del cuerpo significa que el cuerpo tiene la solidez del diamante: es compacto y duro como un diamante. Una vez más este *sūtra* nos recuerda la importancia que el cuerpo tiene para el yoga, donde el bienestar corporal es un requisito para la realización espiritual y la enfermedad, un obstáculo para su práctica. La belleza es, pues, un resultado de la virtud, fruto de la riqueza corporal, del esplendor del cuerpo que se manifiesta en la belleza, la gracia, la fuerza y la solidez diamantina.

3.47

ग्रहणस्वरूपास्मितान्वयार्थवत्त्वसंयमादिन्द्रियजयः ॥ ३.४७ ॥

grahaṇasvarūpāsmitānvayārthavattvasaṃyamād indriyajayaḥ

Gracias al dominio de la percepción, de la esencia,
del sentido del yo, de la inmanencia y de la intencionalidad,
la conquista de los sentidos.

grahaṇa-: de la percepción **-svarūpa-:** de la propia forma,
de la esencia **-asmitā-:** del sentido del yo o egoidad
-anvaya-: de la immanencia **-arthavattva-:**
y de la intencionalidad **-saṃyamād:** gracias al dominio
indriya-: de los sentidos **-jayaḥ:** la conquista

Este *sūtra* se puede leer en paralelo con el *sūtra* 3.44, que describe la victoria sobre los elementos materiales. Hay que recordar que en la ontología del *sāṃkhya-yoga* hay dos creaciones paralelas: la creación física del universo, o creación elemental, y la creación psicológica del individuo, o creación sensorial o sensible (*cf.* 2.18). Tenemos, por lo tanto, dos cosas que conquistar: los elementos y los sentidos. Así como hemos hablado de las cinco formas de la creación física o material, del mismo modo podemos hablar de las cinco formas o de los cinco niveles de la creación sensible. La primera forma es la de la percepción (*gṛhīti* TV, *ālocana*) o captación (*grahaṇa*) de los datos sensoriales de los objetos externos. Se trata, por lo tanto, de una acción (*kriyā*) o de un proceso mental (*vṛtti*) que implica un cambio de la sustancia mental, que adopta la forma de los objetos externos (*vṛttir ālocanaṃ viṣayākārā pariṇatir iti yāvat* TV). La percepción del objeto externo es específica, y no solo general. Es decir, se conoce el objeto con sus cualidades específicas, que son presentadas al intelecto, el cual es capaz no solo de reconocer el objeto, sino de ser consciente de este reconocimiento (*anuvyavasāya*).

La segunda forma de los sentidos es su esencia o naturaleza, su forma más íntima (*svarūpa*), que es común (*sāmānya*) a todos los sentidos. Por lo tanto, si la primera forma ponía un énfasis especial en lo específico (*viśeṣa*), esta segunda se refiere a la forma universal (*sāmānya*) de los sentidos, a su naturaleza general, que es la luminosidad. Vyāsa afirma que la esencia de los sentidos es una configuración especial del intelecto caracterizada por la luminosidad. Como dice Hariharānanda, el ojo es una puerta de luz, el oído es una puerta de luz, la lengua y la piel son puertas de luz. Habría que añadir que la luz no viene de fuera, sino de dentro del intelecto. La luz sale y vuelve a entrar por las puertas de los sentidos después de captar las formas de los objetos y configurar moldes luminosos que son introducidos en la mente. Para lograr este nivel habrá que meditar, pues, en la luminosidad de todas las percepciones más que en su contenido.

La tercera forma de los sentidos es la egoidad, o el sentido del yo, que es la causa material de los sentidos. Los sentidos salen de la egoidad como los distintos riachuelos surgen de un mismo lago. La egoidad produce los sentidos con su parte sáttvica, y por eso los sentidos son luminosos (*ahaṃkāro sattvabhāgenātmīyenendriyāṇy ajījanat* TV 3.46).

La cuarta forma, la inmanencia, igual que en el caso de los elementos, se refiere a los constituyentes o *guṇa*. Hay, sin embargo, una diferencia, porque los *guṇa* pueden funcionar de dos formas: como determinantes o como objetos determinados (*guṇānāṃ dvairūpyaṃ vyavaseyātmakatvaṃ vyavasāyātmakatvaṃ ca* TV). Para decirlo de otro modo, como una función inteligente capaz de determinar la naturaleza de un objeto (*vyavasāyātmakatva*), o como un objeto no inteligente que puede ser determinado y conocido por la primera función (*vyavaseyātmakatva*). Esta dualidad de funciones equivale a las dos evoluciones o creaciones que hemos mencionado más arriba: la elemental y la sensorial. Para Vijñānabhikṣu, esta cuarta forma se refiere específicamente al intelecto como función de la mente que es capaz de reconocer los objetos (*mahattattvasyāpi caturtharūpamadhye praveśāya vyavasāyātmaka iti guṇānāṃ viśeṣaṇaṃ vyavasāyākhyabuddhirūpeṇa pariṇatās tadviśiṣṭā ity arthaḥ* YV).

La quinta forma, como en el caso de los elementos, es la doble intencionalidad de los sentidos; es decir, primero hacer posible para el *puruṣa* la experiencia sensorial y, después, permitir su liberación. Podemos contemplar, pues, las cinco formas o niveles de los sentidos del mismo modo que contemplamos las cinco formas de los elementos; es decir, en un orden creciente de sutileza, empezando con la percepción específica de los objetos, continuando con la luminosidad de las percepciones, siguiendo con la apropiación de estas sensaciones por un yo, pasando a continuación al aspecto determinativo de estas sensaciones, hasta terminar con su intencionalidad. Meditando sobre estas formas diferentes de la inteligencia sensorial, se llega a la conquista de los sentidos y a la obtención de los poderes que se mencionan en el próximo aforismo.

3.48

ततो मनोजवित्वं विकरणभावः प्रधानजयश्च ॥ ३.४८ ॥

tato manojavitvaṃ vikaraṇabhāvaḥ pradhānajayaś ca

Y entonces, la velocidad de la mente, el estado extrasensorial y la conquista de la materia primera.

tato: entonces **mano-:** de la mente **-javitvaṃ:** la velocidad **vikaraṇa-:** extrasensorial **-bhāvaḥ:** el estado **pradhāna-:** de la materia manifiesta **-jayaś:** la conquista **ca:** y

El primer poder consiste en que el cuerpo puede desplazarse a la velocidad de la mente, lo que se considera la velocidad máxima del cuerpo. El estado extrasensorial es la capacidad de percibir objetos sin la necesidad de los sentidos y, por lo tanto, de poder ver cualquier cosa en cualquier lugar y tiempo. La victoria sobre la naturaleza primordial da el control absoluto sobre la materia primera y todos sus productos. Según Vācaspati Miśra, para conseguir este poder es necesario el dominio del cuarto nivel: la inmanencia de los sentidos, cuando se medita sobre los constituyentes de la naturaleza.

Vyāsa afirma que estos tres poderes se denominan Madhupratīka. Esta palabra ha sido interpretada de tres maneras diferentes. Según Bhoja y otros comentaristas, la palabra significa que son poderes «parecidos a la miel»; es decir, que son siempre dulces como la miel. Según Bhāvāgaṇeśa, el significado de este término es que los poderes «están llenos de miel». Rāmānanda ofrece, además de la de Bhoja, una tercera interpretación al afirmar que se denominan así porque llevan (*pratīka*) hacia la *ṛtaṃbharā*, considerada aquí como una sabiduría meliflua (*madhu*). Rāmānanda, y con él Sadāśivendra Sarasvatī, considera que los Madhupratīka no solo son estos tres poderes, sino también los tres poderes que se obtienen a raíz de la conquista de los elementos (*cf.* 3.45). Vijñānabhikṣu afirma que el estado extrasensorial es propio de los incorpóreos (*videha*) y la victoria sobre la naturaleza primordial es propia de los que se han reabsorbido en la naturaleza primordial (*prakṛitilaya*, *cf.* 1.19).

3.49

सत्त्वपुरुषान्यताख्यातिमात्रस्य सर्वभावाधिष्ठातृत्वं सर्वज्ञातृत्वं च ॥ ३.४९ ॥

sattvapuruṣānyatākhyātimātrasya sarvabhāvādhiṣṭhātṛtvaṃ sarvajñātṛtvaṃ ca

Para aquel que solo percibe la distinción entre la mente y la conciencia, la facultad de presidir sobre todos los estados de existencia y también la omnisciencia.

sattva-: entre la mente **-puruṣa-:** y la conciencia **-anyatā-:** la distinción **-khyāti-:** percibe **-mātrasya:** para aquel que solo **sarva-:** sobre todos **-bhāva-:** de los estados de existencia **-adhiṣṭhātṛtvaṃ:** la facultad de presidir **sarvajñātṛtvaṃ:** la omnisciencia **ca:** y también

El estado en el que el intelecto logra su máxima claridad y pureza, cuando está completamente libre de la influencia de los *guṇa rajas* y *tamas*, se denomina «la conciencia del dominio supremo» (*parā vaśī-kāra-saṃjñā*). Cuando el yogui se encuentra en este estado, y solo percibe la diferencia entre la conciencia y la mente, entonces puede incluso contemplar su mente como si fuera un objeto externo.

Bhoja dice que, así como en los *sūtra* anteriores la práctica del *saṃyama* se centraba en los elementos y en los sentidos, en este se dirige hacia la mente. Esta visión de la mente, causada por la máxima transparencia del *guṇa sattva*, se produce todavía en el ámbito del intelecto y es una visión liminar en la cual el intelecto es capaz de contemplar cómo la luz del *puruṣa* se refleja en el espejo mismo del intelecto.

En este estado, el yogui puede supervisar todos los estados de existencia que se le presentan delante como si fueran objetos de contemplación. Del mismo modo, se produce un conocimiento simultáneo de las propiedades presentes, pasadas y futuras de los *guṇa*; es decir, un tipo de omnisciencia que, como afirma Ramshankar Bhattacharya, no debemos confundir con un conocimiento secuencial y detallado de cada uno de los objetos del universo. La omnisciencia de la que se habla aquí no es, pues, un conocimiento particularizado de los objetos a lo largo del tiempo, sino un conocimiento instantáneo y atemporal, porque en este estado el yogui vive en un presente eterno más allá del pasado y del futuro. Según Vyāsa, estos dos poderes combinados se denominan Viśokā o la Indolora, y no se tienen que confundir con la percepción extraordinaria mencionada en el aforismo 1.36. Al conseguir estos poderes, el yogui se libera de los lazos de las aflicciones y se puede mover a voluntad por todos los estados de la existencia.

3.50

तद्वैराग्यादपि दोषबीजक्षये कैवल्यम्॥ ३.५०॥

tadvairāgyād api doṣabījakṣaye kaivalyam

Cultivando la indiferencia incluso hacia estos poderes, al destruirse la semilla de la imperfección, se produce el aislamiento.

tad-: hacia estos poderes **-vairāgyād:** cultivando la indiferencia **api:** incluso **doṣa-:** de la imperfección **-bīja-:** la semilla **-kṣaye:** al destruirse **kaivalyam:** el aislamiento

Cuando el yogui deja de estar interesado tanto en la omnisciencia como en la facultad de gobernar los estados de existencia, entonces está preparado para la liberación. Como dice Vyāsa, al producirse la destrucción del karma y de las aflicciones se presenta una última idea en la mente, que ve con claridad cómo la misma discriminación entre la mente y la conciencia es solo una propiedad mental y que, por lo tanto, tiene que ser rechazada, porque la conciencia es inmutable, pura y diferente de cualquier forma intelectual (*sattvasyāyaṃ vivekapratyayo dharmaḥ sattvaṃ ca heyapakṣe nyastaṃ puruṣaś cāpariṇāmī śuddho'nyaḥ sattvād ity* VBh). Esta última idea hace que no se apegue a la pureza del *sattva*. La semilla de las imperfecciones, el conjunto de las impresiones latentes, queda esterilizada y no puede germinar más. Entonces, estas impresiones, junto con la mente, que ya ha agotado su funcionalidad, se reabsorben en la naturaleza primordial y se produce la separación definitiva entre el *puruṣa* y los *guṇa*, los constituyentes de la naturaleza. Esto es propiamente el aislamiento o *kaivalya*, en el cual la conciencia del *puruṣa* se establece en su propia forma.

3.51

स्थान्युपनिमन्त्रणे सङ्गस्मयाकरणं पुनरनिष्टप्रसङ्गात्॥ ३.५१ ॥

sthānyupanimantraṇe saṅgasmayākaraṇaṃ punar aniṣṭaprasaṅgāt

Ante la invitación de los dioses no cabe ni el afecto ni el orgullo, pues [se brinda] la oportunidad de una nueva desgracia.

sthāny-: de los dioses **-upanimantraṇe:** ante la invitación **saṅga-:** ni el afecto **-smaya-:** ni el orgullo **-akaraṇaṃ:** no cabe **punar:** una vez más **aniṣṭa-:** de una desgracia **-prasaṅgāt:** pues [se brinda] la oportunidad

Este aforismo nos habla de las tentaciones que asaltan al yogui en su camino hacia la liberación. Abrir las puertas a estas tentaciones comporta el riesgo de una nueva desgracia, que tanto puede ser la recaída dentro del *saṃsāra* (*pātitya* MP) como la no consecución de los estados más elevados del yoga (*yogāsiddhi* MP). A medida que el yogui va ascendiendo por los diferentes niveles o mundos, subiendo por la escalera de la contemplación, las deidades locales o regentes de estos lugares (*sthānin*) tientan al yogui ofreciéndole todo tipo de placeres celestiales: ninfas divinas, un cuerpo diamantino, carrozas voladoras, árboles del deseo, elixires contra la vejez, néctares de la inmortalidad, oído y visión divina, etcétera.

Cuando esto sucede, el *sūtra* recomienda no aferrarse a estos placeres, ni enorgullecerse al ser interpelado por los dioses. Para combatir la inclinación hacia los placeres, Vyāsa recomienda al yogui, de una forma bastante poética, que considere cuánto le ha costado encontrar la luz del yoga, como una pequeña llama en la oscuridad inmensurable del ciclo de nacimientos y muertes. La luz del yoga destruye las aflicciones, pero los objetos del deseo son como vendavales que la quieren apagar de un soplo. Este viento nace del deseo y el yogui hará bien en no dejarse engañar por el espejismo del objeto sensual, puesto que avivará una vez más el fuego infernal del *saṃsāra* y él mismo arderá como un leño arrojado al fuego. Meditando de este modo, el yogui renunciará a los objetos de los sentidos, como si fueran visiones de un sueño, y considerará que solo la gente mediocre busca estos objetos rechazados por los sabios.

Del mismo modo, el yogui tendrá que evitar sentirse demasiado importante por el hecho de que hasta los dioses le requieren. Entonces puede caer en un sentimiento de falsa seguridad (*susthitaṃ-manyatā*) y olvidar que la muerte nos tiene siempre agarrados por los cabellos. Como dice Vyāsa, la falta de atención (*pramāda*), la negligencia y el descuido están siempre al acecho y buscan los puntos débiles por donde entrar en la mente, reforzando las aflicciones y abriendo las puertas a la desgracia (*aniṣṭa*).

Ahora cabría preguntarse qué tipo de yogui es tentado por estas divinidades locales. Vyāsa menciona cuatro tipos en el comentario a este *sūtra*. El primero es el principiante (*pratha-*

ma-kalpika) que apenas acaba de encender la luz del conocimiento yóguico (*pravṛtta-mātra-jyotis*) y que, por lo tanto, no está en posesión de ninguno de los poderes otorgados por la práctica del dominio contemplativo o *saṃyama*. El segundo se denomina «el del nivel de la miel» y se refiere al yogui que ha conseguido la visión colmada de verdad o *ṛtaṃbharā* (*cf.* 1.48). A este yogui todavía le falta conseguir el dominio sobre los elementos y los sentidos, y por lo tanto aún no ha conseguido los poderes llamados *madhu-pratīkā* (*cf.* 3.48). El tercero se denomina «el de la luz intelectiva» (*prajñā-jyotis*) y se refiere al yogui que ya ha conquistado los elementos y los sentidos, pero que carece, según Rāmānanda, del poder de la contemplación indolora o *viśokā* (*cf.* 3.49) y el estado de la reducción de la mente a las impresiones latentes (*saṃskāra-śeṣa* *cf.* 3.50). El cuarto se denomina «el que ha trascendido toda práctica» (*atikrānta-bhāvanīya*) y es el liberado en vida, que está en posesión de la séptuple sabiduría trascendental (*cf.* 2.27) y cuyo único objetivo es la disolución definitiva de la mente en la naturaleza primordial.

Según Vācaspati Miśra, siguiendo las indicaciones de Vyāsa, y después de él muchos otros comentaristas (Bhoja, Rāmānanda, Vijñānabhikṣu, etcétera), entre estos cuatro tipos de yoguis, el único que puede ser tentado por las divinidades mencionadas en este *sūtra* es el del segundo tipo: el primero sabe demasiado poco y los dos últimos ya están por encima del nivel de las divinidades. El liberado en vida no puede dar marcha atrás y volver a caer en el *saṃsāra*. En cuanto al yogui del tercer nivel, la victoria sobre los elementos y los sentidos hace que los dioses no puedan molestarlo (*jitabhūtendriyatvān mahendrādibhir akṣobhyaḥ* MP), ya que ha conseguido todo lo que los dioses le pueden ofrecer (*bhūtendriyavaśitvenaiva tatprāpteḥ* TV).

3.52

क्षणतत्क्रमयोः संयमाद्विवेकजं ज्ञानम्॥ ३.५२ ॥

kṣaṇatatkramayoḥ saṃyamād vivekajaṃ jñānam

Gracias al dominio del instante y su secuencia surge el conocimiento discriminativo.

kṣaṇa-: del instante **-tat-:** y su **-kramayoḥ:** secuencia **saṃyamād:** gracias al dominio **viveka-:** de la discriminación **-jaṃ:** que nace **jñānam:** el conocimiento

Este es un aforismo muy interesante que Vyāsa aprovecha para hacer un análisis del tiempo en el yoga de Patañjali y definir conceptos tan importantes como el instante (*kṣaṇa*) y la secuencia (*krama*). Vyāsa empieza afirmando que al igual que el átomo es la unidad mínima indivisible de la materia, del mismo modo el instante es la unidad mínima de aquello que denominamos tiempo (*kāla*). Antes de continuar, hay que remarcar que no utilizamos la palabra «átomo» en el sentido de la física moderna, donde el átomo puede ser dividido en subpartículas, sino en el sentido que tenía en la Grecia antigua, donde el átomo, como en la India, denotaba la unidad mínima indivisible de la materia.

El instante, pues, es el tiempo que tarda un átomo en desplazarse de un punto al otro del espacio (*yāvatā vā samayena calitaḥ paramāṇuḥ pūrvadeśaṃ jahyād uttaradeśam upasampadyeta sa kālaḥ kṣaṇaḥ* VBh). La secuencia es una sucesión ininterrumpida de estos instantes (*tatpravāhāvicchedas tu kramaḥ* VBh), y esto es el tiempo: la continuidad de los instantes (*kramaś ca kṣaṇānantaryātmā taṃ kālavidaḥ kāla ity ācakṣate yoginaḥ* VBh).

Ahora bien, la continuidad de los instantes no es un hecho real sino imaginario, porque nunca podremos juntar dos instantes en el mismo momento (*na ca dvau kṣaṇau saha bhavataḥ* VBh). Podemos hacer una colección de libros y denominarla biblioteca, ya que todos los libros están presentes en el mismo momento, pero no podremos nunca, fuera de nuestra mente, tener en el mismo momento una agrupación de instantes y denominarla tiempo. Esta colección de instantes será siempre una agrupación de objetos mentales (*buddhi-samāhāra*) y no de objetos reales (*vastu-samāhāra*), como en el caso de los libros. En rigor, solo existe el momento presente (*vartamānaḥ evaikaḥ kṣaṇaḥ* VBh), el pasado ya no está y el futuro todavía está por venir, ambos perduran tan solo como conceptos mentales. Para Vyāsa, el tiempo es una construcción mental (*buddhi-nirmāṇa*), un *vikalpa* que no tiene ningún referente externo (*vastu-śūnya*). Las horas, los días, los meses y los años son productos de la mente, medidas de secuencias de instantes que dependen de un conocimiento lingüístico (*śabda-jñānānupātin*) y que en realidad no existen.

El tiempo es, por lo tanto, imaginario, pero se muestra como si fuera algo real (*laukikānāṃ vyutthitadarśanānāṃ vastusvarūpan ivāvabhāsate* VBh).

Sin embargo, el instante sí que es real (*vastu-patita*), y se sustenta en la secuencia (*kramāvalambin*) para formar la noción de tiempo. El mundo se encuentra en un proceso de cambio continuo (*pariṇāma*), y el instante es la posición específica que tienen todos los átomos del universo en un momento dado. En el momento siguiente, la posición de los átomos se habrá desplazado un punto en el espacio y, en consecuencia, el instante pasado y el futuro solo pueden ser entendidos como parte de este cambio continuo (*pariṇāmānvita*, *cf.* 3.13). Vyāsa afirma que el mundo entero cambia en un instante y que todas las propiedades del universo están presentes en este instante (*tenaikena kṣaṇena kṛtsno lokaḥ pariṇāmam anubhavati tatkṣaṇopārūhāḥ khalv amī sarve dharmās* VBh), las pasadas y las futuras (*cf.* 4.12). Por lo tanto, si conocemos en profundidad el instante y su secuencia, alcanzaremos un conocimiento de todo el universo, que es el resultado de este dominio contemplativo.

3.53

जातिलक्षणदेशैरन्यतानवच्छेदात्तुल्ययोस्ततः प्रतिपत्तिः ॥ ३.५३ ॥

jātilakṣaṇadeśair anyatānavacchedāt tulyayos tataḥ pratipattiḥ

Y a partir de esto la distinción de dos cosas idénticas,
aunque no estén diferenciadas por la especie,
las propiedades y el lugar.

jāti-: por la especie, por la clase **-lakṣaṇa-:** por las propiedades **-deśair:** y por el lugar **anyatānavacchedāt:** aunque no estén diferenciadas **tulyayos:** de dos cosas idénticas **tataḥ:** y a partir de esto **pratipattiḥ:** la distinción

Como hemos visto en el aforismo anterior, la contemplación del instante y de su secuencia es un privilegio del yogui. El hombre normal no puede percibir la diferencia entre un instante y otro, que solo puede ser percibido por el intelecto refinado del yogui (*kṣaṇabhedas tu yogibuddhigamya eva* VBh). Para que esto sea posible es necesario percibir la diferencia entre dos átomos idénticos, y esto requiere la percepción diferenciada (*pratipatti*) mencionada en este *sūtra* y que es fruto del conocimiento que nace de la discriminación.

Habitualmente distinguimos las diferencias entre las cosas gracias a tres tipos de características: de clase o especie (*jāti*), de propiedades (*lakṣaṇa*) y de lugar o posición (*deśa*). Si en un mismo prado hay una vaca y un caballo pastando, los distinguiremos por una diferencia de especie. Si, por el contrario, hay una vaca blanca y una vaca parda, las distinguiremos por una diferencia de propiedades, en este caso el color. Si, finalmente, en el prado encontramos dos vacas blancas, las podemos distinguir por una diferencia de posición: la de la derecha o la de la izquierda.

Vyāsa propone una fórmula simple para poner a prueba la omnisciencia del yogui. Ponerle delante dos frutos idénticos del mirobálano (*Emblic myrobalan*) y después, sin que se dé cuenta, cambiarlos de posición y pedirle cuál es cuál. Según este *sūtra*, el yogui será perfectamente capaz de distinguir entre los dos frutos, aunque hayan cambiado de posición. Los verá literalmente diferentes, porque es capaz de contemplar el instante y su secuencia y, por tanto, puede conocer la posición secuencial (*saha-kṣaṇa-deśa* VBh) del objeto, dónde estaba antes y dónde estará después, y no solo su posición actual. De este modo, el yogui puede diferenciar entre dos átomos idénticos, porque puede leer su posición secuencial. Para el yogui, cada átomo tiene un código único que consiste en su posición en la secuencia de instantes.

3.54

तारकं सर्वविषयं सर्वथाविषयमक्रमं चेति विवेकजं ज्ञानम्॥ ३.५४॥

tārakaṃ sarvaviṣayaṃ sarvathāviṣayam akramaṃ ceti vivekajaṃ jñānam

El conocimiento discriminativo es trascendental, omniobjetivo, no secuencial y abarca todos los modos.

tārakaṃ: trascendental, salvífico, que permite cruzar o superar **sarva-:** omni- **-viṣayaṃ:** objeto **sarvathā-:** de todos los modos **viṣayam:** objeto **akramaṃ:** no secuencial **ca:** y **iti:** partícula que en este caso indica las comillas o los dos puntos **viveka-:** de la discriminación **-jaṃ:** que nace **jñānam:** el conocimiento

Este es el tercer aforismo en que Patañjali habla del conocimiento que nace de la discriminación. Cabe recordar aquí, como hace Hariharānanda en su comentario al *sūtra* 3.55, que la intelección discriminativa o el conocimiento discriminativo (*viveka-khyāti*, *viveka*) conduce al aislamiento, pero que el conocimiento que nace de la discriminación al cual se refiere este *sūtra*, y también el 3.52, no es la *viveka-khyāti*, sino un producto en forma de poder extraordinario o *siddhi*. Como veremos en el próximo *sūtra*, uno se puede liberar sin ninguna necesidad de desarrollar este conocimiento extraordinario y omniabarcante.

Este conocimiento extraordinario es un conocimiento salvífico capaz de llevar al yogui a la otra orilla (*tāraka*) del insondable océano del *saṃsāra* (*tārayaty agādhāt saṃsārasāgarād yoginam* Bhoja). Según Vyāsa, se trata de un conocimiento espontáneo que nace de la propia intuición (*sva-pratibhottha*) y que no procede de una enseñanza (*anaupadeśika*). Es un conocimiento que alcanza todos los objetos (*sarva-viṣaya*) en todas las formas posibles (*sarvathā-viṣaya*) y simultáneamente, no secuencialmente (*akrama*). Se contempla todo el pasado, el presente y el futuro proyectado en un solo instante (*ekakṣaṇopārūha*), como si viéramos un mirobálano en la palma de la mano (*sarvaṃ karatalāmalakavad yugapat paśyatīty arthaḥ* Bhoja), abarcando el universo entero en una única mirada, desde el origen hasta su disolución, en una repetición cíclica.

Como decía Kabir, es fácil ver una gota en el océano, pero qué difícil es ver todo el océano en una sola gota. Según Vyāsa, este conocimiento es completo (*paripurṇa*), y una sola fracción de este conocimiento constituye la luz del yoga, que empieza en el nivel de la *madhu-matī* y culmina justamente con el conocimiento mencionado en este *sūtra*.

3.55

सत्त्वपुरुषयोः शुद्धिसाम्ये कैवल्यम्॥ ३.५५॥

sattvapuruṣayoḥ śuddhisāmye kaivalyam

Cuando se produce en igual medida la purificación de la mente y la conciencia se obtiene el aislamiento.

sattva-: de la mente **-puruṣayoḥ:** y la conciencia **śuddhi-:** la purificación **-sāmye:** cuando se produce en igual medida **kaivalyam:** el aislamiento

Este *sūtra* describe un estado de pureza similar entre el intelecto y el *puruṣa* o, para decirlo de otro modo, entre la mente y la conciencia. De hecho, el *puruṣa* es siempre puro por naturaleza: su impureza es figurada (*upacarita*) y no literal, porque el *puruṣa* es inmutable y no se ve nunca afectado por las mutaciones de su reflejo en la materia, igual que la Luna no se ve afectada por el agua del estanque donde se ve reflejada.

Este estado de pureza idéntica entre el intelecto y la conciencia precede a la liberación y es una de las últimas funciones del intelecto. Hariharānanda lo denomina el *kaivalya-siddhi* y lo distingue del *kaivalya* propiamente dicho. En este estado, el intelecto solo percibe la diferencia entre él mismo y el *puruṣa*, puesto que *rajas* y *tamas* han quedado completamente suprimidos. Las impresiones latentes se han convertido en semillas esterilizadas y no podrán producir nuevas aflicciones. Cuando se llega a este estado se produce automáticamente la liberación, se hayan obtenido o no los poderes del conocimiento que nace de la discriminación mencionados en los aforismos anteriores. Esto es importante porque, según Vyāsa, se puede llegar a la liberación sin haber desarrollado ninguno de los poderes mencionados en este tercer capítulo.

Vyāsa cierra su comentario mencionando la cadena de acontecimientos que lleva al aislamiento del *kaivalya*. El conocimiento (*jñāna*) destruye la ignorancia (*adarśana*), que a su vez hace imposible la producción de nuevas aflicciones (*kleśa*). Al no haber *kleśa*, no hay fructificación kármica, por lo que la mente deja de ser funcional y los *guṇa* no se muestran más al *puruṣa* como objetos de percepción (*dṛśyatā*). Entonces, el *puruṣa* queda solo, puro, brillando con todo su esplendor.

कैवल्यपादः

KAIVALYA-PĀDAḤ

Del aislamiento

4.1

जन्मौषधिमन्त्रतपःसमाधिजाःसिद्धयः ॥४.१॥

janmauṣadhimantratapaḥsamādhijāḥ siddhayaḥ

Los poderes surgen a raíz del nacimiento, las plantas medicinales, la recitación, el ascetismo y la contemplación.

janma-: del nacimiento **-oṣadhi-:** las plantas medicinales **-mantra-:** la recitación **-tapaḥ-:** el ascetismo **-samādhi-:** y la contemplación **-jāḥ:** surgen a raíz **siddhayaḥ:** los poderes

Empieza ahora el cuarto y último libro de los *Yogasūtra*. Como hemos indicado, se trata de un capítulo misceláneo donde encontramos alusiones a los aforismos anteriores. En el primer aforismo, el autor retoma el tema del libro anterior para afirmar que los poderes no solo son producto de la contemplación, como ya se ha visto, sino que pueden ser innatos, o bien el resultado del uso de drogas o medicamentos, de la recitación de mantras o de la práctica del ascetismo. Dentro del esquema transmigratorio del pensamiento hindú, los poderes innatos son siempre el resultado de las acciones de vidas pasadas.

En el caso de los poderes conseguidos con las plantas medicinales, Vyāsa nos recuerda que los *asura*, los demonios, son los grandes expertos en este tipo de farmacología. Entre las drogas modernas que proporcionan poderes extraordinarios,

Hariharānanda menciona el «cloroformo», que otorga el poder de la insensibilidad corporal. También menciona la cicuta, que untada por el cuerpo confiere el poder de abandonarlo. En cualquier caso, la creencia en ungüentos mágicos y elixires de la inmortalidad está muy extendida en todas las culturas del mundo y parece que perdura en la imaginación moderna.

El logro de poderes extraordinarios mediante la recitación de mantras y hechizos, así como mediante ejercicios ascéticos, muy extremos en ciertos casos, está muy bien ilustrada en la mitología y las leyendas de la India.

4.2

जात्यन्तरपरिणामः प्रकृत्यापूरात्॥ ४.२ ॥

jātyantarapariṇāmaḥ prakṛtyāpūrāt

El cambio de especie es posible gracias al flujo creador de la naturaleza.

jāty-: especie, clase **-antara-:** en otro **-pariṇāmaḥ:** el cambio **prakṛty-:** de la naturaleza **-āpūrāt:** gracias al flujo creador

La consecución de estos poderes extraordinarios puede implicar incluso un cambio de especie, de hombre a animal, por ejemplo, o de clase de ser, de hombre a dios. Vyāsa cita el caso de Nandīśvara, que debido a sus buenas acciones transmutó su cuerpo humano en un cuerpo divino en esta misma vida. Justo a la inversa, Nahuṣa se convirtió en una serpiente por culpa de una maldición, sufriendo por tanto un cambio de especie. Este aforismo intenta explicar cómo es posible cambiar de cuerpo en una misma vida y, por extensión, como afirman Vijñānabhikṣu y Bhāvāgaṇeṣa, como son posibles los cambios corporales mencionados en otros aforismos, como por ejemplo el poder de hacerse grande, pequeño, etcétera. (*cf.* 3.45). Por eso introduce el concepto de *āpūra* o el flujo creador (*prakṛti*) de la materia. El *āpūra* es descrito por los comentaristas como el hecho de introducir partes nuevas (*apūrvāvayavānupraveśa* VBh), y por lo tanto es una infiltración (*anupraveśa*) de materia generativa (*prakṛti*) o una inyección de causas productivas. Podría, pues, traducirse también como una «infiltración de materia regenerativa». La palabra viene de la raíz *pṝ*, que significa «llenar, rellenar», y también «inundación, avenida de agua». *Āpūra* es, pues, el alud creativo de la naturaleza, el flujo creador, la acción de llenar o de proveer los elementos materiales necesarios para el cambio, el aprovisionamiento de causas productivas.

Vijñānabhikṣu afirma que este «alud creativo de la naturaleza» es el que usa Dios para transformar el universo a partir de la materia primordial. Rāmānanda añade que esta inyección de materia regenerativa es posible porque las causas productivas que van desde la naturaleza primera hasta los elementos se encuentran disponibles en todas partes (*pradhānayaḥ pṛthivyāntaḥ prakṛtayas tāsāṃ sarvatra sattvān narādidehāvayaveṣu tāsām āpūrād dharmādinimittānurodhenāvayavānupraveśāj jātyantarapariṇamo yujyate* MP).

Estas causas productivas (*prakṛti*) son un tipo de materia generativa capaz de producir objetos materiales. Por ejemplo, los elementos son causas productivas que pueden producir objetos o transformaciones materiales: el elemento tierra sería la causa productiva (*prakṛti*) y la vasija de barro, una transformación o modificación (*vikṛti*). Hay, por lo tanto, una relación de causa-efecto entre la *prakṛti* (la causa productiva) y la *vikṛti* (producto, transformación).

En el contexto de este *sūtra*, lo que queremos cambiar es el cuerpo (*kāya*) y el aparato sensorial (*indriya*) que, para simplificar, podemos denominar «mente», teniendo en cuenta que incluye los sentidos. Las causas productivas, o materia regenerativa, del cuerpo serán los cinco elementos (*kāyastha prakṛtiḥ pṛthivyādīni bhūtāni* TV), y la de la mente, el sentido del yo (*indriyāṇāṃ ca prakṛtir asmitā* TV, *cf.* 2.6, 1.36, etcétera).

Ahora bien, estas causas productivas, que inyectan las partes nuevas necesarias para la metamorfosis del cuerpo y de la mente, requieren causas instrumentales para ejecutar su función. La causa instrumental es el mérito o el demérito kármico que opera estas transformaciones especiales. En el siguiente *sūtra* veremos cómo operan estas causas.

4.3

निमित्तमप्रयोजकं प्रकृतीनां वरणभेदस्तु ततः क्षेत्रिकवत्॥ ४.३ ॥

nimittam aprayojakaṃ prakṛtīṇām varaṇabhedas tu tataḥ kṣetrikavat

La causa instrumental no es la que pone en movimiento los elementos productores de la naturaleza, sino que solo elimina los obstáculos, al igual que el campesino [rompe la pared de una acequia para desviar y dejar correr el agua].

nimittam: la causa instrumental **aprayojakaṃ:** no es la que pone en movimiento, no es la impulsadora **prakṛtīnāṃ:** de las causas productivas **varaṇa-:** solo los obstáculos **-bhedas:** elimina **tu:** sino que **tataḥ:** justamente **kṣetrika-:** que el campesino **-vat:** al igual que

Patañjali quiere aclarar que el mérito y el demérito kármico no pueden ser nunca la causa eficiente de esta metamorfosis corporal y mental, sino solo su causa instrumental. Lo único que hace el mérito kármico es guiar la corriente de cambio, pero el verdadero agente, el verdadero impulsador del flujo creativo de la naturaleza, es la misma intencionalidad del *puruṣa*: el *bhoga* y el *kaivalya*, la experiencia y el aislamiento. Patañjali pone el interesante ejemplo del labrador que, para regar sus campos, lo único que hace es abrir y cerrar las acequias, quitando el barro para abrirlas y volviendo a ponerlo para cerrarlas. No es él quien transporta el agua de un lugar al otro: el agua discurre sola siguiendo el declive de la pendiente y él solo allana los obstáculos en el camino del agua. Del mismo modo, el alud creativo de la naturaleza sigue sus leyes y su propio camino. El yogui, como el labrador, solo quita el barro para que el agua de la práctica fluya en la dirección adecuada y produzca los cambios deseados.

4.4

निर्माणचित्तान्यस्मितामात्रात्॥ ४.४ ॥

nirmāṇacittāny asmitāmātrāt

Las mentes artificiales se producen únicamente a partir del sentido del yo.

nirmāṇa-: artificiales, construidas, producidas **-cittāny:** las mentes **asmitā-:** del sentido del yo, la egoidad **-mātrāt:** únicamente a partir

Este aforismo intenta contestar a la siguiente pregunta: cuando el yogui, gracias a sus poderes y al dominio de las infiltraciones, construye varios cuerpos diferentes, ¿todos ellos tienen una sola mente o cada cuerpo posee una mente distinta? La respuesta es que cada cuerpo tiene una mente distinta, artificial, creada o construida (*nirmāṇa*) a partir de la egoidad (*asmitā*) que, como sabemos, es el origen de la mente. Tenemos entonces cuerpos y mentes producidos por los poderes yóguicos que controlan el flujo creativo (*āpūra*) de las causas productivas (*prakṛti*). Como dice Vācaspati Miśra, haciendo referencia a una antigua analogía, la mente se multiplica como la llama de un candil encendiendo otros candiles, impregnando los cuerpos artificialmente construidos (*ekam eva cittaṃ pradīpavad visāritayā bahūn api nirmāṇakāyān vyāpnotīti* TV 4.4).

Se trata, evidentemente, del poder de multiplicar el cuerpo a voluntad, creando réplicas de uno mismo con mentes y cuerpos idénticos, como explica el *sūtra*. En la mitología india antigua hay muchos ejemplos de multiplicación de cuerpos. Desde Raktabīja hasta Kardama, que se multiplicó por nueve para poder satisfacer mejor a su mujer Devahūti.

4.5

प्रवृत्तिभेदे प्रयोजकं चित्तमेकमनेकेषाम्॥ ४.५॥

pravṛttibhede prayojakaṃ cittam ekam anekeṣām

Cuando hay diferencias en el comportamiento [de estas mentes artificiales], es una sola mente la que dirige a las otras.

pravṛtti-: en el comportamiento o funcionamiento [de las diversas mentes artificiales] **-bhede:** cuando hay diferencias **prayojakaṃ:** impulsadora **cittam:** mente **ekam:** una sola **anekeṣām:** de las otras

Para evitar el conflicto entre diferentes mentes artificiales que actúen cada una según sus propios deseos, se establece la centralidad rectora de una sola mente, la mente no artificial del yogui, que controla y dirige las otras mentes según sus designios. Así, el yogui puede hacer varias actividades simultáneamente sin perder su identidad. Vācaspati Miśra cita un verso del *Vāyupurāṇa*, donde se afirma que el yogui soberano hace y deshace los cuerpos a voluntad. Con algunos de estos cuerpos disfruta de los objetos del deseo, con otros realiza penitencias terribles, y, finalmente, los reabsorbe todos, igual que el Sol recolecta el haz de sus rayos de luz (*yogīśvaraḥ śarīrāṇi karoti vikaroti ca | prāpnuyād viṣayān kaiś cit kaiś cid ugraṃ tapaś caret || saṃharec ca punas tāni sūryo raśmigaṇān iva* VP 66.152 citado en TV 4.5).

4.6

तत्र ध्यानजमनाशयम्॥ ४.६ ॥

tatra dhyānajam anāśayam

Entre [estas mentes] las que nacen de la meditación no dejan residuo kármico.

tatra: entre estas [mentes] **dhyāna-:** de la meditación, de la contemplación (*samādhi*) **-jam:** las que nacen **anāśayam:** sin residuo kármico

Las mentes artificiales son de cinco tipos, según cuál sea el origen de los poderes mencionados en el primer *sūtra* de este capítulo: el nacimiento, las plantas medicinales, la recitación, el ascetismo y la contemplación. Este aforismo afirma que solo las mentes artificiales conseguidas con la contemplación están exentas de residuos kármicos. Según Vyāsa, el motivo es que la mente del yogui que practica la meditación está libre de la influencia de las aflicciones (*kṣīṇa-kleśatva)*. Aquí la palabra *dhyāna* tiene propiamente el sentido de *samādhi* y no el del aforismo 3.2.

4.7

कर्माशुक्लाकृष्णं योगिनस्त्रिविधमितरेषाम् ॥ ४.७ ॥

karmāśuklākṛṣṇaṃ yoginas trividham itareṣām

El karma de los yoguis no es ni blanco ni negro.

El de la otra gente es de tres tipos distintos.

karma-: el karma **-aśukla-:** ni blanco **-akṛṣṇaṃ:** ni negro
yoginas: del yogui **trividham:** de tres tipos diferentes
itareṣām: de la otra gente

Este *sūtra* nos habla de los cuatro tipos de karma en relación con el mérito moral y el mérito espiritual, más allá de la esfera ética, pero sin por ello negarla. Los tres primeros tipos de karma pertenecen a la gente normal que vive inmersa en el *saṃsāra*, acumulando buen o mal karma según el talante de sus acciones. El cuarto tipo de karma pertenece al hombre liberado que ha renunciado a las ataduras del mundo.

Así pues, el karma puede ser negro (*kṛṣṇa*), blanco y negro (*śukla-kṛṣṇa*), blanco (*śukla*) y ni blanco ni negro (*aśuklākṛṣṇa*). El karma negro es el de la mala gente (*durātman*) y el de los criminales. El karma blanco y negro es un karma mixto, el más común, que mezcla el bien y el mal, y que se produce cuando hacemos el bien a aquellos que queremos y perjudicamos a las personas que nos resultan odiosas. Depende de medios externos y no es simplemente mental. El karma blanco es el que resulta de la práctica del ascetismo, el estudio y la contemplación. Se trata de un karma mental, sin medios externos y que, por lo tanto, ni perjudica ni favorece a nadie. El karma que no es ni blanco ni negro es el que corresponde a los renunciantes que han extirpado todas sus aflicciones y se encuentran en su último nacimiento. El karma de estos yoguis no es blanco, porque renuncian al fruto de sus acciones, y no es negro porque no ejecutan malas acciones. Este karma ni blanco ni negro parece el equivalente del *prārabdha-karma* del *vedānta*, que mantiene al liberado con vida corpórea hasta que una vez agotado el karma que ya ha empezado a fructificar, se libera definitivamente de cualquier tipo de karma.

4.8

ततस्तद्विपाकानुगुणानामेवाभिव्यक्तिर्वासनानाम्॥ ४.८॥

tatas tadvipākānuguṇānām evābhivyaktir vāsanānām

Por lo tanto, la manifestación de las impresiones latentes se produce en plena correspondencia con la fructificación [del karma].

tatas: por lo tanto **tad-:** de este (karma) **-vipāka-:** con la fructificación **-anuguṇānām:** «según las cualidades», en correspondencia **eva:** ciertamente, plenamente **abhivyaktir:** la manifestación **vāsanānām:** de las impresiones latentes

Con este *sūtra* empieza una serie de cuatro aforismos (4.8-4.11) que nos hablarán de los diferentes aspectos de las impresiones latentes (*vāsanā* o *saṃskāra*, aunque, en rigor, los *saṃskāra* son solo el primer tipo de impresión latente). Cabe recordar que hay dos tipos diferentes de impresiones latentes (*dvaye khalv amī saṃskārāḥ* VBh 3.18). Las primeras son causa de la memoria y de las aflicciones (*smṛtikleśahetavo vāsanārūpāḥ* VBh 3.18). Son propiamente los *saṃskāra* o impresiones mentales que nacen de la experiencia (*anubhāva*). Las segundas son las causas de la fructificación del karma, en forma de mérito y demérito kármico, almacenado en las impresiones latentes (*vipākahetavo dharmādharmarūpās* VBh 3.18).

Este aforismo afirma simplemente que la manifestación de las impresiones latentes se corresponde con la fructificación del karma. Así, si la fructificación del karma proporciona un nacimiento divino, se activarán las impresiones latentes que proporcionarán un cuerpo y una mente divinos, y no las impresiones latentes que corresponden a un cuerpo humano o animal. Hay, pues, una correspondencia entre la fructificación kármica y la activación de las diferentes impresiones latentes. La causa de esta correspondencia será el tema del próximo aforismo.

4.9

जातिदेशकालव्यवहितानामप्यानन्तर्यं स्मृतिसंस्कारयोरेकरूपत्वात् ॥४.९॥

jātideśakālavyavahitānām apy ānantaryaṃ smṛtisaṃskārayor ekarūpatvāt

La contigüidad [entre la manifestación y la fructificación] se produce a pesar de que haya una separación de tiempo, lugar o nacimiento, ya que el recuerdo y la impresión latente tienen una misma forma.

jāti-: o de nacimiento, especie, clase **-deśa-:** lugar **kāla-:** de tiempo **-vyavahitānām:** una separación o interposición de **apy:** a pesar de que **ānantaryaṃ:** la contigüidad [entre la manifestación y la fructificación] **smṛti-:** del recuerdo **-saṃskārayor:** y de la impresión latente **eka-rūpatvāt:** por el hecho de tener una misma forma

Este *sūtra* explica el mecanismo que vincula la impresión latente con el estímulo que la pondrá en funcionamiento. Este mecanismo ha sido ya explicado en el apartado «El funcionamiento de la mente» en la Introducción.

Al igual que la impresión latente solo se manifiesta cuando encuentra su propia causa de manifestación, lo mismo sucede con las impresiones latentes, que son causa de la fructificación kármica: solo se manifiestan cuando encuentran su propia causa de manifestación y, por lo tanto, aunque pase mucho tiempo, o incluso en otro nacimiento, la manifestación de las impresiones latentes se producirá de acuerdo con la fructificación, porque ambas tienen la misma causa de manifestación y su contigüidad no depende del tiempo, del espacio o del mismo nacimiento, sino de un código común, la causa de la manifestación, que las vincula inconfundiblemente.

4.10

तासामनादित्वं चाशिषो नित्यत्वात्॥ ४.१०॥

tāsām anāditvaṃ cāśiṣo nityatvāt

[Las impresiones latentes] no tienen principio,

ya que el deseo es infinito.

tāsām: de estas (las impresiones latentes) **anāditvaṃ:** el hecho de no tener principio **ca:** y **āśiṣo:** de la esperanza, del deseo **nityatvāt:** a causa de la infinitud

El deseo al cual se refiere el *sūtra* es el deseo de ser (*āśis*), de existir, la esperanza de vida, cuya cara negativa es el miedo a la muerte (*maraṇa-trāsa*). Según Vyāsa, esta esperanza es un pensamiento que toma la siguiente forma: «Que nunca deje de ser, que pueda continuar siendo», y que impregna la mente desde siempre en una relación sin inicio. La mente nace ya con este deseo esencial impreso en sus circuitos, y de este deseo brotan las impresiones latentes, a pesar de que, como veremos en el *sūtra* siguiente, la infinitud del deseo hace que no podamos conocer el origen de este magma de impresiones latentes que constituye el caldo de la existencia. A pesar de que no conocemos su origen, sí podemos provocar su final mediante la práctica del yoga, tal como indica el aforismo siguiente.

4.11

हेतुफलाश्रयालम्बनैः संगृहीतत्वादेषामभावे तदभावः ॥४.११॥

hetuphalāśrayālambanaiḥ saṃgṛhītatvād eṣām abhāve tadabhāvaḥ

[Las impresiones latentes] requieren unas causas, unos efectos, un substrato y unos soportes; cuando estos desaparecen, también ellas desaparecen.

hetu-: por unas causas **-phala-:** por unos efectos **-āśraya-:** por un substrato **-ālambana:** y según unos soportes **saṃgṛhītatvād:** la cohesión **eṣām:** de estas (causas, efectos, substrato y soportes) **abhāve:** desaparecen **tad-:** de ellas (las impresiones latentes) **-abhāvaḥ:** la desaparición, la no existencia

La pregunta obvia es que, si las impresiones latentes no tienen principio, ¿cómo pueden tener final? ¿Cómo puede erradicarse lo que ha existido siempre? Rāmānanda aclara que hay dos tipos de cosas de las cuales se puede afirmar que no tienen principio. En el caso del *puruṣa*, se trata de algo que está más allá del tiempo y es, por lo tanto, eterno en un sentido absoluto. El otro tipo de ente infinito puede entenderse como una cadena o proceso que no tiene principio (*naitāḥ puruṣavad anādayaḥ kiṃ tu kāryā eva pravāhānādayaḥ* MP 4.11) y, por extensión, también un elemento determinado de la cadena o del proceso. En este sentido, podemos decir que un círculo no tiene principio. El esquema de tiempo cíclico del universo indio es también un modelo sin inicio, en el sentido de que se trata de una cadena sin comienzo, aunque se puede interrumpir su curso y escapar del ciclo del *saṃsāra*. Este es justamente el caso de las impresiones latentes, que son infinitas en tanto elementos de una cadena causal sin principio. No obstante, por el hecho de ser una cadena causal, este elemento se puede eliminar si se eliminan las causas o los factores condicionantes (*ataḥ kāraṇocchedād ucchedasaṃbhavaḥ* MP 4.11).

Según el autor de los *sūtra*, la cohesión (*saṃgṛhītatva*) de las impresiones latentes depende de cuatro factores: la causa, el efecto, el substrato y el apoyo. Cuando estos factores desaparecen, entonces dejan de existir las impresiones latentes. Al desaparecer estas, lo hacen también los procesos mentales, lo que constituye el objetivo del yoga, ya que los procesos mentales y las impresiones latentes se determinan mutuamente. (*tathājātīyakāḥ saṃskārā vṛttibhir eva kriyante / saṃskāraiś ca vṛttaya iti / evaṃ vṛttisaṃskāracakram aniśam āvartate* VBh 1.5).

La causa de las impresiones latentes es la ignorancia. Esta ignorancia se manifiesta en primer lugar como el sentido del yo, o el hecho de confundir el instrumento de la visión, la mente, con el verdadero agente, o causa eficiente, de la visión, la conciencia. La creación del yo individual es fruto de la ignorancia y da pie al deseo y al odio. El deseo y el odio hacen que favorezcamos a las personas que nos caen bien y perjudiquemos a las que odiamos, con lo cual producimos mérito y demérito kármico. El mérito kármico produce placer y el demérito, dolor, y a su vez ambos producen gusto o deseo de una cosa y odio o aversión por otra, lo que de nuevo genera mérito y demérito. Se trata, pues, de un círculo vicioso, infinito, que tiene seis radios (mérito-placer-deseo, demérito-dolor-odio: *dharma-sukha-rāga, adharma-duḥkha-dveṣa*) y que forma la rueda del *saṃsāra*, que gira sin cesar impulsada por la ignorancia, la raíz de todas las aflicciones (*pravṛttam idaṃ ṣaḍaraṃ saṃsāracakram asya ca pratikṣaṇam āvartamānasyāvidyā netrī mūlaṃ sarvakleśānām ity eṣa hetuḥ* VBh). Hay que notar que tanto el *dharma* como el *adharma*, igual que el deseo y el odio, se corresponden con los dos tipos de *vāsanā* que hemos mencionado anteriormente; por lo tanto, cuatro de los radios de esta rueda del mundo son impresiones latentes.

Los efectos, resultados o frutos (*phala*) de las impresiones latentes son los recuerdos que quedan almacenados en la mente, y también el mérito y el demérito que fructifican determinando el nacimiento, la duración de la vida y la experiencia vital (*phalaṃ śarīrarādi smṛtyādi ca* Bhoja, *jātyāyurbhogāḥ phalam* MP). El substrato de las impresiones latentes es una mente que no ha dejado de funcionar, una mente funcional en que las aflicciones siguen produciendo karma. Las impresiones no pueden subsistir en una mente que ya ha agotado su funcionalidad (*manas tu sādhikāram āśrayo vāsanānām / na hy avasitādhikāre manasi nirāśrayā vāsanāḥ sthātum utsahante* VBh). Finalmente, los soportes externos de las impresiones latentes son los objetos de los sentidos, que, como causas de la manifestación (*vyañjaka*, *cf.* 4.10) o estímulos (*udbodhaka*), hacen que los *vāsanā* se activen. Por ejemplo, al contemplar un cuerpo atractivo se puede activar la impresión latente del deseo sexual.

4.12

अतीतानागतं स्वरूपतोऽस्त्यध्वभेदाद्धर्माणाम्॥४.१२॥

atītānāgataṃ svarūpato'sty adhvabhedād dharmāṇām

El pasado y el futuro existen esencialmente [en el presente], pues las propiedades están sujetas a la distinción temporal.

atīta-: el pasado **-anāgataṃ:** y el futuro **svarūpato:** esencialmente **asty:** existen **adhva-:** temporal **-bhedād:** a causa de la distinción **dharmāṇām:** de las propiedades

Recordemos que para el *sāṃkhya-yoga* el efecto preexiste en la causa y, por lo tanto, no se crea nada nuevo, sino que se actualiza algo que estaba en estado latente (*sataś ca phalasya nimittaṃ vartamānīkaraṇe samarthaṃ nāpūrvopajanane siddham* VBh). La aparición de un objeto, más que una creación, es una manifestación (*vyakti*). De hecho, el *sāṃkhya-yoga* mantiene que no se puede crear ninguna cosa de la nada (*asat*) y que no se puede destruir una cosa que realmente sea (*sat*). El ser es indestructible por definición y perdura más allá de los tres tiempos, que son simplemente el producto mental de la conceptualización (*vikalpa*).

Como hemos visto anteriormente, el cambio temporal es una de las tres formas de transformación o cambio. Una sustancia (*dharmin*) tiene muchas propiedades (*dharma*) que se actualizan a través del cambio temporal (*dharmī cānekadharmasvabhāvaḥ / tasya cādhvabhedena dharmāḥ pratyavasthitāḥ* VBh). Vyāsa define una propiedad futura como aquello que todavía ha de manifestarse, una propiedad pasada como aquello cuya manifestación ya ha sido experimentada y una propiedad presente como aquello que se está manifestando (*bhaviṣyadvyaktikam anāgatam anubhūtavyaktikam atītaṃ svavyāpāropārūhaṃ vartamānaṃ* VBh). Estos tres tipos de propiedades (pasadas, presentes y futuras) son las que se pueden conocer de un objeto (*trayaṃ caitad vastu jñānasya jñeyam* VBh) y, por lo tanto, el conocimiento completo de un objeto incluye no solo las propiedades manifiestas o presentes, sino también las pasadas y las futuras.

4.13

ते व्यक्तसूक्ष्मा गुणात्मानः ॥४.१३॥

te vyaktasūkṣmā guṇātmānaḥ

Estas propiedades están formadas por los constituyentes y pueden ser manifiestas o latentes.

te: estas [propiedades] **vyakta-:** manifestas **-sūkṣmā:** o latentes **guṇa-:** por los constituyentes **-ātmānaḥ:** formadas

Respecto a las propiedades (*dharma*) que existen en los tres tiempos podemos decir que unas (las pasadas y las futuras) son latentes, y otras (las presentes) son manifiestas, tal como hemos explicado en el *sūtra* anterior. Por otro lado, el aforismo nos recuerda que las propiedades están formadas por los constituyentes o *guṇa*. Recordemos que en el fondo solo existe una sustancia, la materia primera, compuesta por los tres *guṇa* y sujeta a un cambio continuo, que es estudiado y aprovechado para la práctica del yoga. Como dice Vyāsa: «Todo este mundo no es sino una alineación particular de los *guṇa*» (*sarvam idaṃ guṇānāṃ saṃniveśaviśeṣamātram iti* VBh). Vyāsa acaba con una cita de un verso atribuido a Vārṣagaṇya: «La forma suprema de los *guṇa* no se muestra a la vista y aquello que se muestra a la vista es muy evanescente, como un espejismo» (*guṇānāṃ paramaṃ rūpaṃ na dṛṣṭipatham ṛcchati* /

yat tu dṛṣṭipathaṃ prāptaṃ tanmāyaiva sutucchakam VBh). Vijñānabhikṣu nos recuerda la actitud de los seguidores del yoga respecto de la teoría de *māyā*, o el mundo como una aparición ilusoria. Para los yoguis, el mundo es como *māyā*, pero no es *māyā* (*māyeva, na tu māyā* TV). Es como *māyā* porque sus cambios son efímeros como los de una aparición ilusoria, pero no es *māyā* porque la naturaleza primordial tiene una existencia real y no es una simple proyección de la conciencia (*yathā hi māyāhnāyaivānyathā bhavati, evaṃvikārā apy avirbhāvatirobhāvadharmāṇaḥ pratikṣaṇam anyathā | prakṛtir nityatayā māyāvidharmiṇī paramārtheti* TV).

4.14

परिणामैकत्वाद्वस्तुतत्त्वम् ॥४.१४॥

pariṇāmaikatvād vastutattvam

La consistencia de un objeto se debe a la unidad del cambio.

pariṇāma-: del cambio **-ekatvād:** a causa de la unidad
vastu-: de un objeto **-tattvam:** la realidad

Si todo es una única sustancia formada por los *guṇa*, ¿por qué hablamos de objetos individuales? ¿Cómo podemos hablar de objetos particularizados? ¿Dónde se colocan los límites que conforman un ente individual en esta única sustancia que está en un proceso de cambio constante? La respuesta es que la particularidad de un objeto viene dada por la unidad del cambio. Así, cuando los *guṇa* cambian como sentido o facultad sensorial, gracias a su origen a partir del *ahaṃkāra* sáttvico, y tienen la capacidad de percepción del sonido, entonces se convierten en el sentido del oído. Y así sucesivamente para todos los sentidos y para todos los objetos de los sentidos que derivan de los elementos sutiles. Es, por lo tanto, la unidad del cambio (*pariṇāmaikatva*) la que garantiza la realidad unitaria de un objeto específico.

4.15

वस्तुसाम्ये चित्तभेदात्तयोर्विभक्तः पन्थाः ४.१६ ॥

vastusāmye cittabhedāt tayor vibhaktaḥ panthāḥ

Debido a la diferencia en la percepción mental de un mismo objeto, ambos [la percepción y el objeto] siguen vías independientes

vastu-: objeto **-sāmye:** de un mismo **citta-:** en la percepción mental **-bhedāt:** debido a la diferencia **tayor:** de ambos **vibhaktaḥ:** independientes **panthāḥ:** vías

Este *sūtra* defiende la existencia del objeto externo independientemente de la mente. Recordemos que el *sāṃkhya-yoga* es una escuela realista que cree en la existencia real del mundo. El argumento del aforismo es muy conocido. Un mismo objeto puede ser interpretado de formas distintas por mentes diferentes: para una puede ser agradable, para otra desagradable, para una tercera indiferente. Por lo tanto, el objeto y las mentes son cosas diferentes, y el objeto no es inventado o proyectado por una mente, sino que tiene una existencia propia, objetiva, que está arraigada en sí misma (*sva-pratiṣṭha*). Lo que difiere es el camino de la mente y el de los objetos materiales. El camino de la mente es el camino de la percepción (*grahaṇa*), mientras que el camino del objeto es la capacidad de ser percibido (*grāhya*; *vastujñānayor grāhyagrahaṇabhedabhinnayor vibhaktaḥ panthāḥ* VBh).

4.16

तदुपरागापेक्षत्वाच्चित्तस्य वस्तु ज्ञाताज्ञातम्॥४.१५॥

taduparāgāpekṣatvāc cittasya vastu jñātājñātam

Un objeto es conocido o desconocido según la mente se vea o no coloreada por él.

tad-: de este (objeto) **-uparāga-:** la coloración
-āpekṣatvāc: dependiente de **cittasya:** de la mente
vastu: objeto **jñāta-:** conocido **-ajñātam:** o desconocido

Vyāsa afirma que los objetos de los sentidos son como imanes que atraen el hierro de la mente, tiñiéndola del color del objeto. Cuando la mente está teñida o coloreada por el objeto, entonces se afirma que el objeto es conocido, mientras que cuando no está coloreada el objeto es desconocido. La mente está en un estado de constante transformación para adaptarse a la naturaleza del objeto conocido o desconocido.

4.17

सदा ज्ञाताश्चित्तवृत्तयस्तत्प्रभोः पुरुषस्यापरिणामित्वात्॥ ४.१७॥

sadā jñātāś cittavṛttayas tatprabhoḥ puruṣasyāpariṇāmitvāt

Los procesos mentales son siempre conocidos, ya que el *puruṣa*, el señor de estos procesos, es inmutable [y por lo tanto siempre consciente].

sadā: siempre **jñātāś:** conocidos **citta-:** de la mente **-vṛttayas:** los procesos **tat-:** de estos [procesos] **-prabhoḥ:** el señor **puruṣasya:** del *puruṣa* **apariṇāmitvāt:** por la inmutabilidad

A diferencia de la mente, que debe estar coloreada o teñida por el objeto de percepción, la conciencia pura del *puruṣa* es inmutable y, por lo tanto, siempre conoce los procesos mentales del intelecto. Recordemos que el *puruṣa* no conoce directamente los objetos materiales, sino las representaciones mentales de estos objetos tal como aparecen en el intelecto. Por eso decimos que el *puruṣa* es el conocedor reflexivo del intelecto, porque se le muestran los objetos (*darśita-viṣaya*) sin que deba cambiar por el hecho de percibirlos, a diferencia de la mente, que sí que cambia para adoptar la forma del objeto conocido (*cf.* 1.4).

4.18

न तत्स्वाभासं दृश्यत्वात् ॥ ४.१८ ॥

na tat svābhāsaṃ dṛśyatvāt

[La mente] no brilla con luz propia, ya que es un objeto de percepción.

na: no **tat:** esta [la mente] **sva-:** propia **-ābhāsaṃ:** luz **dṛśyatvāt:** porque es un objeto de percepción

El contexto del *sūtra* es una posible objeción de un oponente budista que sostenga que la mente es autoluminosa y que ella misma ilumina tanto el objeto como a sí misma. La respuesta del seguidor del yoga es que la mente no es en sí misma autoluminosa, porque es una evolución de la *prakṛti* en forma de sentido (*indriya*) y, por lo tanto, es material, es trigúnica y su objetivo es la experiencia y la liberación de la conciencia (*cf.* 2.18). La mente, por lo tanto, es un objeto de conocimiento (*dṛśya*) y es inconsciente, a pesar de su apariencia consciente, que le viene de la luz reflejada del *puruṣa*.

Vyāsa afirma que se trata de un error muy común considerar la mente como entidad consciente. La mente, dice Vyāsa, es un objeto, pero no parece un objeto; es inconsciente, pero parece consciente, como un cristal puro que lo refleja todo, y a causa de este parecido la gente se confunde y cree que la mente es consciente (*viṣayātmakam apy aviṣayātmakam ivācetanaṃ cetanam iva sphaṭikamaṇikalpaṃ sarvārtham ity ucyate | tad anena cittasārūpyeṇa bhrāntāḥ ke cit tad eva cetanam ity āhuḥ* VBh 4.22).

4.19

एकसमये चोभयानवधारणम्॥ ४.१९॥

ekasamaye cobhayānavadhāraṇam

Y ante la imposibilidad de conocer a ambos simultáneamente.

eka-: en un mismo **-samaye:** tiempo **ca:** y **ubhaya-:** ambos **-anavadhāraṇam:** la imposibilidad de conocer

Continuando con la discusión con los budistas, que consideran que la mente es momentánea y que es ella misma la que ilumina el objeto, el autor de los *sūtra* argumenta que en un mismo instante la mente no puede realizar las dos tareas: iluminar el objeto e iluminarse a sí misma, puesto que esto violaría la regla básica de que la mente solo puede hacer una cosa a un mismo tiempo.

4.20

चित्तान्तरदृश्ये बुद्धिबुद्धेरतिप्रसङ्गः स्मृतिसंकरश्च ॥ ४.२० ॥

cittāntaradṛśye buddhibuddher atiprasaṅgaḥ smṛtisaṃkaraś ca

Si una mente percibiese a otra se produciría una regresión al infinito, pues siempre sería necesaria una percepción mental posterior para percibir a la anterior, causando además la confusión de la memoria.

citta-: mente **-antara-:** otra **-dṛśye:** para percebir **buddhi-:** de una percepción **-buddher:** percepción mental **atiprasaṅgaḥ:** regresión al infinito **smṛti-:** de la memoria **-saṃkaraś:** confusión **ca:** y

Aceptando que la mente no puede percibirse a sí misma y al objeto en el mismo instante, el oponente presenta otro argumento. La mente percibe el objeto y, en ese mismo instante, es otra mente la que percibe la primera mente percibiendo el objeto, y es entonces cuando se obtiene el conocimiento consciente de la mente percibiendo el objeto.

La respuesta es que la segunda mente, ocupada en percibir la primera mente, necesitaría otra mente que la percibiera a ella, generándose así una regresión al infinito de mentes percibiendo otras mentes. Por otro lado, se podría producir una confusión entre los recuerdos de la primera mente, que percibe los objetos, y los de la segunda mente, que percibe la primera mente percibiendo el objeto. La opción presentada por el yoga, de una mente inconsciente que percibe con la luz reflejada de la conciencia, crea menos problemas y ofrece una solución más simple.

4.21

चितेरप्रतिसंक्रमायास्तदाकारापत्तौ स्वबुद्धिसंवेदनम्॥ ४.२१ ॥

citer apratisaṃkramāyās tadākārāpattau svabuddhisaṃvedanam

La conciencia intransferible percibe su propia mente al reflejar su forma en ella.

citer: de la conciencia **apratisaṃkramāyās:** intransferible **tad-:** su **-ākāra-:** forma **āpattau:** al adoptar **sva-:** de su propia **-buddhi:** mente, intelecto **saṃvedanam:** la percepción

Este *sūtra* intenta contestar a las objeciones de los oponentes que se preguntan cómo se produce la percepción de los objetos materiales por parte de la conciencia del *puruṣa*. Por un lado, la mente es inconsciente y, por el otro, la conciencia (*citi*) del *puruṣa* es inmutable (*apariṇāminī*) e intransferible (*apratisaṃkramā*) y, por lo tanto, no podrá nunca percibir estos objetos, puesto que esta percepción supondría una transformación de la conciencia que tendría que adoptar la forma de estos objetos.

La solución propuesta tiene que ver con dos formas de conocimiento diferentes, apuntadas en el aforismo 1.4: el conocimiento mental o intelectual (*vedana*) y el conocimiento de la conciencia o *puruṣa* (*pratisaṃvedana* o *buddhi-saṃvedana*). En el conocimiento mental, el intelecto asume la forma de los objetos materiales externos que percibe a través de los sentidos y produce representaciones mentales de estos. En cambio, el *puruṣa* no entra en contacto directamente con los objetos a través de los sentidos, sino indirectamente, a través del reflejo de estos objetos en el intelecto. El *puruṣa* es, pues, un conocedor reflexivo (*pratisaṃvedin*) del intelecto que le muestra los objetos ya representados (*darśita-viṣaya*), sin que la conciencia tenga que entrar en contacto ni, por lo tanto, verse sometida a ningún tipo de transformación. Este conocimiento reflejado no altera la conciencia del *puruṣa*, igual que un cristal parece rojo al superponerlo a una flor del mismo color, aunque en realidad el cristal no se ve afectado por el color rojo de la flor.

El aforismo indica también que el intelecto se caracteriza por la capacidad de adoptar la forma del *puruṣa* (*tadākārāpatti*) y de dotarse de una conciencia que no es innata sino adquirida, que toma prestada de la conciencia del vidente (*prāptacaitanyopagrahasvarūpa* VBh 2.21; *cf.* también 2.20).

4.22

द्रष्टृदृश्योपरक्तं चित्तं सर्वार्थम्॥४.२२॥

draṣṭṛdṛśyoparaktaṃ cittaṃ sarvārtham

La mente es omniobjetiva, ya que está teñida tanto por el objeto percibido como por el sujeto perceptor.

draṣṭṛ-: por el sujeto perceptor **-dṛśya-:** por el objeto percibido **-uparaktaṃ:** coloreada, teñida **cittaṃ:** la mente **sarva-:** omni- **-artham:** objetiva

Como hemos visto en el aforismo anterior, la mente tiene la capacidad de adoptar la forma del *puruṣa* y, de este modo, dotarse de una conciencia adquirida, igual que el hierro puede absorber el calor del fuego. Por otro lado, sabemos que la mente también tiene la capacidad de adoptar la forma del objeto y de teñirse de las propiedades de este (*cf.* 4.16). Por lo tanto, la mente tiene la capacidad de adaptarse tanto a los objetos como al sujeto de la percepción, que es el mismo *puruṣa*.

En este sentido, la mente es muy especial, puesto que de todos los objetos existentes es el único con esta doble capacidad. El espíritu es solo conciencia testimonial, pero nunca objeto de percepción. La materia no mental, es decir, la materia elemental (*bhūta*), es solo objeto de percepción, pero nunca sujeto. Solo la mente tiene esta peculiaridad de ser sujeto y objeto a la vez.

Por un lado, la mente se presenta como objeto a la conciencia testimonial del *puruṣa* y, por el otro, capta el objeto material como perceptor (*grahītṛ*). La mente no se presenta vacía a la conciencia, sino que lo hace teñida por el objeto material de percepción (*grāhya*). Por lo tanto, como objeto parece inconsciente y como sujeto perceptor parece consciente.

Desde otro punto de vista, se dice que la mente es tripartita en el sentido de que comparte la naturaleza del perceptor (*grahītṛ*), la percepción (*grahaṇa*) y el objeto percibido (*grāhya*; *grahītṛgrahaṇagrāhyasvarūpacittabhedāt trayam apy etaj jātitaḥ pravibhajante* VBh 4.23). En última instancia, el perceptor es el mismo *puruṣa*. La mente está impregnada de él. La percepción es la función propia de *manas* y de su extensión en los sentidos. El objeto percibido es real (*vastu*), externo y objetivo, y deja su impronta (*saṃskāra*) en la mente. Esta facultad única de compartir las propiedades del sujeto y el objeto hace que Patañjali afirme que la mente lo abarca todo (*sarvārtha*), en el sentido de que es lo único que existe capaz de representar todos los objetos, incluyendo la conciencia fenoménica del *puruṣa*.

4.23

तदसंख्येयवासनाभिश्चित्रमपि परार्थं संहत्यकारित्वात्॥ ४.२३॥

tad asaṃkhyeyavāsanābhiś citram api parārthaṃ saṃhatyakāritvāt

Esta [mente], aun siendo muy compleja, al estar formada por innumerables impresiones latentes, está al servicio de otro por el hecho de ser un ente compuesto.

tad: esta [mente] **asaṃkhyeya-:** innumerables **-vāsanābhiś:** a causa de las impresiones latentes **-citram:** variada, diversa, compleja **api:** aun **para-:** de otro **-arthaṃ:** para el objetivo **saṃhatya-:** conjunto, ente compuesto **-kāritvāt:** por el hecho de ser

Una vez establecido que la mente es una entidad material y, por lo tanto, inconsciente, hay que buscar argumentos que justifiquen la existencia de un ser consciente capaz de disfrutar de la experiencia. Este es el objetivo de este *sūtra*, que insiste en que el resultado de la actividad mental, la experiencia consciente (*anubhava, bhoga*), no está destinada a la misma mente, sino a un ser consciente: el *puruṣa*. Por un lado, el *sūtra* afirma el carácter compuesto de la mente: la mente no es un todo orgánico, sino una red extraordinariamente compleja de impresiones latentes que puede ser analizada en sus partes constituyentes. Por otro lado, el aforismo mantiene que solo un ente simple puede tener un objetivo propio. Una entidad compuesta y reducible a sus partes está siempre al servicio de otra cosa. Argumento que también se encuentra en el verso 17 de las *Sāṃkhyakārikā*.

La mente se compone de un gran número de impresiones latentes en los que se almacena toda la información que ha ido acumulando a lo largo de su existencia. En el aforismo 2.13, Vyāsa afirma que la mente saturada por las impresiones latentes se vuelve extraordinariamente compleja, como la red de un pescador llena de nudos. Estas impresiones latentes han sido producidas por las innumerables experiencias de la fructificación kármica causada por las aflicciones (*kleśakarmavipākān ubhavanirvartitābhis tu vāsanābhir anādikālasaṃmūrcchitam idam cittam vicitrīkṛtam iva sarvato matsyajālam granthibhir ivātatam* VBh 2.13).

Como está formada por innumerables impresiones latentes, la mente es extraordinariamente compleja, pero, como hemos dicho más arriba, está subordinada a una cosa distinta de ella misma, puesto que es una estructura compuesta, como una casa o una silla. Cuando una cosa está compuesta por muchas partes diferentes, ninguna de estas partes puede ser el motivo por el cual esa cosa ha sido construida, sino que tiene que haber un ser externo a ella que la puede utilizar y para el cual ha sido construida. El ejemplo que pone Vyāsa es el de una casa. La casa está compuesta por diferentes partes y su objetivo es proporcionar cobijo, pero ninguna de las partes puede ser el destinatario de este cobijo. Dicho de otro modo: la casa no está hecha para que la casa viva en ella. La casa es, simplemente, una estructura sin un núcleo central que le dé significado. Lo mismo sucede con la mente: una estructura que funciona mediante la conjunción de sus partes para facilitar la experiencia de la materia al *puruṣa*. Como dice Vyāsa, el placer mental no es por el placer en sí, igual que el conocimiento mental no es solo por el conocimiento, sino para que otra cosa disfrute de este placer y conozca este conocimiento. Esta otra cosa es el *puruṣa*, con sus dos objetivos: la experiencia y el descarte de la experiencia (*na sukhaṃ cittaṃ sukhārthaṃ na jñānaṃ jñānārtham ubhayam apy etat parārthaṃ | yaś ca bhogenāpavargeṇa cārthenārthavādapuruṣaḥ sa eva paraḥ* VBh).

En el trasfondo de este *sūtra* hay una disputa con los *vijñānavādin* budistas, que no creen en la existencia de una entidad unitaria, como el *puruṣa*, detrás del flujo perceptivo, sino que toman una parte del flujo perceptivo y le otorgan la cualidad de sujeto de la experiencia (*bhoktṛ*). Para los seguidores del *sāṃkhya-yoga*, que critican esta opinión, esto sería como decir que una parte de la casa es el objetivo de la construcción de la casa.

4.24

विशेषदर्शिन आत्मभावभावनानिवृत्तिः ॥ ४.२४ ॥

viśeṣadarśina ātmabhāvabhāvanānivṛttiḥ

Para la persona de discernimiento cesa la búsqueda de identidad.

viśeṣa-: la diferencia o especificidad **-darśina:** para quien ve
ātma-: de uno mismo **-bhāva-:** del estado
-bhāvanā-: de reflexión **-nivṛttiḥ:** la cesación

La búsqueda de identidad (*ātma-bhāva-bhāvanā*) es, literalmente, la «meditación (*bhāvanā*) sobre el estado (*bhāva*) de uno mismo (*ātman*)», la reflexión o investigación sobre el hecho de tener un yo o de ser un yo. Según Vyāsa, esta búsqueda adopta la forma de ciertas preguntas fundamentales: ¿quién soy?, ¿de dónde vengo?, ¿dónde vamos?, ¿qué es el mundo?, ¿cuál es su origen?, etcétera. Según Vyāsa, no toda la gente se hace este tipo de preguntas a lo largo de la vida, sino que hay personas a las que esta clase de cuestiones les son del todo indiferentes.

Vyāsa dice que del mismo modo que después de las lluvias vemos brotar la vegetación e inferimos, por lo tanto, la existencia de las semillas de las plantas que han germinado, así también, cuando vemos a una persona que, al oír las enseñanzas que conducen a la liberación, empieza a llorar o se le eriza la piel, podemos inferir en esta persona la existencia de la semilla del discernimiento (*viśeṣa-darśana-bīja*). Para este tipo de persona, la búsqueda de identidad es muy natural y se plantea a menudo las preguntas mencionadas.

Hay, pues, una diferencia entre la gente que se plantea este tipo de preguntas y la que no. Patañjali afirma en este *sūtra* que hay un tercer tipo de personas, la persona de conocimiento, que después de hacerse estas preguntas llega a una superación definitiva de esta búsqueda de identidad. De hecho, estas preguntas tienen que ver con el origen de un yo que no deja de ser una construcción mental. Las mismas preguntas, y las respuestas consiguientes, son solo transformaciones mentales, sorprendentes en sí mismas (*cittasyaivaiṣa vicitrapariṇāmaḥ* VBh), ya que gracias a ellas la mente indaga su propio origen. Para quien ha visto la distinción entre la conciencia y la mente, este yo mental pierde cualquier interés y, con ello, la búsqueda de su origen.

4.25

तदा विवेकनिम्नं कैवल्यप्राग्भारं चित्तम्॥४.२५॥

tadā vivekanimnaṃ kaivalyaprāgbhāraṃ cittam

Entonces la mente, inclinada hacia la intelección discriminativa, se decanta al aislamiento.

tadā: entonces **viveka-:** la intelección discriminativa
-nimnaṃ: inclinada hacia **kaivalya-:** al aislamiento
-prāgbhāraṃ: se decanta a **cittam:** la mente

La mente se inclina habitualmente en la dirección contraria, hacia la ignorancia, y entonces se decanta hacia los objetos del deseo. Cuando aparece el conocimiento discriminativo, la mente pierde espontáneamente el interés por los objetos y se interesa, en cambio, por la liberación.

4.26

तच्छिद्रेषु प्रत्ययान्तराणि संस्कारेभ्यः ॥४.२६॥

tacchidreṣu pratyayāntarāṇi saṃskārebhyaḥ

En los intersticios de esa [intelección discriminativa] surgen otro tipo de percepciones debido a las impresiones latentes.

tac-: de esta [contemplación] **-chidreṣu:** en los intersticios
pratyaya-: percepciones **-antarāṇi:** otras
saṃskārebhyaḥ: a causa de las impresiones latentes

A pesar de que en este estado la mente se inclina de manera natural hacia la liberación, cuando el flujo del conocimiento discriminativo se debilita aparecen, como relámpagos, otras percepciones del tipo «este soy yo», «esto es mío», etcétera, que se refieren a la antigua identidad. Esto sucede porque las semillas de las viejas impresiones latentes están en proceso de ser eliminadas (*kṣīyamāṇabījebhyaḥ pūrvasaṃskārebhya iti* VBh).

4.27

हानमेषां क्लेशवदुक्तम् ॥ ४.२७ ॥

hanam eṣāṃ kleśavad uktam

La erradicación de estas [percepciones] se produce del mismo modo que el de las aflicciones, tal y como ya se ha indicado.

hānam: la erradicación **eṣāṃ:** de estas [percepciones] **kleśa-:** las aflicciones **-vad:** como **uktam:** se ha indicado

Una vez las impresiones latentes han sido totalmente esterilizadas, no pueden producir nuevas percepciones ni nuevas aflicciones. Entonces, la funcionalidad de la mente empieza a agotarse.

4.28

प्रसंख्यानेऽप्यकुसीदस्य सर्वथाविवेकख्यातेर्धर्ममेघः समाधिः ॥४.२८॥

prasaṃkhyāne'py akusīdasya sarvathāvivekakhyāter dharmameghaḥ samādhiḥ

La contemplación la «Nube del Dharma» se produce en el caso de aquella persona que, tras conseguir la plenitud de la intelección discriminativa, no se apega ni tan siquiera al conocimiento.

prasaṃkhyāne: al conocimiento **apy:** incluso **akusīdasya:** que no desea, que no se apega **sarvathā:** de todas formas **-vivekakhyāter:** que ha conseguido la intelección discriminativa **dharma-:** del Dharma **-meghaḥ:** Nube **samādhiḥ:** la contemplación

Como hemos mencionado en el aforismo 2.26, hay dos tipos de intelección discriminativa: el *prasaṃkhyāna* y la *vivekakhyāti* ininterrumpida (*aviplavā*). La intelección discriminativa ininterrumpida se denomina también *prasaṃkhyāna* supremo (*paramaṃ prasaṃkhyānam* VBh 1.2) y se corresponde con el estado contemplativo de la Nube del Dharma.

Vācaspati Miśra afirma que mientras se produzcan de forma intermitente el tipo de percepciones mencionado dos aforismos más arriba, la intelección discriminativa no ha llegado todavía a su grado máximo. Recordemos también que el *prasaṃkhyāna* es el medio para obstruir los estados emergentes de la mente, mientras que la intelección discriminativa infalible es el medio para obstruir el mismo *prasaṃkhyāna*. Que el yogui no se apegue a este conocimiento discriminativo inferior significa que renunciará a todos los poderes que le ofrece este conocimiento, como la omnisciencia y la posibilidad de controlar todos los estados de existencia (*cf.* 3.49).

El término *dharma-megha* proviene de la literatura budista, donde indica, como aquí, un grado de contemplación inmediatamente anterior a la liberación. Las connotaciones del término en el budismo parecen indicar que, en este estado, el *bodhisattva* es como una nube que llueve la virtud del *dharma* sobre los seres que todavía están atormentados por el deseo y la ignorancia. Vyāsa no explica el significado del término, quizás porque su origen budista era todavía demasiado evidente. Vācaspati Miśra interpreta la palabra como una nube que llueve sobre todas las cosas cognoscibles (*sarvān dharmāñ jñeyān mehati varṣati prakāśaneneti dharmamegha ity ucyate* TV 4.30). Bhoja, no obstante, afirma que se denomina Nube del Dharma porque es como una nube que llueve el *dharma* de las acciones que no son ni blancas ni negras (*cf.* 4.7) y que conducen a la liberación definitiva. La diferencia principal entre la versión budista y la versión yóguica del término es que en el budismo la nube llueve para los demás, mientras que en el yoga el beneficio de la lluvia dhármica acontece para el mismo yogui y produce, como veremos en el siguiente aforismo, el fin de las aflicciones y del karma.

4.29

ततः क्लेशकर्मनिवृत्तिः ॥४.२९॥

tataḥ kleśakarmanivṛttiḥ

Se produce entonces la cesación de las aflicciones y del karma.

tataḥ: entonces **kleśa-:** de las aflicciones
-karma-: y del karma **-nivṛttiḥ:** la cesación

Según Patañjali, el resultado de la contemplación de la Nube del Dharma es la erradicación completa de las aflicciones y del karma, lo cual equivale, para Vyāsa, al estado de liberado en vida o *jīvanmukti*.

4.30

तदा सर्वावरणमलापेतस्य ज्ञानस्यानन्त्याज्ज्ञेयमल्पम्॥४.३०॥

tadā sarvāvaraṇamalāpetasya jñānasyānantyāj jñeyam alpam

Entonces, el objeto cognoscible se vuelve pequeño debido a la infinitud de un conocimiento depurado de todas las impurezas y desprovisto de todos los velos.

tadā: entonces **sarva-:** de todos **-āvaraṇa-:** los velos **-mala-:** e impurezas **-apetasya:** depurado **jñānasya:** de un conocimiento **anantyāj:** a causa de la infinitud **jñeyam:** el objeto cognoscible **alpam:** pequeño

Normalmente, el conocimiento está limitado por *tamas*, que lo oscurece y lo limita al ámbito de una mente individual. Este conocimiento individual y limitado es entonces impulsado por *rajas*, que posibilita así la captación de un objeto exterior. Pero cuando este conocimiento se libera tanto del velo que lo limita como de las impurezas de las aflicciones y del karma, entonces brilla con toda su pureza y se vuelve infinito. En este caso, el objeto del conocimiento será pequeño como una luciérnaga en la inmensidad del cielo.

4.31

ततः कृतार्थानां परिणामक्रमसमाप्तिर्गुणानाम्॥ ४.३१॥

tataḥ kṛtārthānāṃ pariṇāmakramasamāptir guṇānām

A partir de aquí finaliza para los seres realizados el cambio secuencial de los constituyentes

tataḥ: a partir de aquí **kṛta-:** han sido cumplidos **-arthānāṃ:** por aquellos cuyo objetivo **pariṇāma-:** del cambio **-krama-:** de la secuencia **-samāptir:** el fin **guṇānām:** de los constituyentes

Como vemos, los efectos de la lluvia de la Nube del Dharma son diversos. En primer lugar, la cesación de las aflicciones y del karma y, a continuación, el empequeñecimiento de los objetos de los sentidos a los que damos tanta importancia en nuestra vida ordinaria. Alguien, sin embargo, podría objetar que el estado contemplativo de la Nube del Dharma puede destruir perfectamente las aflicciones y el karma de raíz, pero todavía permanecen los constituyentes (*guṇa*), que son cambiantes por naturaleza y pueden dotar al hombre liberado de un cuerpo y de una mente (*guṇās tu svata eva vikārakaraṇaśīlāḥ kasmāt tādṛśam api puruṣaṃ prati dehendriyādīn nārabhanta* TV). ¿Cómo asegurar, pues, que el yogui que ha llegado a la Nube del Dharma no volverá a encarnarse por el efecto de los constituyentes, cuyo comportamiento es siempre turbulento?

El *sūtra* intenta contestar a esta objeción afirmando que, a estas alturas, el yogui no solo ha detenido los procesos mentales, sino que incluso detiene la influencia del cambio de los *guṇa*. Vyāsa lo dice de una forma bastante convincente: «Para quien ha disfrutado y después se ha liberado, la secuencia temporal se acaba y entonces ni el instante se atreve a quedarse ni un segundo más» (*nahi kṛtabhogāpavargāḥ parisamāptakramāḥ kṣaṇam apy avasthātum ūtsahante* VBh). Como hemos visto antes, si el movimiento de los átomos cesa, se detiene el tiempo, entendido como el periodo que necesita un átomo para recorrer un punto del espacio. Entonces, ni el instante se atreve a permanecer en presencia del yogui.

Hay que aclarar, sin embargo, en consonancia con el aforismo 2.22, que en realidad los constituyentes no dejan de cambiar nunca, porque, aunque una persona se libere, el mundo no deja de existir. Lo que cambia es, más bien, la disposición de los *guṇa* hacia la persona liberada, como indica Vācaspati Miśra. La naturaleza de los *guṇa* es tal que cuando han acabado el doble trabajo de entretener primero al *puruṣa*, y de liberarlo después, se retiran y no «se acercan» más al *puruṣa* (*śīlam idaṃ guṇānāṃ yad amī yaṃ prati kṛtārthās taṃ prati na pravartanta iti bhāvaḥ* TV).

4.32

क्षणप्रतियोगी परिणामापरान्तनिर्ग्राह्यः क्रमः ॥४.३२॥

kṣaṇapratiyogī pariṇāmāparāntanirgrāhyaḥ kramaḥ

La secuencia es el correlativo del instante y se percibe al final del cambio.

kṣaṇa-: del instante **-pratiyogī:** el correlativo
pariṇāma-: del cambio **-aparānta-:** al final
-nirgrāhyaḥ: perceptible **kramaḥ:** la secuencia

Este aforismo define la secuencia, cuyo final ha sido mencionado en el *sūtra* precedente. Cabe recordar que, de hecho, el tiempo es la secuencia o la agrupación mental de una serie de momentos en una relación de pasado, presente y futuro. A diferencia del instante, el tiempo no tiene una existencia «real», sino solo mental (*cf.* 3.52). Por lo tanto, el instante es el correlativo (*pratiyogin*) del tiempo en una relación en que la contigüidad (*anantarya*) mental de instantes crea la sensación de un flujo temporal de momentos consecutivos.

Según esta definición, la secuencia se percibe al final del cambio, pero ¿qué es lo que cambia? Lo que cambia son los *guṇa*, los tres constituyentes básicos de la naturaleza que están en un proceso de cambio constante (*calaṃ guṇa vṛttam*). Cuando los *guṇa* se transforman producen diferentes objetos. Por ejemplo, la transformación de los *guṇa* produce el intelecto, el sentido del yo, los elementos sutiles y los elementos toscos, y, con ello, todos los objetos del mundo.

Lo que es importante entender es que la secuencia es siempre la secuencia del cambio de condición de un objeto material. Por ejemplo, cuando un jarrón cae al suelo y se rompe, solo después de romperse somos capaces de formar la idea de la secuencia temporal de la rotura del jarro. Estrictamente no podremos hablar nunca de una secuencia temporal, porque nunca podremos ver cómo cambia el tiempo, sino que solo inferimos el cambio temporal a partir del cambio de condición que experimentan los objetos materiales, como viejo, nuevo, sucio, limpio, entero, roto, etcétera. No podría ser de otra manera, puesto que el tiempo no existe, es solo una construcción mental. De hecho, podríamos decir que el tiempo no pasa y que lo que denominamos paso del tiempo es solo la constatación de que las cosas cambian.

4.33

पुरुषार्थशून्यानां गुणानां प्रतिप्रसवः कैवल्यं स्वरूपप्रतिष्ठा वा चितिशक्तिरिति ॥ ४.३३ ॥

puruṣārthaśūnyānāṃ guṇānāṃ pratiprasavaḥ kaivalyaṃ svarūpapratiṣṭhā vā citiśaktiriti

Para concluir: el aislamiento es la involución de los constituyentes, que no cumplen ningún objetivo en relación al *puruṣa*, o también la energía de la conciencia asumiendo su propia forma.

puruṣa-: en relación al *puruṣa* **-artha-:** de objetivo
-śūnyānāṃ: que no cumplen **guṇānāṃ:** de los constituyentes
pratiprasavaḥ: la involución **kaivalyaṃ:** el aislamiento
sva-: en su propia **-rūpa-:** forma **-pratiṣṭhā:** el establecimiento
vā: o también **citi-:** de la conciencia **-śaktir:** la energía
iti: para concluir (partícula que indica, entre muchas otras cosas, el final de un texto)
–*itiśābdaḥ śāśtraparisamāptidyotanārthaḥ* YS–

Hay dos maneras diferentes de entender el *kaivalya* o liberación: desde el punto de vista de la naturaleza, o desde el punto de vista del *puruṣa*. En el primer supuesto, lo que se produce es una involución o reabsorción de los tres constituyentes en la materia primordial. Esto se produce cuando los constituyentes han agotado su doble función de, en primer lugar, hacer disfrutar al espíritu y, en segundo lugar, alejarlo de la materia. En el aforismo 4.31 ya se ha mencionado esto y, como hemos visto, no se trata de que los constituyentes de la naturaleza dejen de ser productivos de una forma absoluta, sino que solo dejan de mostrarse como tales al *puruṣa* liberado.

En el segundo caso, el *puruṣa* se establece en su propia naturaleza, que no es sino la pura capacidad de conocer, como se afirma en 1.3 y 2.20. Como dice finalmente Vyāsa, el establecimiento permanente de la conciencia en su propia naturaleza es el aislamiento.

Glosario de términos sánscritos

abhidhamma: Nombre de una colección de textos, siete libros en total, que pertenecen a la tercera colección o cesta (*piṭaka*) de textos pali de la tradición budista *theravāda*, aproximadamente del siglo III a.C. Son los textos más complejos del canon pali y presentan un análisis extraordinariamente detallado de los estados mentales y de su relación con el mundo físico, que es muy útil para la meditación.

abhiniveśa: Instinto de supervivencia. Una de las cinco aflicciones (*kleśa*, 2.3). El instinto de supervivencia surge de las propias impresiones latentes y lo padecen incluso los sabios (2.9). Según Vyāsa, todos los seres tienen un deseo íntimo y constante de seguir existiendo, de no dejar de ser. Se trata del instinto de supervivencia que nace del miedo a la muerte experimentada en vidas anteriores.

abhyāsa: Práctica, ejercicio. La práctica se describe como el esfuerzo para la consecución de la estabilidad mental (*sthiti*, 1.13). Junto con el *desapego* (*vairāgya*), es el principal medio para detener los procesos mentales (1.12). Hay dos tipos de práctica, la que tiene un soporte objetivo (*sālambana*), propia de la contemplación cognitiva (*saṃprajñāta*, 1.17) y la que no tiene ningún soporte objetivo, propia de la contemplación no cognitiva (*asaṃprajñāta*, 1.18).

adhikāra: 1. Derecho. 2. Título, encabezamiento, tema de un capítulo o libro (1.1). 3. Funcionalidad de la mente, jurisdicción de la mente; los estados contemplativos muy elevados, al no estar condicionados por las aflicciones (*kleśa*), no aumentan la funcionalidad (*adhikāra*) de la mente, sino que más bien tienden a reducir la actividad mental hasta su *detención* absoluta (*sarva-nirodha*). La actividad de la mente termina en la intelección discriminativa (*viveka-khyāti*) y no puede ir más allá (1.51).

ādya-vidvan: El primer maestro. Dicho de Kapila, que a su vez enseñó a Āsuri.

āgama: Testimonio verbal, uno de los tres medios válidos de conocimiento (*pramāṇa*, 1.7).

aham: El yo, el perceptor individual condicionado por el cuerpo y la mente, el yo psicológico que se identifica con el cuerpo y la mente. Conoce los objetos empíricos y afirma «yo soy el que conozco», «yo soy el que experimenta», «yo soy el que sufre». Tal vez cabría distinguir el yo (*aham, ahaṃkāra*) de la egoidad (*asmitā*): cuando la luz de la conciencia queda atrapada en el diamante del intelecto, la autoconsciencia de ser un punto diferenciado del resto es el sentido del yo o la egoidad (*asmitā*, 2.6).

ahaṃkāra: Literalmente «el hacedor (*kāra*) del yo (*aham*)», que a menudo se utiliza en el sentido de *asmitā*, pero también podríamos distinguirlos, *cf.* más arriba *aham*.

ahiṃsā: No violencia. La no violencia es una de las cinco restricciones voluntarias o *yama* (1.30). La persona no violenta consigue que los que están cerca de él también abandonen el odio y no sean hostiles con los demás (1.35).

aiśvarya: Señorío, poder, potestad; grandeza; esplendor, lujo, pompa, fastuosidad.

ākāśa: Espacio; éter. El espacio es el primero de los elementos, el que proporciona el lugar donde se desarrollarán los otros cuatro elementos. El espacio es el substrato del sonido. El espacio es omnipresente, lo impregna todo; por lo tanto, si conocemos la relación entre el sonido y su substrato omnipresente, podremos desarrollar un oído divino capaz de escuchar todos los sonidos (3.41).

aliṅga: Literalmente, «sin signo, más allá del signo» (la palabra *liṅga* se refiere aquí al intelecto, *mahat*). Aquello que se encuentra más allá del intelecto, el primer signo de la existencia, es la materia primera (*pradhāna*) indiferenciada, no manifiesta (*avyakta*). Es el magma indistinto de la naturaleza material antes de la creación del mundo y el lugar donde se disuelve el mundo en el momento de su destrucción. No existe nada más sutil que esta naturaleza indiferenciada (1.45). Es una de las cinco líneas de fractura de los constituyentes (2.19).

ālocana: Percepción, captación de datos sensoriales.

anāgata: Literalmente, «que todavía no ha llegado», futuro. Según los *Yogasūtra*, el futuro existe en el presente de manera latente, no manifiesta (4.12). Gracias al dominio de los tres tipos de cambio se obtiene el conocimiento del futuro (3.16).

ānanda: Dicha, gozo; contemplación gozosa. Dicho especialmente de un tipo de contemplación cognitiva diferenciada (*saṃprajñāta-samādhi*, 1.17) que es gozosa porque se centra en la misma mente y en los sentidos, cuya esencia es el *guṇa sattva*, que es placentero por definición (*sattvam sukham*).

aṇimādi: El poder de hacerse pequeño y los demás. Dicho de los ocho poderes: el poder de volverse pequeño como un átomo (*aṇiman*), el poder de volverse grande (*mahiman*), el poder de tornarse ligero (*laghiman*), el poder de hacerse pesado (*gariman*), el poder de alcanzar cualquier cosa (*prāpti*), el poder de una voluntad infalible (*prākāmya*), el poder de controlar los elementos (*vaśitva*), y el poder de creación de los elementos (*īśitṛtva*, 3.45).

añjali: 1. Las palmas de las manos unidas formando un cuenco para hacer una ofrenda o recibir comida. 2. Saludo con las manos unidas, juntando las manos y levantándolas ligeramente ante el rostro en señal de adoración o respeto.

añjana: Manifestación. Dicho especialmente de las impresiones latentes de la memoria, *cf. sva-vyañjaka-añjana*.

añjanatā: Hecho de asumir el color de otra cosa, tinte, coloración. Dicho de la mente que adopta el color de aquello en lo que piensa (1.41). Si la mente piensa en una flor roja, la mente reproducirá la forma y el color de esta flor. Esta capacidad básica que tiene la mente de absorber las propiedades de un objeto externo y de representarlas en forma de percepciones mentales es la coloración de la mente, y es posible gracias a la transparencia mental.

antar-aṅga: Interno. Relativo al *aṣṭāṅga-yoga*, que se divide entre una práctica externa (*bahir-aṅga*) y otra interna (*antar-aṅga*). La práctica interna tiene que ver con los tres componentes finales del *aṣṭāṅga-yoga*: *dhāraṇā*, *dhyāna* y *samādhi* (3.7). «Interno» en este caso quiere decir que conduce directamente al primero de los objetivos del yoga, la contemplación cognitiva (*saṃprajñāta-samādhi*). No obstante, estos tres componentes finales son medios externos (*bahir-aṅga*) para conseguir la contemplación no cognitiva (3.8). El medio interno o directo para conseguir la contemplación no cognitiva es el desapego supremo (*cf.* 1.16).

anubhūta: Experiencia pasada; objeto ya percibido. Todos los procesos mentales, salvo la memoria (*smṛti*, 1.11), producen una información nueva. La memoria es el único de los cinco procesos mentales (*vṛtti*) que depende de la experiencia pasada y, por lo tanto, de una información que ha sido proporcionada por los otros procesos mentales.

anumāna: Inferencia. Uno de los tres medios de conocimiento válido (1.7).

anupraveśa: Infiltración (de materia regenerativa, 4.2).

anuśāsana: Transmisión gradual. En el caso del yoga, desde Hiraṅyagarbha, el fundador de la escuela, hasta Patañjali.

apāna: El *apāna* es el aire vital de la evacuación o expulsión. Circula entre el ombligo y la planta de los pies y su función es hacer bajar o expulsar (*apāna*) no solo los excrementos, la orina y otras impurezas, sino también el feto durante el parto.

aparigraha: No aceptación, una de las cinco restricciones (*yama* 2.30). Consiste en abstenerse de los placeres sensuales y aceptar solo aquello que es imprescindible para la subsistencia. Cuando la no aceptación se fortalece se obtiene la respuesta a las preguntas que nos obsesionan sobre nuestra condición personal, y se conocen las reencarnaciones pasadas y futuras (2.39).

apariṇāminī: Inmutable. Dicho de la conciencia pura del *puruṣa* o *citi* (4.21).

apavarga: Separación, liberación, sinónimo de *kaivalya*.

appamañña: Inconmensurable, sublime. Palabra del budismo pali que denota las cuatro actitudes inconmensurables de la mente (*cf. brahma-vihāra*). Estas actitudes inconmensurables son actitudes sublimes de la mente, que irradia en todas direcciones los sentimientos de amistad o benevolencia (*metta*), compasión (*karuṇā*), alegría (*mudita*) y ecuanimidad (*upekkhā*).

apramāṇa: Inconmensurable. La forma sánscrita de la palabra pali *appamañña* (*cf.* más arriba). Las cuatro actitudes inconmensurables han sido incorporadas a los *Yogasūtra* (1.33) con las versiones sánscritas de sus nombres: *maitrī*, *karuṇā*, *mudita* y *upekṣā*.

aprasava-dharmin: Que no puede fructificar. Dicho de las aflicciones (*kleśa*) una vez se han quemado en el fuego del conocimiento intelectivo. Se vuelven entonces estériles (*dagdha-bīja*), y no podrán fructificar ni crear nuevos vínculos kármicos (2.2).

apratisaṃkramā: Intransferible. Dicho de la conciencia pura del *puruṣa* (4.21).

āpūra: Aprovisionamiento de causas productivas, flujo creativo, infiltración de materia regenerativa (4.2). El *āpūra* es una infiltración (*anupraveśa*) de materia generativa (*prakṛti*), una inyección de causas productivas que permite cambios materiales sustanciales, como por ejemplo un cambio de especie del cuerpo humano a un cuerpo animal o divino.

artha: 1. Objeto; objetivo, propósito. 2. Significado.

artha-mātra: Solo el objeto. Dicho especialmente de la mente cuando está tan absorta en la contemplación del objeto que parece como si ella misma hubiese desaparecido (3.3). De hecho, es como si el sujeto se fusionara con el objeto contemplado, eliminándose así la dualidad objeto/sujeto. La percepción pura del objeto se obtiene cuando se produce la purificación de las impresiones latentes y se consigue la absorción no discursiva tosca (*nirvitarkā*) o sutil (*nirvicārā*, 1.43).

asaṃprajñāta: No cognitivo. Dicho de la contemplación, *cf. asaṃprajñāta-samādhi*.

asaṃprajñāta-samādhi: Contemplación no cognitiva (1.18). En este caso, a diferencia de la contemplación cognitiva (*saṃprajñāta*), la necesidad de un objeto de contemplación desaparece. De hecho, aquí el grado de obstrucción (*nirodha*) es absoluto y se produce el *sarva-nirodha*, o la plena obstrucción de todos los procesos mentales. Es el quinto estado de la mente, la mente detenida (*niruddha*), cuando la mente queda reducida a las impresiones latentes.

asaṃpramoṣa: No tergiversación. Dicho de la memoria (1.11). La palabra ha sido también interpretada en el sentido de «no pérdida» o la facultad de poder recuperar una información almacenada.

āsana: Postura. El tercero de los ocho constituyentes del yoga (2.46).

āsava: Se trata de los equivalentes en el budismo pali de las cinco aflicciones (*kleśa*) de Patañjali. El budismo habla de cuatro *āsava*: el deseo de objetos sensuales (*kāmāsava*), el deseo de prolongar la existencia (*bhavāsava*), la opinión errónea (*diṭṭhāsava*), y la ignorancia (*avijjā*), que corresponden a la pasión (*rāga*), el instinto de supervivencia (*abhiniveśa*), el sentido del yo (*asmitā*) y la ignorancia (*avidyā*, *cf.* 2.3).

āśis: Deseo de ser o existir, instinto de supervivencia (*cf. abhiniveśa*). La mente nace ya con este deseo esencial del cual brotan las impresiones latentes (4.10).

asmitā: El sentido del yo o egoidad, una de las cinco aflicciones (2.3). La egoidad es el primer resultado de la ignorancia y es la función que produce la falsa identificación entre la mente y la conciencia (2.6, *cf.* más arriba *aham*).

asmitā-mātra: Solamente en el sentido del yo (dicho de un tipo de contemplación cognitiva centrada en el sentido del yo, 1.17, *cf.* también 1.36).

aṣṭāṅga: Los ocho elementos del yoga de Patañjali: las restricciones (*yama*), las prescripciones (*niyama*), las posturas (*āsana*), el control de la respiración (*prāṇāyāma*), la retirada de los sentidos (*pratyāhāra*), la concentración (*dhāraṇā*), la meditación (*dhyāna*) y la contemplación (*samādhi*, 2.29). Gracias a la práctica de los elementos del yoga se produce la destrucción de las impurezas y surge el resplandor del conocimiento (2.28). El *aṣṭāṅga-yoga* se divide entre una práctica externa (*bahir-aṅga*) y otra interna (*antar-aṅga*) que conduce hasta la visión discriminativa (*viveka-khyāti*).

asteya: Hecho de no robar, honestidad, una de las cinco restricciones (*yama*, 2.30). La honestidad es el tesoro más grande (2.37).

aśuklākṛṣṇa: Ni blanco ni negro. Dicho del karma de los grandes yoguis (4.7). El karma que no es ni blanco ni negro corresponde a los renunciantes que han extirpado todas sus aflicciones y se encuentran ya en su último nacimiento. El karma de estos yoguis no es blanco, porque renuncian al fruto de sus acciones, y no es negro porque no llevan a cabo malas acciones.

atha: La palabra *atha*, «ahora», tiene una gran riqueza de significados y una notable importancia simbólica. Se emplea para indicar el comienzo (*ārambha*) de un tratado o de un tema (*adhikāra*), o la contigüidad (*ānantarya*) con un tema anterior. Pero sea cual sea el significado en que se utilice, la palabra *atha* sirve siempre para invocar la buena fortuna (*maṅgala*), especialmente al inicio de una nueva tarea.

***Atharvaveda*:** *El veda de los Atharvan,* nombre del cuarto *veda*.

atikrānta-bhāvanīya: Uno de los cuatro tipos de yogui mencionado por Vyāsa en 3.51.

atīta: Literalmente, «que ya ha pasado», pasado. Según los *Yogasūtra*, el pasado existe en el presente de forma latente (4.12). Gracias al dominio de los tres tipos de cambio se obtiene el conocimiento del pasado (3.16).

ātman: El principio inmanente, idéntico al principio trascendente, o el absoluto como *brahman* más allá de toda limitación y cualificación. El *ātman* es diferente del alma en el sentido de que está más allá del karma y es la conciencia pura libre de los condicionamientos fenoménicos.

ātma-bhāva: Hecho de ser uno mismo, identidad (4.24).

avasthā-pariṇāma: Cambio de estado o condición presente, uno de los tres tipos de cambio (*pariṇāma*, 3.13).

avidyā: Ignorancia. Es la raíz de las aflicciones (2.4). La ignorancia no es simplemente una forma de conocimiento erróneo o una ausencia de conocimiento, sino una forma diferente de conocimiento, opuesta a la sabiduría, pero positiva, puesto que tiene la facultad de crear proyecciones que son eventualmente falsas, pero útiles para la vida ordinaria. Para Patañjali, la ignorancia es ver como eterno aquello que no es eterno, como puro aquello que es impuro, como placentero aquello que es doloroso, y el yo en aquello que no lo es (2.5). La ignorancia es la causa de la conjunción de la mente y la conciencia (2.23).

aviplavā: Ininterrumpida, infalible, que no flaquea (2.26). Dicho de la visión o intelección discriminativa (*viveka-khyāti*), que puede ser de dos tipos: el *prasaṃkhyāna* y la *viveka-khyāti* ininterrumpida (*aviplavā*), aquí mencionada, y que se corresponde con el estado contemplativo de la Nube del Dharma (*dharma-megha*, 4.29), también denominado el *prasaṃkhyāna* supremo (*paramaṃ prasaṃkhyānam*, VBh 1.2). Cuando se quema finalmente la semilla de toda ignorancia y el conocimiento llega a su grado máximo de claridad o transparencia (*vaiśāradya*), el flujo de la intelección discriminativa del yogui, dotado del desapego supremo (1.16), fluye de forma tranquila, sin interrupciones ni turbulencias, y conduce directamente a la liberación.

aviśeṣa: Lo inespecífico, la realidad inespecífica. Lo inespecífico (*aviśeṣa*, 2.19) son los cinco elementos sutiles (*tanmātra*) y el sentido del yo (*asmitā*). Es una de las cinco líneas de fractura de los constituyentes (*guṇa-parvan*).

avyakta: No manifiesto, indiferenciado. Dicho de la naturaleza primordial (*cf. aliṅga*).

āyus: Duración de la vida. Viene determinada por la fructificación del karma (*karma-vipāka* 2.13), igual que la especie (*jāti*) a la cual uno pertenece y la experiencia o fruición (*bhoga*) que se experimenta durante la vida.

bahir-aṅga: Externo. Relativo al *aṣṭāṅga-yoga*, que se divide entre una práctica externa (*bahir-aṅga*) y otra interna (*antar-aṅga*). La práctica externa tiene que ver con los cinco primeros componentes del *aṣṭāṅga-yoga*: *yama, niyama, āsana, prāṇāyama* y *pratyāhāra*. (3.7). Externo, en este caso, quiere decir que lleva indirectamente al logro de la contemplación cognitiva (*saṃprajñāta-samādhi*), ayudando a aquietar la mente y a destruir las aflicciones (3.2). Estos elementos son, por lo tanto, externos con relación a la concentración, la meditación y la contemplación, que conducen directamente al *samādhi*, *cf.* también *antar-aṅga*.

bala: Fuerza. Patañjali habla de diferentes tipos de fuerza como desempeños de la práctica y que aparecen en forma de poderes especiales. Se habla del poder de la amistad, de la compasión y de la dicha (3.23). Se menciona también el poder del elefante y otros poderes como el del águila o el poder del viento (3.24), etcétera. En la literatura pali, el concepto de *bala* («fuerza», «poder», «virtud») es también muy importante, y está relacionado, igual que en el yoga, con el concepto de poder sobrenatural (pali: *iddhi*, sánscrito: *siddhi*).

Bhagavadgītā: *La Canción del Señor.* Título del famoso fragmento del *Mahābhārata* donde Kṙśṅa transmite sus enseñanzas a Arjuna antes de empezar la batalla.

bhakti: Devoción.

bhakti-viśeṣa: Un tipo especial de devoción. Dicho del *īśvara-praṇidhāna*.

bhāvanā: Meditación o la colocación repetida de un objeto dentro del foco de la atención mental.

bhoga: La experiencia, tanto placentera como dolorosa, de la vida. Viene determinada por la fructificació del karma (*karma-vipāka* 2.13), igual que la duración de la vida (*āyus*) y la especie (*jāti*) a la cual uno pertenece. Es considerada, junto con la liberación (*apavarga*), uno de los dos objetivos del *puruṣa* (*puruṣārtha*). La experiencia es definida por Patañjali como la percepción indistinta de la mente y la conciencia (3.35, *cf. bhoktṛ*).

Bhoja: Nombre del autor de la *Rājamārtaṇḍavṛtti* o *Comentario del Rey Sol* (siglo XI). Bhoja no fue solo un gran erudito, autor de tratados de yoga, medicina, veterinaria, tiro al arco, gramática, filosofía y poética, sino que también fue un rey conquistador de la dinastía de los Paramāra.

bhoktṛ: Sujeto de la experiencia (*cf. bhoga*), experimentador. La experiencia es una capacidad de la conciencia inmutable del *puruṣa* que se transfiere a la mente. La mente, por el hecho de ser mutable, adopta la forma de los objetos externos y los presenta a la conciencia (*darśita-viṣaya*). Se produce, pues, una correlación (*anu-pat*) entre el funcionamiento de la mente y la conciencia del *puruṣa*. Gracias a esta correlación, la conciencia pura parece imitar las funciones del intelecto y se convierte en un experimentador de los objetos materiales.

bhūmi: Nivel. Dicho normalmente de los cinco niveles de la mente (*cf. citta-bhūmi*).

bhūta: Elemento; elemental. Los cinco elementos son el espacio, el aire, el fuego, el agua y la tierra. Los elementos son atómicos. Los elementos pueden ser toscos y sutiles, estos últimos se denominan *tanmātra*. Por otro lado, la creación se puede entender desde el punto de vista de los elementos (*bhūta*) o desde el punto de vista de las facultades psicológicas (*indriya*). La primera opción produce la creación del universo físico mediante la combinación atómica de los cinco elementos, y la segunda produce la creación del sujeto empírico, el perceptor de los objetos materiales creados por los cinco elementos (2.18).

bīja: Semilla.

Brahmā: El demiurgo, el dios creador, que no hay que confundir con *brahman*.

brāhmaṇa: Textos en prosa posteriores a los cuatro *veda* y que explican el significado del ritual védico. Algunas *upaniṣad* forman parte de los *brāhmaṇa*.

brahmacarya: Castidad. Originalmente, *brahmacarya* no era solo la castidad, sino un tipo de vida (*carya*) dedicada al *brahman*, propia del joven estudiante y que conllevaba también la observancia del voto de castidad.

brahman: En las *upaniṣad* y gran parte de la filosofía india, especialmente el *vedānta*, el *brahman* es el principio supremo y trascendente, principio y fin del universo. No se debe confundir con el dios Brahmā.

brahmāṇḍa: Huevo de Brahmā. Es decir, el mundo, el universo, el cosmos.

Brahma-sūtra: *Los aforismos del brahman*, título del tratado fundacional de la escuela del *vedānta*.

Brahma-vihāra: Moradas de Brahmā. Dicho de las cuatro actitudes sublimes o inconmensurables de la mente (*cf. appamañña*). Según Buddhaghoṣa, se denominan así porque la mente de Brahmā es de una pureza perfecta. Mediante la práctica de estas actitudes mentales, el monje acaba teniendo una mente tan pura como la de Brahmā.

buddhi: Intelecto, también llamado *sattva*. El intelecto es la primera manifestación de la naturaleza indiferenciada (*pradhāna*). El intelecto es la parte más refinada de la mente y constituye su esencia (*citta-sattva*). El intelecto es puro *sattva*, la lámina más fina de la materia, la que mejor refleja la luz del *puruṣa*. El intelecto es materia translúcida, capaz de absorber la luminosidad de la conciencia del *puruṣa* igual que el hierro incandescente asume el color rojo del fuego.

buddhi-samāhāra: Agregado mental, construcción mental o intelectual. Dicho del tiempo (*kāla*) considerado como una construcción mental (3.52).

buddhi-saṃvedana: Conocimiento reflexivo del intelecto, *cf. pratisaṃvedana*.

caitanya: Conciencia (dicho especialmente del *puruṣa*).

cakra: Círculo, rueda. En el yoga tántrico se habla de los *cakra* o centros de energía sutil que adquieren la forma de un loto. Vyāsa nos habla también de la rueda del mundo o círculo de las transmigraciones (*cf. saṃsāra-cakra*).

caritādhikāra: Que ha cumplido su función, que ha agotado su funcionalidad. Dicho de la mente.

catur-vyūha: Las cuatro etapas del tratamiento médico: reconocimiento de los síntomas de la enfermedad (*roga*), diagnosis de la causa de la enfermedad (*roga-hetu*), cura o salud (*ārogya*) y tratamiento (*bhaiṣajya*) para recuperar la salud (*yathā cikitsāśāstraṃ caturvyūhaṃ rogo rogahetur ārogyaṃ bhaiṣajyam iti*, VBh 2.15).

citi: Conciencia. Dicho del *puruṣa*.

citi-śakti: Energía de la conciencia.

citta: Mente.

citta-bhūmi: Nivel de la mente. Dicho de los cinco niveles de la mente según el predominio de las energías o constituyentes (*guṇa*): la mente dispersa (*kṣipta*), concentrada (*vikṣipta*), confusa (*mūḍha*), contemplativa (*ekāgra*) y detenida o parada (*niruddha*).

citta-prasādana: Tranquilidad o serenidad mental, paz mental, que conlleva una cierta claridad (*prasādana*) mental (*cf.* 1.32).

citta-sattva: Esencia de la mente. La esencia de la mente es el mismo *guṇa sattva*, que no es otra cosa sino el intelecto (*buddhi*), en su forma más refinada. Aunque la mente esté compuesta por los tres constituyentes (*sattva*, *rajas* y *tamas*), al ser un órgano cognitivo, es de naturaleza sáttvica; cuanto más libre esté de la influencia de *rajas* y de *tamas*, más se hallará en estado puro. En este caso se dice que la mente está establecida en su propia naturaleza (*svarūpa-pratiṣṭha*), puesto que el *sattva* es realmente la materia primera de la mente, su componente esencial (*sattva*).

citta-vimukti: Liberación de la mente.

dagdha-bīja: Cuya semilla está quemada. Dicho especialmente de las aflicciones cuando se queman en el fuego del conocimiento intelectivo y quedan esterilizadas (*cf. aprasava-dharmin*).

darśana-śakti: El poder de la visión. Dicho del intelecto (2.6).

darśita-viṣaya: Propiedad de la conciencia (*puruṣa*), que no percibe los objetos, sino que le son presentados (*darśita-viṣaya*) por el intelecto (*cf. pratisaṃvedana*).

deśa: Lugar; localización; espacio.

dhāraṇā: Concentración (3.1).

dharma: 1. Propiedad (*cf. dharmin*). 2. Mérito, virtud.

dharma-megha: La Nube del Dharma. Nombre de un estado contemplativo muy elevado, en el que se produce la *viveka-khyāti* ininterrumpida (4.28).

dharma-pariṇāma: Cambio de propiedad, uno de los tres tipos de cambio (*pariṇāma*, 3.13, *cf.* más abajo *ekāgratā*).

dharmin: Substrato de propiedades (3.13). Los cambios que afectan a un substrato (*dharmin*) se pueden contemplar desde tres puntos de vista (*cf. pariṇāma*). Patañjali define el substrato (*dharmin*) como aquella entidad que es correlativa a las propiedades pasadas, presentes y futuras (3.14). El substrato pasa por diferentes estados (*dharma*); es decir, el substrato perdura a lo largo del tiempo, aunque sus propiedades varíen.

dhyāna: Meditación. La meditación es la continuidad perceptiva de la mente concentrada en un punto (3.2).

dhyeya: Objeto de meditación.

draṣṭṛ: Vidente, perceptor; sujeto perceptor, sujeto; testigo, conciencia testimonial. Dicho del *puruṣa* individual (1.3, 2.17, 20, 4.23). Según Patañjali, el vidente es la simple visión y, a pesar de permanecer siempre puro, es el observador de las experiencias: *draṣṭā dṛśimātraḥ śuddho 'pi pratyayānupaśyaḥ* (2.20). El vidente es el mismo *puruṣa* que ve su propia imagen reflejada en el espejo del intelecto o *buddhi* (*cf. pratisaṃvedin*).

dṛḍha-bhūmi: Cuyo nivel es firme, firmemente establecido (dicho de la práctica y de los diferentes grados contemplativos).

dṛś: Visión. Es la capacidad del vidente o *draṣṭṛ*.

dṛśi: *Cf. dṛś*.

dṛś-śakti: El poder de la visión, *cf. dṛś*.

dṛśya: 1. El mundo visible o perceptible (2.18). Es el mundo material que evoluciona a partir de la naturaleza primordial (*prakṛti*) y que es contemplado a través del intelecto (*buddhi*) por parte del vidente o *puruṣa*. 2. objeto visible, objeto de percepción.

duḥkha: Dolor. Habitualmente el dolor se define como aquello que provoca una sensación desagradable (*pratikūla-vedanīya*), al contrario del placer (*sukha*), que ocasiona una sensación agradable (*anukūla-vedanīya*). Una de las funciones de la ignorancia (*avidyā*) es hacer ver como placentero aquello que en realidad es doloroso (2.5). Por otro lado, la aversión es concomitante con el dolor (2.8). Los frutos del karma son el placer y el dolor provocados por el mérito y el demérito (2.14). Más allá del concepto inmediato de dolor, para el hombre de conocimiento toda experiencia es dolorosa (2.15).

dvaṃdva: Pareja de opuestos. Por ejemplo: el frío y el calor, el placer y el dolor, el deseo y la aversión, el éxito y el fracaso. Gracias a la relajación del esfuerzo y a la absorción en el infinito, se consigue que las parejas de opuestos dejen de atormentarnos (2.47, 2.48).

dveṣa: Aversión. Uno de las cinco aflicciones o *kleśa* (2.3). Es concomitante con el dolor (2.8).

ekāgra: Contemplativo, concentrado. Uno de los cinco estados de la mente (*cf. citta-bhūmi*). En el nivel de la mente contemplativa, los estados elevados de contemplación cognitiva (*saṃprajñāta-samādhi*) implican una purificación mental en la que solo predomina el *guṇa sattva* en toda su pureza. Patañjali nos habla de cuatro estados contemplativos diferentes, desde el más tosco hasta el más elevado, que representan un refinamiento progresivo de la mente hasta sus niveles más sáttvicos (1.17). La mente descansa en su propia esencia cuando solamente predomina en ella el *guṇa sattva* (*cf. citta-sattva*).

ekāgratā: Concentración, focalización, propiedad de estar concentrado en un solo punto. La concentración es la fijación o estabilidad de la mente en un objeto determinado: *ekāgratā niyatendriyaviṣaye cetasaḥ sthairyam* BhV 2.41. La concentración es una propiedad de la mente (*dharma*) que tiene que ser cultivada mediante la práctica del yoga. Por el contrario, la dispersión mental (*sarvārthatā*) tiene que ser circunscrita a favor de la concentración. De hecho, la eliminación de la dispersión y la emergencia de la concentración posibilitan que la mente se transforme en una mente contemplativa (*samādhi-pariṇāma* 3.11). La práctica del yoga operará, pues, un cambio de propiedad o estado, de *dharma* en el substrato mental, el *dharmin*. El bienestar o la placidez mental, *saumanasya*, favorece la concentración (2.41, 3.11).

ekāgratā-pariṇāma: Modificación de la mente concentrada o contemplativa, transformación concentrada o contemplativa de la mente. Consiste en la continuidad de la percepción pasada y presente en un mismo objeto: *śāntoditau tulyapratyayau cittasyaikāgratāpariṇāmaḥ* (3.12).

gariman: El poder de hacerse pesado. Uno de los ocho poderes sobrenaturales (*cf. aṇimādi*).

***Gheraṇḍasaṃhitā*:** Título de un tratado tántrico de yoga (siglos XVII-XVIII), atribuido a Gheraṇḍa, y que, junto con la *Haṭhayogapradīpikā* de Svātmārāma (siglo XV), la *Śivasaṃhitā* (siglos XIV-XVI) y los *Yogasūtra* (siglo II), constituyen los textos nucleares de la práctica del yoga.

grahaṇa: Acto de coger, aprehensión; acto de percibir, percepción. El *grahaṇa* es la captación de los datos sensoriales de los objetos externos. Junto con el perceptor (*grahītṛ*) y el objeto de percepción (*grāhya*) constituye la tríada perceptiva o los tres factores esenciales de la percepción (*cf.* 1.41). Cuando la absorción (*samāpatti*) se basa en la percepción y sus instrumentos, la mente y los sentidos, se produce entonces la contemplación cognitiva gozosa (*sānanda*).

grahītṛ: Agente de la percepción, perceptor. Junto con la percepción (*grahaṇa*) y el objeto de percepción (*grāhya*) constituye la tríada perceptiva o los tres factores esenciales de la percepción (*cf.* 1.41). Cuando la absorción (*samāpatti*) se basa en el perceptor se produce la contemplación del sentido del yo, contemplado como un gran océano en calma.

grāhya: Que puede ser cogido o percibido; objeto de percepción, objeto perceptible. Junto con el perceptor (*grahītṛ*) y la percepción (*grahaṇa*) constituye la tríada perceptiva o los tres factores esenciales de la percepción (*cf.* 1.41). Cuando la absorción (*samāpatti*) se basa en el objeto percibido se producen cuatro tipos de contemplación cognitiva: *vitarkā/vicārā* y *nirvitarkā/nirvicārā*.

guṇa: Constituyente, energía (de la naturaleza primordial, *cf.* «Las tres energías o constituyentes de la materia: los *guṇa*», en la Introducción).

guṇa-parvan: Líneas de fractura de los constituyentes (2.19). Las cuatro líneas de fractura son la realidad específica (*viśeṣa*), la inespecífica (*viśeṣa*), el signo puro (*liṅga*) y lo que está más allá del signo (*aliṅga*).

hāna: Erradicación (de la falsa identificación entre la mente y la conciencia, 2.25). Se corresponde con la tercera de las cuatro nobles verdades budistas.

hānopāya: El medio para la erradicación (*cf.* más arriba *hāna*, 2.26). Se corresponde con la cuarta de las cuatro nobles verdades budistas.

Hariharānanda Āraṇyaka: Nombre de un asceta bengalí (1869-1947) considerado como el último representante del *sāṃkhya-yoga* tradicional. *Cf.* «Los comentaristas», en la Introducción.

haṭha-yoga: Literalmente, «yoga a la fuerza». Dicho del yoga basado en los ejercicios físicos. Se llama así porque los ejercicios físicos «fuerzan» la mente a aquietarse, a diferencia de la meditación, donde la misma mente se calma «voluntariamente» a sí misma. Los tres textos principales del *haṭha-yoga* son la *Haṭhayogapradīpikā*, la *Gheraṇḍasaṃhitā* y la *Śivasaṃhitā*.

Haṭhayogapradīpikā: *Luz del haṭha-yoga*. Título de un tratado tántrico de yoga del siglo XV atribuido a Svātmārāma y que, junto con la *Gheraṇḍasaṃhitā* (s. XVII-XVIII), la *Śivasaṃhitā* (s. XIV-XVI) y los *Yogasūtra* (s. II), constituyen los textos nucleares de la práctica del yoga.

heya: Aquello que hay que evitar. Se refiere al dolor que todavía no ha llegado (2.16).

hṛdaya: Corazón. A menudo representado como un loto (*cf.* más abajo *hṛdaya-puṇḍarika*). El corazón, para Hariharānanda, es el lugar de encuentro del cuerpo y el espíritu, la confluencia de la conciencia y la materia, por eso es el lugar más luminoso del cuerpo. Cuando hablamos de corazón nos referimos siempre a un órgano sutil y no a la víscera cardíaca encargada de la circulación sanguínea (*cf.* 2.36).

hṛdaya-puṇḍarika: El loto del corazón. Dicho del corazón como un loto de ocho pétalos, que se encuentra entre la barriga y el pecho. Este loto está cerrado cara abajo y se abre mediante la práctica de la retención de la respiración (*recaka*). Dentro de este loto hay la luz interior, que es el origen de la luminosidad de todas las percepciones mentales (*cf.* 1.36).

indriya: Sentido, capacidad sensorial. Los sentidos son cinco: la vista, el oído, el tacto, el gusto y el olfato. Los sentidos son proyecciones externas de la mente que se encargan de captar los objetos de percepción. Por otro lado, la creación del mundo se puede entender desde el punto de vista de los objetos o elementos (*bhūta*), o desde el punto de vista de los sentidos o facultades sensoriales (*indriya*). La primera opción produce la creación del universo físico, mediante la combinación atómica de los cinco elementos, y la segunda produce la creación del sujeto empírico, el perceptor de los objetos materiales creados por los cinco elementos (2.18).

īśitṛtva: El poder de creación. Uno de los ocho poderes sobrenaturales (*cf. aṇimādi*).

īśvara: Señor, Dios, persona divina y rectora. El Señor es un *puruṣa* especial que no se ve afectado por las aflicciones, ni por las acciones ni por la fructificación del karma ni por las impresiones latentes (1.24). En Īśvara se encuentra la semilla de la omnisciencia en grado superlativo (1.25), y es el primer maestro, maestro de maestros, porque no está limitado por las distinciones temporales (1.26). La palabra que la expresa es la sílaba «om» (1.27).

Īśvara-praṇidhāna: Meditación continuada en el Señor; devoción al Señor. Gracias a esta meditación se alcanza la contemplación (1.23, 2.45). La meditación continuada en el Señor es una forma especial de devoción y forma parte del *kriyā-yoga* (2.1). Constituye también una de las cinco restricciones o *niyama* (2.32).

japa: Recitación. Habitualmente puede ser en voz alta, susurrando, o puramente mental, que es la forma más elevada de recitación.

jāti: Nacimiento, especie a la cual uno pertenece. Viene determinada por la fructificació del karma (*karma-vipāka* 2.13), igual que la duración de la vida y la experiencia (*bhoga*) de la vida.

jyotiṣmatī: Llena de luz, fulgurante. Dicho de una percepción extraordinaria (*pravṛtti*) e indolora (*viśokā*) que permite la visualización de objetos sutiles. Según Vyāsa es de dos tipos, según se dirija hacia un objeto o hacia el sentido del yo (1.36).

kaivalya: Aislamiento, liberación. Es el objetivo del yoga de Patañjali y se produce cuando la mente se separa de la conciencia (2.25).

Kaivalya-pāda: *Sección de la liberación, Sobre la liberación* (título del libro cuarto del *Yogasūtra*).

kāla: Tiempo (3.52, *cf.* más abajo *krama* y *kṣaṇa*).

Kapilāśramīyapātañjalayogadarśana: Título del comentario bengalí a los *Yogasūtra* de Hariharānanda.

karman: 1. Acción. 2. Karma (como el resultado acumulado de las acciones que puede fructificar positiva o negativamente, *cf.* también *karmāśaya* y *karma-vipaka*).

karmāśaya: Depósito de las acciones, depósito del karma, registro kármico (2.12). El karma se almacena en las impresiones latentes, que forman un depósito kármico (*karmāśaya*) que tiene la capacidad de transmigrar y así dotar a la mente de una continuidad más allá incluso del cuerpo físico, asegurando al mismo tiempo la retribución kármica (*karma-vipāka*) en la siguiente reencarnación. Las aflicciones (*kleśa*) son la raíz de este karma.

karma-vipāka: Retribución kármica, fructificación del karma (2.13). La fructificación del karma determina el nacimiento, la duración de la vida y la experiencia.

karma-yoga: Yoga de la acción.

karuṇā: Compasión (1.33). Una de las cuatro actitudes inconmensurables de la mente (*cf. appamañña*).

kaṣāya: Literalmente, «líquido pegajoso», impurezas mentales o vicios. Es decir, deseos especialmente nocivos que, como si fueran un líquido pegajoso (*kaṣāya*), se adhieren a la mente y enturbian su transparencia. Al erradicar estas impurezas desaparece el deseo de los objetos correspondientes.

kāya-saṃpad: Perfección o esplendor del cuerpo, perfección corporal (3.45). Es el resultado de la conquista de los elementos (3.44) y consiste en la belleza, la gracia, la fuerza y la constitución diamantina del cuerpo (3.46).

khyāti: Intelección, visión intelectual, idea, noción (dicho a menudo de la *viveka-khyāti*).

kilesa: En el budismo, los *kilesa* son emociones verdaderamente negativas, como la codicia (*lobha*), el odio (*dosa*), la confusión (*moha*), la arrogancia (*māna*), el dogmatismo (*diṭṭhi*), la duda o el escepticismo (*vicikicchā*), la apatía (*thīna*), la agitación mental (*uddhacca*), el descaro (*ahirika*) y la falta de conciencia moral (*anottappa*). Hay una diferencia considerable entre el concepto de *kleśa* del yoga y el de *kilesa* del budismo pali. En el budismo, los *kilesa* son solo emociones negativas, pero en los *Yogasūtra* no son solo aspectos negativos de la mente, sino factores esenciales para su funcionamiento. De hecho, los *kleśa* intentan explicar la capacidad emotiva de la mente y no solo aquellas emociones que se asocian con la aflicción. Sin los *kleśa* no sería posible ninguna actividad humana. El concepto yóguico de los *kleśa* se corresponde más bien con los cuatro *āsava* budistas.

kleśa: Aflicción (2.3, *cf. kilesa* para la diferencia con el concepto budista). Las aflicciones son: la ignorancia, el sentido del yo, la pasión, la aversión y el instinto de supervivencia (2.3). La ignorancia es el caldo de cultivo de las aflicciones (2.4). Las aflicciones se pueden debilitar mediante la práctica del *kriyā-yoga* (2.2), pero no es suficiente para erradicarlas definitivamente y es necesario el conocimiento intelectivo o *prasaṃkhyāna*.

krama: Secuencia. Vyāsa define la secuencia como una sucesión ininterrumpida de instantes (*tatpravāhāvicchedas tu kramaḥ*, VBh 3.52). Patañjali define la secuencia como una noción mental que depende de los instantes y que se hace perceptible al final de un proceso de cambio (4.32). De hecho, el tiempo, para Patañjali, es la secuencia o la agrupación mental de una serie de momentos en una relación de pasado, presente y futuro. A diferencia del instante (*kṣaṇa*), el tiempo no tiene una existencia «real», sino solo mental (3.52). Por lo tanto, el instante es el correlativo (*pratiyogin*) de la secuencia temporal en una relación donde la contigüidad (*anantarya*) mental de instantes crea la sensación de un flujo temporal de momentos consecutivos. La diferencia del cambio se debe a la diferencia del proceso secuencial (3.15). Gracias al dominio del instante y su secuencia surge el conocimiento discriminativo (3.52).

kriyā: Actividad, acción. Función del *guṇa rajas*.

kriyā-yoga: Yoga de la acción. La actitud ascética (*tapas*), el estudio (*svādhyāya*) y la meditación continuada en el Señor (*īśvara-praṇidhāna*) constituyen el yoga de la acción (2.1). Según Vyāsa, el yoga de la acción está indicado para quienes no tienen una mente contemplativa, sino extrovertida, y que, por lo tanto, necesitan unos ejercicios físicos, verbales y mentales para purificar su mente de las aflicciones y fortalecer la concentración (2.2). De hecho, los tres componentes de la práctica del yoga de la acción están orientados a la purificación del cuerpo (*tapas*), de la palabra (*svādhyāya*) y de la mente (*īśvara-praṇidhāna*).

kṣaṇa: Instante (3.52, *cf.* más arriba *krama*). Vyāsa afirma que igual que el átomo es la unidad mínima indivisible de la materia, del mismo modo el instante es la unidad mínima de aquello que denominamos tiempo (*kāla*). El instante es el tiempo que tarda un átomo en desplazarse de un punto al otro del espacio (VBh 3.52).

kṣipta: Dispersa. Dicho de uno de los niveles de la mente (*cf. citta-bhūmi*). La mente dispersa es la mente en su estado habitual, cuando percibe una multitud de cosas sin fijarse en ninguna de ellas en particular y fluye libremente siguiendo el curso de las asociaciones provocadas por los objetos percibidos. En la mente dispersa predomina el *guṇa rajas*.

kuṇḍalinī: Literalmente, «enroscada», dicho de la energía de la conciencia que yace enroscada en la base de la columna vertebral. Cuando esta energía se despierta se desenrosca, como una serpiente, y empieza a subir por la columna vertebral hasta que sale fuera del cuerpo a través de la coronilla. La ascensión de la *kuṇḍalinī* se considera como equivalente de la iluminación.

laghiman: El poder de volverse ligero. Uno de los ocho poderes sobrenaturales (*cf. aṇimādi*).

lakṣaṇa-pariṇāma: Cambio de tiempo, uno de los tres tipos de cambio (*pariṇāma*, 3.13).

liṅga: Signo; intelecto. La primera manifestación de la naturaleza indiferenciada, sin ningún signo (*aliṅga*), no manifiesta. Esta primera manifestación es el primer signo de desequilibrio de los constituyentes (*guṇa*) que se activan cuando reciben la mirada del *puruṣa*. Por eso, la primera manifestación de la naturaleza indiferenciada es el reflejo de la conciencia en la materia, que tiene lugar en el intelecto (*buddhi*), y es el origen de la egoidad (*asmitā*). El signo es una de las cinco líneas de fractura de los constituyentes (*guṇa-parvan*).

Madhumatī: Lleno de miel. Nombre de un estado elevado de contemplación que culmina con el conocimiento nacido de la discriminación (3.54).

***Mahābhārata*:** *La gran guerra de los Bhāratas*. Título de la famosa epopeya sánscrita de la India compuesta en los inicios de la era cristiana.

***Mahābhāṣya*:** *El gran comentario*. Título del comentario gramatical de Patañjali compuesto en el siglo II a.C. La tradición identifica este Patañjali con el autor de los *Yogasūtra*, pero el mundo académico duda sobre esta afirmación.

mahat: Gran principio (dicho de la primera manifestación de la materia primera, *cf. liṅga* y *buddhi*).

Mahāvidehā: Gran Incorpórea. Dicho de una función externa de la mente, no mediatizada por los sentidos, que tiene la capacidad de destruir el velo de impurezas que cubre la luz del conocimiento interior (3.43). Esta función externa puede hacer salir la mente del cuerpo y poseer mentalmente el cuerpo de otro (*cf.* 3.38).

mahāyāna: El gran vehículo. Nombre de una de las dos grandes divisiones del budismo. A diferencia del budismo *theravāda*, cuyo canon está en lengua pali, el budismo *mahāyāna* prefirió la lengua sánscrita.

mahiman: El poder de volverse grande. Uno de los ocho poderes sobrenaturales (*cf. aṇimādi*).

manas: Mente. A pesar de que Patañjali no hace una distinción específica entre *citta* y *manas*, algunos autores creen que cuando Patañjali utiliza esta palabra (1.35, 2.35 y 3.48) denota un aspecto externo de la mente como proyección o flujo mental.

mantra: 1. Palabra sagrada, plegaria; mantra, fórmula sagrada, fórmula litúrgica. 2. Himno védico; mantra (porción versificada de la literatura védica o *saṃhitā*; excluye los *brāhmaṇa* y las *upaniṣad*). 3. Hechizo, encantamiento, conjuro.

maitrī: Amistad, benevolencia (1.33). La forma sánscrita de la palabra pali *metta* (*cf.* más abajo).

māyā: Ilusión. Los yoguis no creen que el mundo sea una ilusión, pero se comportan como si lo fuera (*māyeva, na tu māyā* 4.13).

metta: Amistad, benevolencia (1.33). Una de las cuatro actitudes inconmesurables de la mente (*cf. appamañña*).

mīmāṃsā: Literalmente, «deseo de pensar, de investigar, de examinar»; investigación, examen. Nombre de una de las seis escuelas filosóficas indias que creen en la autoridad del Veda. Se trata de la escuela ritualista que considera que el bien supremo consiste en alcanzar el cielo mediante la celebración de sacrificios védicos.

Mīmāṃsāsūtra: *Los aforismos de la mīmāṃsā*. Título del tratado fundacional de la escuela de la *mīmāṃsā*, compuesto por Jaimini (siglo III a.C.).

mūḍha: Confuso. Uno de los cinco estados de la mente (*cf. citta-bhūmi*). En la mente confusa predomina el *guṇa tamas*. Los estados de la mente confusa no son solo la perplejidad y la confusión, sino también los estados de inconsciencia, embotamiento, intoxicación, embriaguez y somnolencia.

mudita: Alegría, dicha (1.33). Una de las cuatro actitudes inconmesurables de la mente (*cf. appamañña*).

nidrā: Sueño. Uno de los cinco procesos mentales (*vṛtti*). El sueño es un proceso mental que depende de la percepción de la ausencia (1.10).

nirbīja: Sin semilla, no germinativo, que no fructifica. Dicho de un tipo de contemplación no germinal y no cognitiva. Implica la detención de todos los procesos mentales (1.51). Es, por lo tanto, el estado más elevado de la contemplación (*samādhi*), donde solo queda una impresión residual de la mente y se destruyen todas las otras impresiones latentes, lo que favorece la disolución de la mente. En este estado se destruye el registro kármico, que es la semilla del nacimiento, la duración de vida y la experiencia vital:

kleśasahitaḥ karmāśayo jātyāyurbhogabījaṃ tasmān nirgata iti nirbījaḥ, TV 1.2; *cf.* también *niruddha*).

nirbīja-samādhi: Contemplación no germinativa (*cf. nirbīja*).

nirmāṇa-citta: Mente construida, mente artificial. Las mentes artificiales se producen únicamente a partir del sentido del yo (4.4).

nirodha: Detención, obstrucción, supresión, cesación (dicho de los procesos mentales o *vṛtti*, *cf. niruddha* y *nirbīja*). El yoga es la detención de los procesos mentales (1.2).

nirodha-pariṇāma: Transformación de la mente detenida o parada (3.9). Hace falta la acción de las impresiones latentes obstructivas (*nirodha-saṃskāra*), que pueden suprimir las impresiones latentes emergentes (*vyutthāna-saṃskāra*), y conducir la mente a transformarse en una mente detenida (*nirodha-pariṇāma*).

nirodha-saṃskāra: Impresiones latentes obstructoras (*cf. nirodha-pariṇāma*).

niruddha: Detenido, parado. Dicho del quinto nivel de la mente (*citta-bhūmi*), el de la mente parada. Implica el cese total de las funciones mentales. Se trata de la contemplación no germinativa (*nirbīja-samādhi*) o no cognitiva (*asaṃprajñāta-samādhi*), que no tiene ningún apoyo externo y reduce la mente a su estado germinativo (1.18 y 1.51).

nirvicāra: Contemplación sutil no discursiva.

nirvicārā: Absorción sutil no discursiva (dicho de una clase de absorción o *samāpatti* 1.44).

nirvitarka: Contemplación tosca no discursiva.

nirvitarkā: Absorción tosca no discursiva (dicho de una clase de absorción o *samāpatti* 1.43).

niyama: Prescripciones. Las prescripciones son: la pureza, el contentamiento, la actitud ascética, el estudio, y la meditación constante en el Señor (2.32).

nyāya: Nombre de una de las seis escuelas filosóficas indias que creen en la autoridad del *veda*. Se trata de la escuela de lógica que se preocupa principalmente de consolidar los fundamentos racionales de los medios de conocimiento. El texto fundacional de la escuela son los *Nyāyasūtra*, compuestos por Akṡapāda Gautama alrededor del siglo II d.C.

parārtha: Que tiene su objetivo fuera de sí mismo, que tiene su objetivo en otro, aloteleológico. La materia es aloteleológica y tiene, por lo tanto, una finalidad fuera de sí misma que se encuentra en el *puruṣa* o la conciencia (*cf.* «La materia o el mundo perceptible», en la Introducción).

pariṇāma: Cambio, transformación, sobre todo de la mente. Se habla de tres tipos de cambio: cambio de propiedad (*dharma-pariṇāma*), de tiempo (*lakṣaṇa-pariṇāma*) y de condición (*avasthā-pariṇāma* 3.13). Se mencionan también las transformaciones de la mente detenida (3.9), contemplativa (3.11) y concentrada (3.12).

Patañjali: Nombre del autor o autores de los *Yogasūtra* y del *Mahābhāṣya* (*cf.* «Autor y texto», en la Introducción).

piṇḍa: Pelota, bola, masa redondeada; cuerpo. Dicho del cuerpo como la forma microcósmica del universo (*brahmāṇḍa*).

pradhāna: Naturaleza primordial (*cf. aliṅga* y «El cosmos de los *Yogasūtra*», en la Introducción).

prajñā: Visión, conocimiento infalible (*cf.* también *ṛtaṃbharā*). Una de las etapas de la práctica de la contemplación. La visión es el resultado de la concentración (*samādhi*), y es esta visión llena de verdad (1.48) la que prepara el camino para la detención final de la mente (1.51).

prajñā-jyotis: Uno de los cuatro tipos de yogui mencionados por Vyāsa en 3.51.

prajñāloka: Luz de la visión, luz intelectiva, conocimiento luminoso. Surge gracias a la conquista del *saṃyama* (3.5). Para Vyāsa, esta luz intelectiva es la «visión contemplativa» (*samādhi-prajñā*), que puede ser de varios tipos según la naturaleza del objeto contemplado.

prākāmya: El poder de una voluntad infalible. Uno de los ocho poderes sobrenaturales (*cf. aṇimādi*).

prakāśa: 1. Luz. 2. Luminosidad. Una de las funciones de los *guṇa* (2.18).

prakṛti: Naturaleza primordial, materia primera (*cf. aliṅga* y «El cosmos del *Yogasūtra*», en la Introducción).

prakṛti-laya: Aquellos que se reabsorben en la naturaleza primordial. Poseen una mente en estado residual que se reabsorbe en la naturaleza primordial hasta que vuelve a fructificar el depósito latente del karma (1.19). Disfrutan, por lo tanto, de un estado de contemplación no cognitiva innato pero no permanente, y, como en el caso de los incorpóreos (*videha*), regresan a la vida normal una vez se acaba el efecto kármico que los ha llevado a disfrutar de este estado.

prakṛti-āpūra: Infiltración de materia regenerativa, aprovisionamiento de causas productivas, flujo creativo de la naturaleza (4.2).

pramā: Conocimiento válido. Es el producto de un medio válido de conocimiento o *pramāṇa*.

pramāṇa: Medio de conocimiento, conocimiento. Uno de los cinco procesos mentales (1.6). Es de tres tipos: percepción, inferencia y testimonio verbal (1.7).

prāṇa: Aire vital, aire de la respiración, respiración (*cf. prāṇāyāma*). La expulsión y la retención de la respiración producen la tranquilidad mental (1.34).

praṇava: Otro nombre de la sílaba om. El *praṇava* es la palabra que manifiesta a Dios o Īśvara (1.27). La repetición del *praṇava* produce la presencia continuada de la divinidad en la mente del yogui (1.28).

prāṇāyāma: Control de la respiración. Uno de los ocho elementos del yoga de Patañjali (2.29). El *prāṇāyāma* consiste en la interrupción del movimiento de inspiración y espiración y solo es posible cuando las parejas de opuestos dejan de afectar al yogui (2.49). El control de la respiración tiene funciones internas, externas y de retención. Está determinado por la extensión, la duración y la cantidad, y es prolongado y sutil (2.50). Hay un cuarto tipo de *prāṇāyāma* que trasciende la división entre externo e interno (2.51) y que según algunos consiste en la suspensión total de la respiración. Gracias al dominio del *prāṇāyāma* se deshace el velo que obstruye la luz del conocimiento interior (2.52). El resultado del *prāṇāyāma* es la capacitación de la mente para concentrarse en un solo punto (2.53).

prāpti: El poder de alcanzar cualquier cosa. Uno de los ocho poderes sobrenaturales (*cf. aṇimādi*).

prarabdha-karma: El karma que ha empezado a dar fruto. Dicho especialmente en el *vedānta* del karma del liberado en vida.

prasādana: Tranquilidad o serenidad (*cf. citta-prasādana*).

prasaṃkhyāna: Intelección discriminativa. El *prasaṃkhyāna* es la forma inicial de la visión discriminativa (*viveka-khyāti*) y es el medio para obstruir los estados emergentes de la mente (*vyutthāna*). El *prasaṃkhyāna* es capaz de quemar las semillas de los procesos mentales, pero todavía está interesado en los estados mentales más elevados. Esta intelección discriminativa no es infalible mientras queden restos de conocimiento erróneo, que se manifiestan como percepciones emergentes que obstruyen el flujo de la intelección discriminativa. Se habla también de un *prasaṃkhyāna* supremo que equivale a la visión discriminativa infalible (*cf. aviplavā*).

prathama-kalpika: Uno de los cuatro tipos de yogui mencionados por Vyāsa en 3.51.

pratibhā: 1. Conocimiento fulgurante, intuición (*cf.* 3.33). 2. Genio, talento.

prātibha: Conocimiento auroral (que nace de la intuición o *pratibhā* 3.33).

pratipakṣa-bhāvana: Meditación sobre los efectos contrarios. Se utiliza para evitar el asedio de los malos pensamientos (2.33).

pratiprasava: Reabsorción (en la naturaleza primordial).

pratisaṃvedana: Conocimiento reflexivo. Hay dos formas de conocimiento: el conocimiento mental o intelectual (*vedana*) y el conocimiento del *puruṣa* (*pratisaṃvedana*). En el conocimiento mental, el intelecto asume la forma de los objetos materiales externos que percibe a través de los sentidos y forma representaciones mentales de estos. Sin embargo, el *puruṣa* no entra en contacto directamente con los objetos a través de los sentidos, sino indirectamente, a través del reflejo de estos objetos en el intelecto. El *puruṣa* es, pues, un conocedor reflexivo (*pratisaṃvedin*) del intelecto que le muestra los objetos ya representados (*darśita-viṣaya*), sin que la conciencia tenga que entrar en contacto ni, por lo tanto, verse sometida a ningún tipo de transformación. Este conocimiento reflejo no altera la conciencia del *puruṣa*, igual que un cristal, que parece rojo al acercarlo a una flor roja, no se ve afectado por esta rojez.

pratisaṃvedin: Conocedor reflexivo. Dicho del *puruṣa* que se ve a sí mismo reflejado en el espejo del intelecto (*draṣṭā buddheḥ pratisaṃvedī puruṣaḥ*, VBh 2.17, *buddhidarpaṇe puruṣapratibimbasaṃkrāntir eva buddhipratisaṃveditvaṃ puṃsaḥ*, TV 2.20, *cf.* también *pratisaṃvedana* y *draṣṭr*).

pratyāhāra: Retirada (de los sentidos). Uno de los ocho elementos del yoga de Patañjali (2.29). La retirada de los sentidos se produce cuando estos no entran en contacto con sus objetos y parece como si imitaran el funcionamiento de la mente (2.54). Entonces se produce el dominio supremo de los sentidos (2.55).

pratyakṣa: Percepción sensorial. Uno de los tres medios válidos de conocimiento (*pramāṇa* 1.7).

pratyaya: Percepción, cognición mental.

pravṛtta-mātra-jyotis: Uno de los cuatro tipos de yogui mencionados por Vyāsa en 3.51.

pravṛtti: Percepción extraordinaria. Estas percepciones sensoriales extraordinarias permiten la percepción de objetos sutiles y divinos y tienen la capacidad de fijar la atención de la mente y estabilizarla (*cf.* 1.35).

pravṛtti-āloka: Luz de la percepción extraordinaria. Al localizar en el cuerpo la luz de la percepción extraordinaria se obtiene el conocimiento de lo más sutil, lo oculto y lo lejano (3.25).

puruṣa: Espíritu, conciencia (*cf. draṣṭṛi* «El cosmos de los *Yogasūtra*», en la Introducción).

puruṣa-viśeṣa: Un *puruṣa* especial (dicho de Dios o Īśvara). Dios es un *puruṣa* especial que no se ve afectado por las aflicciones, ni por las acciones ni por la fructificación del karma ni por las impresiones latentes (1.24).

rāga: Pasión, deseo; gusto, deleite, placer. Una de las cinco aflicciones o *kleśa* (2.3). La pasión es concomitante con el placer (2.7).

***Rājamārtaṇḍavṛtti*:** *Comentario del Rey Sol* (siglo XI). Título del comentario a los *Yogasūtra* del rey Bhoja. En líneas generales, Bhoja sigue de cerca a Vyāsa y, de vez en cuando, ofrece comentarios interesantes e interpretaciones alternativas. Su comentario constituye una fuente importante para la lectura de los aforismos.

rajas: Nombre de una de las tres energías o constituyentes (*guṇa*) de la naturaleza primordial. El *rajas*, simbolizado por el color rojo, posee cualidades como la movilidad, la actividad, el estímulo, el esfuerzo, la fuerza, la expansión horizontal, el deseo, la pasión, el dolor, la enfermedad (*cf.* «Las tres energías o constituyentes de la materia: los *guṇa*», en la Introducción).

rāja-yoga: Yoga regio. Nombre de un tipo de yoga basado en la meditación, que posteriormente se ha identificado con el yoga de Patañjali.

Rāmānanda Sarasvatī: Nombre del autor de la *Maṇiprabhā* o La luz diamantina (siglo XVII). *Cf.* «Los comentaristas», en la Introducción.

recaka: Retención de la respiración.

Ṛgveda: *El veda de los himnos*. Título del primer *veda*.

ṛṣi: Sabio, vidente.

ṛtaṃbharā: Conocimiento infalible, lleno de verdad. Se trata del conocimiento más cierto, el que mejor conoce y, por lo tanto, infalible y lleno de verdad (1.48). Es una forma de percepción en el grado más elevado de la contemplación sáttvica.

sabīja: Que tiene semilla, que fructifica, germinativo. Dicho de los estados contemplativos que contienen las semillas de objetos externos y son, por lo tanto, susceptibles de dejar impresiones latentes que podrán ser la semilla de estados mentales ordinarios o emergentes (1.46).

Sadāśivendra Sarasvatī: Nombre del autor del *Yogasudhākara o El néctar inagotable del yoga* (siglo XVIII). *Cf.* «Los comentaristas», en la Introducción.

sādhana: Método; vía, camino; práctica.

***Sādhana-pāda*:** *Sección de la práctica*, *Sobre la práctica* (título del libro segundo de los *Yogasūtra*).

sahabhū: Concomitante con las dispersiones mentales; son cinco, *cf.* 1.31.

sākṣāt-karaṇa: Experiencia directa (*sākṣāt-karaṇa*), actualización o percepción directa de un contenido determinado (*cf.* 3.18).

sālambana: Que depende de un objeto de contemplación o de un apoyo contemplativo. Dicho de la contemplación cognitiva (*saṃprajñāta-samādhi*).

samādhi: Contemplación. El último de los ocho elementos (*aṣṭāṅga*) del yoga de Patañjali. La contemplación es propiamente el objetivo del yoga de Patañjali, y por eso Vyāsa afirma que el yoga es la contemplación (*yogaḥ samādhiḥ* VBh 1.1). La contemplación es de dos tipos: cognitiva (*saṃprajñāta-samādhi*) y no cognitiva (*asaṃprajñāta-samādhi*). Etimológicamente, la palabra *samādhi* significa «poner junto, recoger, recolectar» y, por lo tanto, hace referencia a un estado de recogimiento o concentración mental que permite la contemplación y la absorción (*samāpatti*) de la mente en un objeto. Vyāsa afirma que esta capacidad contemplativa de la mente es innata y se da en cualquiera de los cinco niveles mentales (*citta-bhūmi*), pero que solo la contemplación que se produce en el ámbito de la mente concentrada (*ekāgra*) y la mente detenida (*niruddha*) es realmente útil para conseguir el objetivo del yoga.

Samādhi-pāda: *Sección de la contemplación, Sobre la contemplación* (título del libro primero de los *Yogasūtra*).

samādhi-prajñā: Visión contemplativa. La visión contemplativa es el resultado de la contemplación cognitiva (*saṃprajñāta-samādhi*) y debe ser obstruida por la impresión latente que ella misma produce (1.50). La visión contemplativa debe ser detenida porque no deja de ser una forma de conocimiento mental.

samāhita-citta: Cuya mente es contemplativa. Dicho del practicante de mente contemplativa y que, por lo tanto, no requiere la práctica del *kriyā-yoga*.

samāna: Uno de los cinco *prāṇa*. El *samāna* es el aire vital de la digestión y circula entre el corazón y el ombligo. Se denomina así porque distribuye equitativamente (*samam*) la comida digerida por todo el cuerpo.

samāpatti: Absorción. La absorción (*samāpatti*) se produce en el caso de una mente serena que, como un diamante puro, asume el color del lugar donde descansa, ya sea en el sujeto perceptor (el conocedor), en el acto mismo de percepción (el conocimiento) o en el objeto percibido (1.41).

***Sāmaveda*:** *Veda de las melodías*. Título del segundo *veda*.

sāṃkhya: 1. Enumeración, listado. 2. Camino del conocimiento. 3. Nombre de una de las seis escuelas filosóficas que creen en la autoridad del *veda*. Se trata de una de las escuelas más antiguas y la que proporciona una cosmología basada en los *tattva* (categorías ontológicas de la realidad) y los tres constituyentes de la naturaleza (*guṇa*). Es una escuela realista y dualista que cree en la existencia de dos principios primordiales: la naturaleza primordial (*prakṛti*) y el espíritu o conciencia (*puruṣa*). La escuela está estrechamente relacionada con la del yoga a la que presta su cosmología. Kapila es considerado el fundador de la escuela. Sin embargo, su texto fundacional *Estrofas del sāṃkhya* (*Sāṃkhyakārikā*) es bastante tardío (siglos IV-V d.C.).

***Sāṃkhyakārikā*:** *Estrofas del sāṃkhya*. Texto de la escuela del *sāṃkhya* compuesto por Īśvara Kṛṣṇa en los siglos IV-V.

saṃprajñāta: Conocido con todo detalle, plenamente cognitivo, cognitivo (dicho de la contemplación cognitiva diferenciada o *saṃprajñāta-samādhi*).

saṃprajñāta-samādhi: Contemplación cognitiva diferenciada, contemplación cognitiva. La contemplación cognitiva diferenciada (*saṃprajñāta*) es una forma de meditación (*bhāvanā*) que conoce su objeto sin ningún tipo de duda y con toda claridad. Por eso se denomina «diferenciada», porque es capaz de conocer su objeto con toda la particularidad del detalle. La contemplación cognitiva ofrece una visión cuidadosa y directa del objeto y solo es posible en el cuarto nivel mental, cuando la mente está plenamente concentrada (*ekāgra-bhūmi*) y no se ve afectada por las distracciones de la vida cotidiana. La contemplación cognitiva diferenciada asume diferentes formas: la tosca, la sutil, la gozosa y la referente al yo (1.17). Por otro lado, el grado de obstrucción (*nirodha*) de los procesos mentales (*vṛtti*) determina la naturaleza de la contemplación. En el caso de la contemplación cognitiva diferenciada no se llegan a obstruir todos los procesos mentales, sino solo los que están condicionados por los *guṇa rajas* y *tamas*, pero no por el *sattva*.

saṃsāra: Literalmente, «flujo» 1. Transcurso de la existencia, existencia; ciclo de transmigraciones, transmigración. 2. Mundo, universo; existencia mundana.

saṃsāra-cakra: La rueda del mundo o rueda de la existencia es un círculo vicioso que tiene seis radios (VBh 4.11). De un lado, el mérito (*dharma*), el placer (*sukha*) y el deseo (*rāga*), y, de otro, el demérito (*adharma*), el dolor (*duḥkha*) y la aversión (*dveṣa*). Esta rueda gira sin cesar impulsada por la ignorancia, la raíz de todas las aflicciones (*pravṛttam idaṃ ṣaḍaraṃ saṃsāracakram asya can pratikṣaṇam āvartamānasyāvidyā netrī mūlaṃ sarvakleśānām ity eṣa hetuḥ* VBh).

saṃskāra: Impresión latente. Las impresiones latentes son el depósito de la mente donde se guardan los recuerdos y toda la información almacenada. Las impresiones latentes son imperceptibles y se conocen por sus efectos, los procesos mentales (*cf.* «El mundo mental» y «El funcionamiento de la mente», en la Introducción).

saṃskāra-śeṣa: Que existe solo en forma de impresiones latentes o en forma de residuo mental. Dicho de la contemplación no cognitiva cuando la mente, debido a la cesación de los procesos mentales, queda reducida a las impresiones latentes (1.18).

saṃtoṣa: Satisfacción, contentamiento. Una de las cinco prescripciones (*niyama*) del *aṣṭāṅga yoga* de Patañjali. Gracias al contentamiento se obtiene una felicidad incomparable (2.42).

saṃvedana: Conocimiento, percepción (*cf. buddhi-saṃvedana*).

saṃvega: Diligencia, intensidad (de la práctica); disposición firme a realizar una acción. Algunos comentaristas, como Vācaspati Miśra, interpretan *saṃvega* como «desapego» o *vairāgya* (1.21).

saṃyama: Dominio, control. La aplicación de la concentración (*dhāraṇā*), la meditación (*dhyāna*) y la contemplación (*samādhi*) en un solo punto es el dominio (3.4). Patañjali afirma que esta contemplación integral se denomina *saṃyama*, palabra que significa literalmente «control o dominio» y que se refiere tanto al dominio o control de la práctica de la contemplación como al dominio que la contemplación da sobre el objeto contemplado.

saṃyoga: Conjunción, unión. La conjunción entre el espíritu (*puruṣa*) y la materia (*prakṛti*) es la causa de la creación del mundo. Podemos entender el concepto de conjunción (*saṃyoga*) como una doble capacitación del espíritu como sujeto o propietario (*svāmin*), y de la naturaleza como objeto o propiedad (*sva*) que puede ser experimentada (*bhoga*). De hecho, es la misma conjunción o relación la que crea el concepto de propiedad y propietario. La conjunción no tiene que entenderse como el contacto real entre el *puruṣa* y la *prakṛti*, que permanecen siempre separados, sino que se trata en realidad de un tipo de reparto de papeles en que la naturaleza asume el rol de objeto visible y cambiante y la conciencia, el de observador pasivo que mira el mundo con los ojos de la mente (2.23).

sānanda: Dichosa. Nombre de un tipo de contemplación (*cf. grahaṇa*).

sārūpya: Conformidad, hecho de tener la misma forma. Dicho de la conformidad o correlación del espíritu (*puruṣa*) con los procesos mentales de la materia (1.4).

sarva-nirodha: Obstrucción total. Dicho de los procesos mentales, cuya obstrucción total es el objetivo del yoga, que se consigue mediante la contemplación no cognitiva (*asaṃprajñāta-samādhi*, 1.51).

sarvārthatā: Dispersión (mental), atención simultánea a varios objetos de percepción. Una de las propiedades (*dharma*) de la mente. Su propiedad contraria es la concentración (*ekāgratā*). La dispersión mental debe ser restringida a favor de la concentración para conseguir que la mente se transforme en una mente contemplativa (*samādhi-pariṇāma* 3.11)

satkārya-vāda: Doctrina de la preexistencia del efecto en su causa correspondiente. Es la doctrina que defiende el *sāṃkhya-yoga*. Mantiene que la materia ni se crea ni se destruye, sino que solo se transforma. Por ejemplo, el cántaro de barro preexiste en su causa material, la arcilla. Su creación es solo la manifestación de su forma potencial, que ya preexiste en la masa de arcilla, pero no la creación de un ente absolutamente nuevo que no existía antes. Como arcilla existía ya en su causa material. Del mismo modo, la destrucción del cántaro es su regreso a su estado causal y no su desaparición absoluta.

sattva: Nombre de una de las tres energías o constituyentes (*guṇa*) de la naturaleza primordial. El *sattva*, simbolizado por el color blanco, posee cualidades como la transparencia, la luminosidad, la claridad, la ligereza, el conocimiento, el movimiento ascendente, la felicidad, la bondad (*cf.* «Las tres energías o constituyentes de la materia: los *guṇa*», en la Introducción).

satya: 1. Verdad. 2. Sinceridad, veracidad, verdad. Una de las cinco restricciones (*yama*, 2.30). Cuando se consolida la verdad, fructifican todas las acciones (2.36).

śauca: Pureza, higiene (tanto mental como corporal). Una de las cinco prescripciones (*niyama*).

savicārā: Absorción sutil discursiva (dicho de una clase de absorción o *samāpatti* 1.44).

savitarkā: Absorción tosca discursiva (dicho de una clase de absorción o *samāpatti* 1.42), la que está entrelazada con las conceptualizaciones lingüísticas propias de la palabra, el objeto y el conocimiento (1.42).

siddha: Ser realizado. La palabra incluye tanto a aquellos que han logrado la iluminación como a aquellos que simplemente han conseguido desarrollar poderes sobrenaturales, *siddhi*, o han llegado a otros grados de perfección. Según el *Vāyupurāṇa*, son una clase de seres semidivinos de gran pureza, ochenta mil en número, que viven en el Mundo Intermedio.

siddhi: Poder, poder sobrenatural o extraordinario. El libro tercero de los *Yogasūtra* está dedicado a la descripción de los poderes que se obtienen mediante la práctica del yoga.

***Śivasaṃhitā*:** Título de un tratado tántrico de yoga compuesto entre los siglos XIV-XVI y que, junto con la *Gheraṇḍasaṃhitā* (XVII-XVIII), la *Haṭhayogapradīpikā* (XV) y los *Yogasūtra* (II), constituyen los textos nucleares de la práctica del yoga.

smṛti: Memoria; atención. Uno de los cinco procesos mentales (*vṛtti*, 1.6). La memoria es la no tergiversación de un objeto percibido (1.11, *cf.* también *anubhūta*). La memoria como una forma especial de atención es una de las etapas de la contemplación (1.20).

śraddhā: Fe, convencimiento, determinación. La primera etapa de la contemplación (1.20).

śruta: 1. Escuchado; estudiado. 2. Revelado por las escrituras.

sthiti: 1. Estabilidad mental. 2. Estabilidad, una de las funciones de los *guṇa* 2.18.

sukha: Placer; bienestar, felicidad. Es el contrario del dolor (*duḥkha*) y está ocasionado por las sensaciones agradables (*anukūlavedanīya*). El placer es el resultado de la virtud (*dharma* 2.14) y es concomitante con la pasión (*rāga* 2.7).

suṣumnā: Nombre del conducto sutil que permite el ascenso del alma en su camino hacia la liberación. Este canal en el centro del cuerpo sutil se corresponde macrocósmicamente con el eje del mundo (*axis mundi*). Cuando se ingresa en este eje vertical se puede pasar de un mundo a otro atravesando los diferentes planos de existencia.

sūtra: Aforismo.

sva: 1. Propiedad (*cf. saṃyoga*). 2. Uno mismo, sí mismo.

svādhyāya: Estudio, recitación. Uno de los tres elementos del yoga de la acción (*kriyā-yoga*, 2.1), y también una de las cinco prescripciones (*niyama* 2.32). *Cf.* el comentario a 2.32 para las diferencias entre el *svādhyāya* como *kriyā-yoga* y como *niyama*.

svāmin: Propietario (*cf. saṃyoga*).

svapna: Sueño.

svārtha: Que tiene en sí mismo su objetivo, autoteleológico (*cf. parārtha*). La conciencia (*puruṣa*) es autoteleológica. Es decir, tiene su objetivo en sí misma y no en otra cosa, mientras que la finalidad de la materia (*prakṛti*) es externa, y consiste en mostrarse a la conciencia para ser disfrutada (*cf.* «La materia o el mundo perceptible», en la Introducción).

svarūpa: Propia forma, esencia.

svarūpa-pratiṣṭha: Establecido en su propia forma. Dicho especialmente de la conciencia cuando no sigue el comportamiento de los procesos mentales (1.3), y también de la mente cuando está establecida en su esencia, que es el *guṇa sattva*.

svarūpa-śūnya: Desprovisto de su propia forma, vacío de sí mismo. Dicho de la absorción (*samāpatti*, 1.43) o de la contemplación (*samādhi*, 3.3), cuando están tan absortas en la percepción del objeto (*artha*) que desaparece la distinción entre la mente y el objeto y parece que solo quede el objeto.

sva-vyañjaka: Propia causa de manifestación de un recuerdo, *cf. sva-vyañjaka-añjana*.

sva-vyañjaka-añjana: La impresión latente del recuerdo es *sva-vyañjaka-añjana*: solo se manifiesta (*añjana*) cuando encuentra su propia causa de manifestación (*sva-vyañjaka*). Es decir, solo se aviva el recuerdo cuando se percibe el recordatorio. Por ejemplo, si la visión de un lugar determinado nos trae el recuerdo de una persona concreta, el lugar será la causa de la manifestación (*vyañkaja*) del recuerdo de esta persona. Esta causa de la manifestación también se denomina estímulo (*udbodhaka*).

tamas: Nombre de una de las tres energías o constituyentes (*guṇa*) de la naturaleza primordial. El *tamas*, simbolizado por el color negro, posee cualidades como la pesadez, la solidez, la oscuridad, la indiferencia, la negligencia, el movimiento descendente, el embotamiento, la intoxicación, el sueño y la inconsciencia (*cf.* «Las tres energías o constituyentes de la materia: los *guṇa*», en la Introducción).

tanmātra: Elemento sutil. Es la propiedad sutil del elemento tosco correspondiente. Los cinco elementos sutiles son: el sonido (éter), el tacto (aire), la forma (fuego), el gusto (agua) y el olor (tierra).

tapas: 1. Ardor; calor; calentamiento; sufrimiento, pena. 2. Actitud ascética, ascesis, ascetismo, penitencia, mortificación; fortitud, aguante, capacidad de sufrimiento. El ascetismo, o *tapas*, va desde la práctica de ejercicios de mortificación, la vía purgativa del cristianismo, hasta la capacidad de aguantar el dolor con estoicismo, sin resentimiento e, incluso, con un cierto grado de contentamiento mental. Es sobre todo este último aspecto, la capacidad de aguantar el dolor sin caer en la tentación de odiar su causa, el factor que más purifica la mente (*cf.* comentario a 2.1).

tattva: Literalmente, «eso-idad (*tat-tva*)», principio, principio esencial, esencia, verdad. Categoría ontológica de la realidad. Según el *sāṃkhya*, la realidad tiene una estructura dual: sus dos principios básicos son la naturaleza primordial, o *prakṛti*, y el espíritu, o *puruṣa*; estos son los dos primeros *tattva*; no obstante, la *prakṛti* evoluciona dando lugar a 23 *tattva* más, dando como resultado un total de veinticinco *tattva* que constituyen la realidad. Además del *puruṣa* y la *prakṛti*, los otros *tattva* son los siguientes: el intelecto o *buddhi*, que es el primer producto de la *prakṛti*; la egoidad o *ahaṃ-kāra*, que es el producto de la *buddhi*, y los dieciséis productos del *ahaṃ-kāra*: la mente o *manas*, los cinco sentidos de percepción o *buddhīndriya* –el oído o *śrotra*, el tacto o *tvac*, la vista o *cakṣus*, el gusto o *rasa* y el olfato o *ghrāṇa*–, los cinco sentidos de acción o *karmendriya* –el habla o *vac*, la aprehensión o *pāṇi*, la locomoción o *pāda*, la excreción o *pāyu* y la reproducción o *upastha*–, los cinco elementos sutiles o *tanmātra* –el sonido o *śabda*, el tacto o *sparśa*, la forma o *rūpa*, el gusto o *rasa* y el olor o *gandha*–, y, para finalizar, los cinco elementos toscos, o *mahā-bhūta*, que evolucionan a partir de los *tanmātra* –el espacio o *ākāśa*, el aire o *vāyu*, el fuego o agni, el agua o *apas* y la tierra o *pṛthvī*–; toda la realidad está constituida por estos 25 *tattva*; todos ellos, excepto el *puruṣa*, están constituidos por los tres *guṇa*.

***Tattvavaiśāradī*:** *El conocimiento infalible de la verdadera doctrina* (siglo IX). Título del comentario de Vācaspati Miśra (*cf.* «Los comentaristas», en la Introducción).

tejas: Brillo. Dicho del aura o energía espiritual luminosa que desprende el hombre de conocimiento, purificado por el fuego del ascetismo (*cf.* el comentario a 2.1).

***Tipiṭaka*:** Tres canastas. El triple canon budista pali.

udāna: Uno de los cinco *prāṇa*. El *udāna* es el aire ascendente, que va desde la punta de la nariz hasta la coronilla. Se encarga de la circulación ascendente y de que el alma salga del cuerpo después de la muerte; es decir, de la última exhalación.

udbodhaka: Estímulo de un recuerdo, recordatorio; *cf. sva-vyañjaka-añjana*.

upaniṣad: Nombre de un género de literatura filosófica que concluye en la literatura revelada védica y que insiste en la importancia del conocimiento por encima del ritual y en la identidad entre el *brahman* y el *ātman*.

upekkhā: Indiferencia, ecuanimidad (1.33). Una de las cuatro actitudes inconmesurables de la mente (*cf. appamañña*).

upekṣā: Forma sánscrita de *upekkhā*.

Vācaspati Miśra: Nombre del autor que redactó *El conocimiento infalible de la verdadera doctrina* (*Tattvavaiśāradī*, siglo IX), comentario al texto de Vyāsa, y que, junto con Vyāsa y el mismo Patañjali, forman el núcleo más antiguo e importante de textos sobre el yoga de Patañjali. *Cf.* «Los comentaristas», en la Introducción.

vairāgya: Desapego, santa indiferencia. Es un medio para parar los procesos mentales (1.12). El desapego es de dos tipos: ordinario y supremo. El desapego ordinario es la conciencia de autodominio que tiene una persona cuando no se apega ni a los objetos de este mundo ni a los del más allá (1.15). Si el desapego ordinario se dirige hacia los objetos sensoriales o celestiales, el desapego supremo es una ausencia de deseo más profunda. No se dirige a los objetos sino a su raíz, a las energías constituyentes que los conforman (1.16).

vaiśāradya: Máxima claridad, grado máximo de transparencia. Se produce cuando el flujo mental está completamente sereno y se ha liberado de toda la influencia de *rajas* y *tamas*, y brilla, por lo tanto, en todo su esplendor (1.47).

vaiśeṣika: Nombre de una de las seis escuelas filosóficas indias que creen en la autoridad del veda. Fue fundada por Gautama y se ocupa de problemas ontológicos. Se empareja con el *nyāya*, con el cual comparte un buen número de teorías.

vāsanā: Impresión latente (*cf. saṃskāra*).

vāśitva: El poder de controlar los elementos. Uno de los ocho poderes sobrenaturales (*cf. aṇimādi*).

vastu: Cosa, objeto, entidad real, objeto externo.

vastu-śūnya: Desprovisto de objeto externo, que no tiene ningún referente externo. Dicho especialmente de la conceptualización o *vikalpa*, que no tiene un referente externo (1.9, *cf.* también el comentario a 3.52).

vedana: Conocimiento mental o intelectual. Se contrapone al conocimiento reflexivo o conocimiento del *puruṣa*, *cf. pratisaṃvedana*.

vedānta: Una de las seis escuelas filosóficas del hinduismo clásico. Se empareja con la escuela hermenéutica de la *mīmāṃsā* y su máximo exponente fue el conocido Śaṃkara (siglos VII-VIII).

Vibhūti-pāda: *Sección de los poderes, Sobre los poderes* (título del libro tercero del *Yogasūtra*).

vicāra: Contemplación cognitiva diferenciada sutil (1.17).

videha: Incorpóreo. Los llamados «incorpóreos» son propiamente una clase de divinidades que, desprovistas de cuerpos y con la mente reducida a las impresiones latentes, disfrutan de un estado similar a la liberación hasta que, al igual que en el caso de los que se reabsorben en la naturaleza primordial (*prakṛti-laya*), el karma acumulado fructifica y vuelven a entrar en el *saṃsāra* (1.19).

Vijñānabhikṣu: Nombre del filósofo que redactó uno de los comentarios más extensos al *Comentario de Vyāsa*, la *Yogavārttika* o *Glosa al Yoga* (siglo XVI). *Cf.* «Los comentaristas», en la Introducción.

vikalpa: Conceptualización, concepto. Uno de los cinco procesos mentales (1.6). La conceptualización es consustancial al conocimiento lingüístico y no tiene un referente externo (1.9).

vikṣepa: Dispersión mental. Las dispersiones mentales son impedimentos para la meditación: la enfermedad, la apatía, la duda, la negligencia, la pereza, la pasión, la visión errónea, la incapacidad para conseguir un nivel (de contemplación) y la dificultad para mantenerlo (1.30).

vikṣipta: Concentrada. Dicho de uno de los niveles de la mente (*cf. citta-bhūmi*). En el nivel de la mente concentrada hay una mezcla de los *guṇa sattva* y *rajas*, pero *tamas* se encuentra en estado latente. El estado de la mente concentrada es el que podemos observar cuando en la vida ordinaria nos aplicamos con mucha atención a una tarea y conseguimos un grado considerable de absorción mental. No se trata de un estado meditativo y no sirve para la práctica del yoga.

viparyaya: Error. Una de los cinco procesos mentales (1.6). El error es un conocimiento falso que no corresponde a la forma del objeto conocido (1.8).

vipassanā: Nombre de un tipo de meditación budista basada en la observación atenta de los procesos mentales.

vīrya: Energía, entusiasmo. La segunda etapa de la contemplación (1.20).

viṣaya: Objeto.

viṣayavatī: Que tiene un objeto, objetiva. Un tipo de percepción extraordinaria (1.35, 36).

viśeṣa: Lo específico, la realidad específica. Lo específico (*viśeṣa* 2.19) está formado por el grupo de los dieciséis elementos y representa el estado más perceptible de la creación: los cinco elementos toscos (éter, aire, fuego, agua y tierra), los cinco sentidos (vista, oído, gusto, tacto y olfato), los cinco sentidos de acción (habla, locomoción, aprehensión, excreción y reproducción) y, finalmente, el órgano mental (*manas*). Constituye una de las cinco líneas de fractura de los constituyentes (*guṇa-parvan*).

viśokā: Indolora. Dicho de una percepción extraordinaria, *cf. jyotiṣmatī*.

vitarka: Malas intenciones; malas acciones.

viveka: Discriminación (*cf. viveka-khyāti*).

viveka-khyāti: Visión o intelección discriminativa, discriminación o visión intelectiva (2.26, 2.28, 4.29). La discriminación intelectiva ininterrumpida es el medio para lograr la erradicación de la ignorancia (2.26, 2.28, *cf. aviplavā*). La visión intelectiva es una función puramente sáttvica del intelecto o *buddhi*, que es capaz de separar la mente de la conciencia (*cf. pratisaṃvedin*) y producir así el aislamiento. No obstante, la intelección discriminativa es también un proceso mental (*vṛtti*) y, como tal, debe ser asimismo suprimido con el fin de conseguir detener de forma absoluta todos los procesos mentales, que constituye el objetivo final del yoga (*cf. citi-śakti*). El desapego supremo (*cf. vairāgya*) es el medio para el cese de la visión intelectiva.

vṛtti: Proceso o función mental. Patañjali habla de cinco procesos mentales: el conocimiento (*pramāṇa*), el error (*viparyaya*), la conceptualización (*vikalpa*), el sueño (*nidrā*) y la memoria (*smṛti*, 1.6), que pueden verse o no afectados por las aflicciones (*kleśa*, 1.5). La detención (*nirodha*) de los procesos mentales es el objetivo del yoga (1.2).

vyāna: Uno de los cinco *prāṇa*. El *vyāna* es el aire que impregna todo el cuerpo.

vyañjaka: Causa de la manifestación de un recuerdo, recordatorio, *cf. sva-vyañjaka-añjana*.

Vyāsa: Nombre del autor que redactó el primer comentario a los *Yogasūtra* de Patañjali. El texto de Vyāsa se conoce con el nombre de *Comentario de Vyāsa* (*Vyāsabhāṣya*, siglo IV-V), a pesar de que su título original es *Sāṃkhyapravacana* o *Exposición del sāṃkhya*. El comentario de Vyāsa, junto con el de Vācaspati Miśra y el mismo Patañjali, forman el núcleo más antiguo e importante de textos sobre el yoga de Patañjali. *Cf.* «Los comentaristas», en la Introducción.

vyutthāna: Estado emergente de la mente.

vyutthāna-saṃskāra: Impresión latente emergente.

vyutthita: Emergente (dicho de un estado mental).

vyutthita-citta: Mente emergente.

***Yajurveda*:** El *veda* de las fórmulas litúrgicas. Título del tercer *veda*.

yama: Restricciones. El primer elemento del *aṣṭāṅga yoga* de Patañjali. Las restricciones son la no violencia, la verdad, la honestidad, la castidad y la no aceptación (1.30).

Yogasudhākara: *El néctar inagotable del yoga* (literalmente, «la mina del néctar del yoga», siglo XVIII), título del comentario de Sadāśivendra Sarasvatī.

Yogasūtra: *Los aforismos del yoga* (siglo II), título de la obra de Patañjali.

Yogavārttika: *Glosa al yoga* (siglo XVI), título del comentario de Vijñānabhikṣu.